胡希恕伤寒论授课笔记

胡希恕 ◎ 口述

单志华 ◎ 整理

中国中医药出版社

·北 京·

图书在版编目（CIP）数据

胡希恕伤寒论授课笔记 / 胡希恕口述；单志华整理 . —北京：中国中医药出版社，2019.6（2024.11重印）

（中医师承学堂）

ISBN 978 – 7 – 5132 – 5531 – 8

Ⅰ . ①胡… Ⅱ . ①胡… ②单… Ⅲ . ①《伤寒论》—研究

Ⅳ . ① R222.29

中国版本图书馆 CIP 数据核字（2019）第 060370 号

中国中医药出版社出版

北京经济技术开发区科创十三街 31 号院二区 8 号楼

邮政编码 100176

传真 010-64405721

河北新华第二印刷有限责任公司印刷

各地新华书店经销

开本 710×1000 1/16 印张 18.5 字数 259 千字

2019 年 6 月第 1 版 2024 年 11 月第 5 次印刷

书号 ISBN 978 – 7 – 5132 – 5531 – 8

定价 79.00 元

网址 www.cptcm.com

服 务 热 线 010-64405510

购 书 热 线 010-89535836

维 权 打 假 010-64405753

微信服务号 zgzyycbs

微商城网址 https://kdt.im/LIdUGr

官 方 微 博 http://e.weibo.com/cptcm

天猫旗舰店网址 https://zgzyycbs.tmall.com

如有印装质量问题请与本社出版部联系（010-64405510）

谨以此书

纪念胡希恕老师诞辰 120 周年

内容提要

本书是著名经方医学家、教育家胡希恕先生讲述《伤寒论》的笔记整理稿，由胡老亲传弟子中医临床家单志华先生根据早年亲身受教所做的笔记整理而成。

本书特点有四：

一是笔记完整无缺失地保存了胡老对《伤寒论》398条原文的授课内容，属于第一手资料，弥足珍贵。

二是全面系统地反应了胡老晚年（20世纪80年代初）研究《伤寒论》的主要学术思想，包括六经－八纲－方证体系。

三是突出胡老的个性思维，针对《伤寒论》原文逐条剖析。书中绝大部分条文是逐字逐句解析，充满个性的思辨活动和思维方法，富有启迪性，这是本书的一大亮点。读者可由此入门，进而领略玩味《伤寒论》蕴涵的无穷妙义。

四是《伤寒论》方证部分的讲述融入胡老丰富的临床经验，是帮助广大经方学子顺利过渡到临证的桥梁之作。

总之，此书可以引领读者真正体会到"读经典，做临床"的乐趣。既可为初学伤寒的人指点迷津，又可为临床多年的医生释疑解惑、"登堂入室"提供指导。

作者简介

胡希恕先生（1898-1984），辽宁省沈阳市人。1915～1919年就读于奉天省立第一中学，中学读书时就学医于国文教师王祥徵先生，王先生精通医道，讲《伤寒论》脱离脏腑，推崇陈修园、唐容川等医家的学术观点。胡老从其学两年而尽得其传，并于1919年参加沈阳市政公所中医考试，获取中医士证书。胡老1919～1923年就读于北京通才专门学校（交通大学前身），毕业后曾在沈阳县立中学、辽阳县立中学、辽宁省立中学任英文教师，1928～1935年先后在哈尔滨市电业公司会计股、市政局事业股、市政公署营业股任职。日本侵略中国后，因拒为日本人服务，于1936年逃到北京，无奈悬壶行医。

中华人民共和国成立初期，胡老曾约陈慎吾、谢海洲老中医共同办学，传授中医学术。1952年北京市卫生局批准作为中医教育试点，开设北京私立中医学校，系统教授《伤寒论》《金匮要略》《神农本草经》（简称《本经》)《黄帝内经》（简称《内经》)《温病学》等。胡老自己编写教材，曾著有《伤寒论释义》《金匮要略释义》《温病条辨评注》《伤寒金匮约言录》等书稿，填补了这一时期我国中医教学的空白。

1958年，胡老受聘于北京中医学院，先后任中医内科副教授、教授，附属医院学术委员会顾问，更忙于临床和教学。胡老对仲景学说研究精深，提出《伤寒论》六经非《内经》经络概念，而是来自八纲。晚年曾指导日本留学生考察团，日本汉方医学界称赞胡老是"中国有独特理论体系的著名的《伤寒论》研究者、经方家"。

整理者的话

（一）

这部胡希恕老师授课的整理书稿，资料来源于我当年亲身受教于先生讲述《伤寒论》时所作的两本笔记。

本人早在 20 世纪 80 年代初跟随刘渡舟老师攻读中医经典著作期间，一个偶然的机会，幸运地结识了北京中医药大学东直门医院的名老中医胡希恕先生。

我曾在一篇回忆老师的文章中写道：记得父亲单玉堂先生当时患肺心病住院，病情发展出现肾积水，导尿失败，其中一位名老提出用麝香外敷肚脐，借其芳香开窍之力或许有效，于是院方派人去山西讨回一点上好的麝香给父亲用上，果然尿液点滴而出，可是也就这样了，终未能解决问题。父亲病情在恶化，高热、神志昏蒙、大小便闭塞不通，已出现心衰合并肾功能不全。院方邀请中医药大学的六位名老中医会诊，其中有位名老提出心衰合并肾功能不全当以扶正为主，先保心肾控制住病情。83 岁的胡老诊完舌象脉象后，提出一个与众人截然不同的"峻剂攻下"法并处方案，还说："'小大不利治其标'，必须先解决大小便问题——这就是救人。"态度非常果断。众名老念

1

其年事最高，便都依了。但大家都捏着一把汗。服药到第二天，奇迹发生了：大便五次，开始排尿。到第五天，尿量已达正常，肾积水消失，父亲开始下地活动……后来我知道，胡老用的是大柴胡汤与桃核承气汤合方加减。胡老生前治病疗效好是出了名的，可以说众口一声。辨证细心缜密又胆识过人，救治了不少急危重症。伤寒大家刘渡舟老师在为胡老著作写的序言中这样评价："每当在病房会诊，群贤齐集，高手如云，唯先生能独排众议，不但辨证准确无误，而且立方遣药，虽寥寥几味，看之无奇，但效果非凡，常出人意外，此皆得力于仲景之学也。"

当胡老了解到我在学中医时，便说："我现在每周末给内科医生还有留学生讲《伤寒论》，你如果愿意，就来听听吧。"于是我每周末的下午去东直门医院听胡老讲课半日。老人家每周讲一次，每次讲约3个小时（除去中间休息时间）。我自带一个小录音机，把胡老每次讲的内容全部录下，回到家里后反复播放详细地做了笔记。只因当时磁带有限，待下次再听课时录新的内容，上次的内容就自然抹掉了。现在想起来殊觉遗憾！还好，通过当时的文字记录，即眼前的这部书稿，总算把胡老晚年研究《伤寒论》的学术思想较完整地保存了下来。

胡老穷毕生精力研究《伤寒论》，且成绩卓著，是中国现代著名的经方医学家、教育家，尤其可贵的是他对《伤寒论》的研究突出个性思维，始终立足于临床实践，讲解深入浅出、易学易用。这部笔记整理的书稿，客观真实地反应了胡老晚年对《伤寒论》的研究思考，突出体现其主要学术思想观点和"六经－八纲－方证"的经方运用体系。值此胡老诞辰120周年之际，将老人家亲传宝贵的第一手资料整理出来，奉献给广大中医同道与学子，既是对胡老的深切缅怀，更是中医学术传承发展的需要。本人责无旁贷！

胡老的传授让我实实在在地学会了"读经典"的思维方法，知道什么叫"读书"了。胡老密切结合临床讲解《伤寒论》，他身在学院，却很少有模棱两可的"学究气"，语言犀利，极富有启迪性，从不人云亦云，而且是紧紧贴着《伤寒论》的文字走，每发真知灼见。记得老人家当时已过83岁高龄，但思维敏捷，颇有口才。讲《伤寒论》的篇章结构，气势高屋建瓴；而具体到每一条，甚至每一个字，又毫发毕现，细致入微。我可以毫不夸张地说，听胡老讲课是一种莫大的专业享受！

（二）

这里列举几条《伤寒论》原文，让我们先"热身"感受一下老人家独具特色的个性思维方法：

《伤寒论》第148条：

伤寒五六日，头汗出，微恶寒，手足冷，心下满，口不欲食，大便硬，脉细者，此为阳微结，必有表，复有里也。脉沉，亦在里也。汗出，为阳微。假令纯阴结，不得复有外证，悉入在里，此为半在里半在外也。脉虽沉紧，不得为少阴病。所以然者，阴不得有汗，今头汗出，故知非少阴也，可与小柴胡汤。设不了了者，得屎而解。

此条提出两个概念："阳微结"和"纯阴结"。何为"阳微结"？又何为"纯阴结"？胡老讲："'头汗出，微恶寒'，表不解也；'手足冷'，气郁闭状；'心下满，口不欲食'，柴胡之半表半里证也；'大便硬'，里有所结也。以上可见病较错综：有表不解，但表证很轻；有柴胡证,但不很明显(未提出胸胁不适,只是心下满,还是偏于里);'大便硬'言其里有实,但脉不大而'细',故'此为阳微结',即阳证的微结症(阳明微结也)。据此证候,手足冷微恶寒之'大便硬'有寒实结的情况(阳证可结,阴寒亦可结,论中有'寒实结胸,无热证者'句)。但真正之寒实结者,不应有'头汗出',此有头汗出,热上越之象,一定是阳微结。所以'必有表,复有里也'。整个结于里是没有表证的。此'微结'是太阳病未罢,故一定有表而又有里。所以开始言'微恶寒',正是表不解,其他均为里。微结于里而'脉沉',虽脉沉细(沉紧不对,应是沉细),也不是少阴病。少阴病无'头汗出'。与小柴胡汤,柴胡可疏泄两胁,肝主疏泄,可间接通大便。柴胡有疏泄作用,瘀血证兼大便干者,常用小柴胡汤,'上焦得通,津液得下',故能对'微结'起作用。柴胡苦平,不是主升提。若服汤后而'不了了者'(未去净之意),再用小柴胡加大黄(或调胃承气汤)'得屎而解'。此条是承上条'胸胁满微结'句而作释。'微结'时,一般用柴胡汤可以解决;结之甚者,则用大柴胡汤乃至下法。注意,无柴胡证用柴胡汤有害无益。关键在于辨证。"

就以上这条,反观注家们解释的云里雾里。而胡老结合临床实际,层层剖析,如拨云见日,且意犹未尽。老人家继续讲道:"此条需要再论述:'微恶寒'言有表证,'心下满''大便硬'又有里证,且'手足冷''脉细'。临床见此诸症,一时想不到用柴胡汤,但为何'可与小柴胡汤'?主要是有'口不欲食'。柴胡证'但见一证便是,不必悉具',此就是'嘿嘿不欲饮食'。少阳病禁汗、下,言'可与'不言'主之',因柴胡证并不全备,阳明汗出不仅限于头,且身汗、手足汗全有。此仅'头汗出',又无阳明内结热实之他证,故属'阳微结',用柴胡剂。柴胡有疏泄作用,此药不单疏泄,且有缓下作用。

所以阳明病篇有'胁下硬满，不大便而呕''可与小柴胡汤，上焦得通，津液得下，胃气因和，身濈然汗出而解'等句。故胃不和者亦可影响。柴胡，《本经》曰'推陈致新'是也，对心下、胸膈有邪结之，柴胡即可用。此条应注意，'微恶寒，手足冷'易看成阳虚，但'大便硬'，有燥结，故很不好措手，用柴胡汤。'得屎而解'句很含蓄，意在临证适应用药（小柴胡加大黄，或加芒硝，或用调胃承气汤少少与之）。可见，仲景辨证不但辨六经，无一不在八纲上下手。'手足冷'由于胃虚，津液不达于四末所致。'头汗出'，热亢于上。证有表，有里，有半表半里，从中治之。就是辨这些东西，或热，或寒，或实，或虚。"

如此历代注家纠缠不休的一段经文，经胡老数语道破，逻辑清晰，把表证、里证、半表半里证之间的错杂关系讲得明明白白，十分精彩、透彻。这是缘于老人家深厚的临床功底、学养悟性与思辨水平。

《伤寒论》第 113 条：

形作伤寒，其脉不弦紧而弱。弱者必渴，被火必谵语。弱者发热，脉浮，解之当汗出愈。

此条是仲景论脉辨证，胡老讲解道："'形作伤寒'，即本证有发热恶寒。然伤寒属表实证，脉应浮紧。此却'不弦紧而弱'，弦与紧脉很不易区别，弦者，上下绷直；紧者，脉管紧束有力。弦之对者为弱，紧之对者为缓，而缓与弱又很不易区别。故临床上常有'脉紧如弦''脉缓弱'等。弦与紧、缓与弱之不同，在理论上存在，但指下很难分清。言'其脉不弦紧而弱'，为津液虚血少。此不是阳气重于表，而是体表津液不充。即前第 27 条'太阳病，发热恶寒，热多寒少，脉微弱者，此无阳也，不可发汗'之义。彼加石膏，此'弱者必渴'，亦说明津液虚则渴，'虚故饮水自救'。云'弱者发热，脉浮，解之当汗出愈'。只是'解之'（用小发汗之法），为什么？因'此无阳也，不可发汗'。此无阳之'阳'不是热，而是津液。无阳就是没有津液，非'无热'也。其开始就是'发热恶寒，热多寒少'。麻黄汤证'阳气重于表'，就是津液充斥于表。关于'弱者发热、脉浮'句，一般注家（如《医宗金鉴》）都注错了，需前后条文互看。此书看一遍是不行的，任何人也不行。我19开始岁读《伤寒论》，今年已83岁，其间也不知道有多少次改变，若不整个看问题，没个明白的时候。此条与第27条是一个意思，两种说法。总之，此条是有表热，津液虚，其脉就弱，甚至微，发汗是不行的，火攻更不行。只能清肃内外，微微解之，稍见其汗就好了。"试问，如果不具备对《伤寒论》烂熟于心的功底、高质量且经得起可重复性的临证经验、高屋建瓴式的思辨俯瞰，怎可有如此超群之论！

此外，我们做临床的几乎每次门诊都会见到这样那样的"痛证"患者，且同样会见到既尿频又便秘的老年患者，一宿起夜七八次，至少四五次而不得安枕，且大便干燥无便意，颇以为苦。缩泉固尿、调补肾气与润肠通便皆非良法。如何把仲景的相关论述自觉地消化用于临床，并取得显著效果呢？第一步就是要吃透原文。如下一条，让我们细细品味胡老是如何辨证的。

《伤寒论》第174条：

伤寒八九日，风湿相搏，身体疼烦，不能自转侧，不呕，不渴，脉浮虚而涩者，桂枝附子汤主之。若其人大便硬，小便自利者，去桂加白术汤主之。

桂枝附子汤方

桂枝四两，去皮　**附子**三枚，炮，去皮，破　**生姜**三两，切　**大枣**十二枚，擘

甘草二两，炙

上五味，以水六升，煮取二升，去滓。分温三服。

去桂加白术汤方

附子三枚，炮，去皮，破　白术四两　生姜三两，切　甘草二两，炙　大枣十二枚，擘

上五味，以水六升，煮取二升，去滓，分温三服。初一服，其人身如痹，半日许复服之，三服都尽，其人如冒状，勿怪。**此以附子、术，并走皮内，逐水气未得除，故使之耳，法当加桂四两。此本一方二法：以大便硬，小便自利，去桂也；以大便不硬，小便不利，当加桂。附子三枚恐多也，虚弱家及产妇，宜减服之。**

胡老讲道："此条初起类似伤寒（无汗），故貌似'伤寒'，至八九日时，风湿证候才明显发作。此病患者平素多湿，又感外邪，则'风湿相搏，身体疼烦'，即今之风湿性关节炎，疼的程度到'不能自转侧'；'不呕，不渴'，乃无少阳、阳明证，说明病未内传；'脉浮虚而涩者'，浮虚与实对，涩与滑对，血行不流利也，主血少体虚之病。由此可见，虽然有太阳表证，而病已陷入阴虚证（此指阴证加虚证），故单用桂枝汤不行，要用桂枝附子汤（即桂枝汤去芍药加附子，但药量有变化）。附子有亢奋作用，不仅回阳，且性温热，可祛寒湿。《本经》曰附子：'主治风寒咳逆，邪气……寒湿，踒躄，拘挛。'凡风湿证属阴性者，必用无疑。此方桂、附量加重，附子三枚，桂枝四两，桂枝可通利关节，表证之身疼痛，关节痛还以桂枝汤为主。此'其人大便硬'非承气汤之实证，乃丧失津液而来；'小便自利'即小便频数。由于小便频数而大便硬，脉浮虚而涩，有津液亡失的原因，故不能发汗，不能用桂枝汤，而是用'去桂加白术汤主之'。津液虚为何加白术？茯苓、白术一类药，既能治小便不利，又能治小便利（频

数）。尤其老年人膀胱失溲、尿频者，用附子配苓、术，如真武汤、金匮肾气丸等均宜。此乃机能沉衰，膀胱括约肌松弛，收摄不了水液，故有水即便。由小便频数所致大便硬者，不能发汗。如《金匮要略·水气病脉证治》言：'渴而下利，小便数者，皆不可发汗。'发汗能使津液受损，故此属发汗禁忌之一。此用附子、白术使小便恢复正常，使小便不自利，大便即不能硬。同时，附子、白术配伍可助除湿邪，解痹痛。此方本无另立一个方名之必要，但因用量变化，故方名因之而变。可见药量不同，主治就不一样。桂枝附子汤是桂枝、附子、生姜、大枣、甘草五味药。重用桂枝四两、附子三枚，意在于治痹痛。桂枝附子去桂加白术汤，即去掉桂枝，另加白术四两。方后语中'其人如冒状'，即感觉头沉，头如驾雾谓之冒。'此本一方二法：以大便硬，小便自利，去桂也'。因桂枝有解肌发汗之能，有下气以治气上冲，利小便之用，故去。观仲景治方，利小便方中皆有桂枝，如五苓散、苓桂术甘汤、苓桂姜甘汤等。白术不仅利小便，也治小便利。犹如枣仁一味，既治失眠，又治但寐不醒。其实生熟枣仁皆治，不分。茯苓、白术也一样，关键看如何配伍。配桂枝治小便不利，配附子就治小便利（尿频属机能沉衰者）。故临床用药不能光看一面，如肾气丸，《金匮要略·妇人杂病脉证并治》言：'此名转胞不得溺也，以胞系了戾，故致此病，但利小便则愈，宜肾气丸主之。'转胞，即膀胱之输尿管有折叠扭转之情形，类似西医'肾下垂'一类。尿液由肾排送到输尿管，尿入膀胱受障碍，故小便不利。用八味肾气丸可治，使下垂的器官恢复到正常位置上来，输尿管一直，则小便即出。然此要先分清是虚是实，方可用药准确。此条桂枝附子汤临床上用之可变化，即把桂枝汤与桂枝附子汤合用，将桂枝汤原方加术、附，治疗一般关节炎相当好使（术用苍术）。可以试用。附子大量用会有反应：'如冒状'属用过量之患。附子药量要逐步增加，开始3～4钱，再4～5钱，不要过一两。附子大量用（大概六七两）可中毒致亡。桂枝可用到四两，如骨刺一类疾病，脊椎、颈椎骨质增生，压迫神经，如果是偏侧痛者，加大黄6克，很好使。即用桂枝汤加术、附，再加大黄，每每有效。痹证治方以此为多。"

胡老讲得实实在在，把自己丰富的治病经验融入其中，交待得十分清楚。临床对于老年人尿频又便秘者，这一条的治疗思路便是很好的启发。

我们知道临床病证是错综复杂的，新感与宿疾交织、原发病与继发病同见，这就要求抓住主证先解决迫在眉睫的问题，这对一名医生来说既是锻炼考验又是提高。这方面《伤寒论》有不少关于合病、并病的论述，胡老同样以其丰富的辨证思维经验对此做了精彩的解说。如"三阳合病"这条。

《伤寒论》第219条：

三阳合病，腹满身重，难以转侧，口不仁，面垢，谵语遗尿。发汗则谵语；下之则额上生汗，手足逆冷；若自汗出者，白虎汤主之。

胡老解释道："同时发病者，名'合病'。'三阳合病'即三阳同时有病。'腹满''谵语遗尿'，属阳明；'身重，难以转侧'，为体有湿，应列于太阳病篇，属湿热情况在表也；'口不仁'即口不知五味，'面垢'即视面如垢，属少阳。此表、里、半表半里症状交错互见，故曰'三阳合病'。此病一来就如此，近乎湿温，以阳明为主，乃水火之属。此里有热，热盛耗津（自汗出、小便数），里热将湿大量向外排斥，由于没到阳明蒸蒸汗出的程度（内热较轻），故湿排斥到表层尚没有大汗出，故'身重'说明有停湿。此条行文当是：'腹满身重，难以转侧，口不仁，面垢，谵语遗尿。自汗出者，白虎汤主之。'此一般用白虎汤，虽然有热（谵语），但里未结实。'身重'乃里未结实的一个证候，说明湿尚存，里热不会结实，故不可下。《金匮要略·痉湿暍病脉证治》：'湿家下之，额上汗出，微喘，小便利者，死；若下利不止者，亦死。'湿家可汗，可利小便，但不能用下法。此条'下之则额上生汗'，属虚阳上浮也，不是自汗，而是'生汗'。究其因，乃胃因下之而大虚（里本不实）。胃虚，水谷不布，故'手足逆冷'。少阳不可汗吐下，故治疗只能用白虎汤清肃内外之热。此条犹似后世所言湿温一类，不是外面受湿，纯属里热迫湿外出，若外见汗出且多，小便亦利，则身重可逐渐解除，进一步结实于里，方可宜下。此主要是内热造成，以白虎汤为主的三阳合病。方中知母一味，《本经》曰其'主治消渴热中，除邪气，肢体浮肿下水'。桂枝芍药知母汤主治脚肿如脱。白虎汤中不要加苍术，因苍术属温性药，不利于因热迫湿的病。《金匮要略》中湿与水气分两章论述，湿不成肿，含于内也；形于外而肿者，为水气。总之，此段由于内热（以阳明为主），其热已炽盛（但尚不燥），外且停湿，此湿乃热排斥体液留于表而成。在有湿的阶段，胃绝不会实，大便不硬，故不可下。下则虚其胃而病变百出。此条'下之则额上生汗，手足逆冷'均对湿而言。"

时下中医门诊上常听到患者叙述病情时说"大夫说我这是湿热"，唯一的体征就是所谓的"舌苔黄腻"，再观其既往治疗，动辄三仁汤、甘露消毒丹、龙胆泻肝汤、八正散等一哄而上，统言之"清热利湿"。大家似乎早就习以为常，但疗效平平甚至无效，患者食欲大减，一脸的郁闷。问题出在哪里？认证公式化、套路化，辨证不精，根本原因还是理论功底不扎实，胸中"无本"，概念模糊。请问湿与热是个什么关系？"知其要者，一言而终"，让我们结合下面这一条，太阴与阳明的湿与热互化的关系，认真看看胡老是如何辨证的。

《伤寒论》第 278 条：

伤寒脉浮而缓，手足自温者，系在太阴。太阴当发身黄，若小便自利者，不能发黄。至七八日，虽暴烦下利日十余行，必自止，以脾家实，腐秽当去故也。

胡老讲："此条很重要。前阳明病已提过，夫里证之发生，当然凡是证候，不是疾病自己在起作用，而是病邪与人体抗御疾病的机制交互作用下的一种反应。这一点前已详述。无论在表，或半表半里，不足以祛邪，便把病尽量地包围到胃肠里边，进而或者涌吐，或者泄下，把病祛除。此条即是。伤寒脉浮紧，此却'浮而缓'，乃津液不充于外而退于内，再往里则沉。伤寒表实证，津液本当充斥于表，此脉浮而缓，说明气不充于外，而有内传之势。若内传阳明，则一身手足俱热（阳明外证'身热，汗自出，不恶寒，反恶热'），此仅为'手足自温者'，说明里面达不到阳明病的证候，故曰'系在太阴'，还有虚的一面。系在太阴，故此'伤寒'将呈脉浮缓，尚未到阳明便硬程度（里有湿也）。若热郁于湿，则'当发身黄'。我认为，临床遇到太阳伤寒，见脉浮缓、手足温的情形，往往是发黄的一个先驱证。用现在的话说，即急性黄疸性肝炎常有此前兆。但也有病刚传里处于里头蕴热阶段。此段是讲病将传里所要发生的几种情况：①可以发黄。②小便自利。说明湿少热多，湿越于外，单纯热不会发黄。前阳明病篇讲过：'至七八日，大便硬者，属阳明也。'此却不然，曰'虽暴烦下利日十余行，必自止'。③即使没大便硬之时，呈暴烦下利，其病则愈。这就是我们说过的，病之所以为里证，其生理一定要达到这个目的。若胃气强盛而不虚，则能达到祛邪目的。尽管'暴烦下利日十余行'，病一定是要好的。言'脾家实'，与胃气强同义。此段是讲太阴病，其阳明病里证。人身这种抗病的机制，为良能。良能不等于万能，常常把病包围到胃肠之里，而达不到自愈的目的，反而大便不通，而形成阳明病。但虽然大便通，由于脏器虚衰，达不到祛除疾病的目的而本身自病，这便形成太阴病。如果脏器不衰，且又达到下利，最为理想，其病一定好。此段相当好，是讲病理问题。阳明病篇也讲此问题，但没讲到自愈这方面。只说若不发黄，小便自利，内在水分干枯，只有热，进而转属阳明。即'至七八日大便硬者，属阳明也'。太阴病提纲证，属脏器虚衰，虽然下利，不足以祛邪。假若脏器不衰而下利，正是机体达到目的。此较前阳明病篇，意思发挥得很完美。据此，我们可以说，不能一见腹痛下利就认为是太阴病。此是明证。"

以上，列举数条胡老对《伤寒论》的解说，意在表明：要学好中医，一是打好过硬的基本功；二是拜师很重要，要拜真正"明白"的老师。中医这门学科来不得半点虚伪和骄傲，必须穷其一生地读书—临证—思考，再读书—再临证—再思考，如此反复。

（三）

胡老才华横溢，一生淡泊名利，治学非常审慎，他的大量医学手稿总是根据临床所得一遍又一遍地反复修改，生前没有出版过一本论著。然而唯一在20世纪60年代发表的一篇题为《伤寒的六经论治与八纲的关系》的论文，给了医学界一个不小的震动，《人民日报》给予高度评价，认为是解决"历代医家缺乏论述的难题"。胡老于1984年春病逝。在他病逝十年后的1994年，他的第一部手稿《经方传真——胡希恕经方理论与实践》由老人家的弟子们整理出版问世，他独特又自成体系的学术思想大大震撼着中医界。门里人都知道，在中医四大古典医著中，《伤寒论》是最硬、最难啃的一块骨头，是衡量一个中医大夫水平能力的一把尺子。都说中医的精华在于辨证施治，如果不能将《伤寒论》有效地应用于临床，那么中医就失去了自己的阵地，"辨证施治"四个字就是形同虚设的空架子。正因如此，中医界同道们深切缅怀并积极宣传胡希恕老师。

所以个人认为，纪念缅怀胡老最重要也是最根本的一点，就是要在攻读《伤寒论》的耐力和韧劲上下大功夫，力争在悟性思维上、在临床看病的真本领上普遍达到一定的水准。至于学术探讨，如《伤寒论》与《内经》关系之有无、张仲景《伤寒论》序之真伪、六经的实质是专指六证还是包括六证等问题，如同中医各家学说，历代仁智互见。毕竟"术业有专攻"，严格意义上讲，有些学术问题是需要考古学、医史文献学、训诂学、音韵学乃至包括天文、历法、宗教、民俗、哲学、逻辑等多学科专家研究考证的一项系统文化工程，非一己之力所能完成。《伤寒论》研究史上的争论由来已久，也许这本身就是《伤寒论》的魅力之一吧！《伤寒论》是中医临床的活水源头，作为中医人，练就真的临证功夫，在日积月累的临证感悟中体会和发现《伤寒论》的深意，唯此为大是也。

今年是胡希恕老师诞辰 120 周年，重温 36 年前的听课笔记，翻开老旧的"牛皮纸"封皮笔记本，纸页已经泛黄，我一行一行地把它转换成电脑文字。就这样利用门诊之余的时间，夜以继日，苦战半年，终于整理完成此稿。仿佛时光倒流，再次受教于恩师，老人家那时燃上一支烟，呷一口茶后娓娓道来的音容笑貌，讲课时那苍老又很有些顿挫感的方言语调，那不拘一格、敢破敢立、"执新学以释旧说"的执着精神，那论棋艺寓医理、自我对弈时的凝神思索，那与挚友酒棋吟咏时的洒脱气度，乃至那洗尽尘俗、视名利为浮云的超然风骨，都一幕幕浮现于脑海……

最后，感谢中国中医药出版社对本书出版的大力支持！

本书在整理过程中，力求忠实于胡老的学术思想，客观真实完整地保留笔记原貌。但限于本人水平和能力，整理稿难免会有缺漏不足之处，恳请同道斧正为感。

单志华

2018 年 4 月 22 日识于北京

整理说明

一、本书只是整理，本孔子"述而不作"之古训，书中正文原则上不加己意。只设《伤寒论》原文与【胡老授课笔记】两项，便于留给读者思考的空间。善读书者，自能于仲景原文与胡老解读之间对照揣摩，自悟自得。

二、本书是根据胡老口述所做的笔记，文字表达介于半口语和半书面语之间，此次整理一仍其旧，行朴实简洁之风。

三、对胡老授课中引用的书名、篇名及相关文字，整理时均逐一与原书核对，以确保引证出处无误。

四、本书整理编排按原授课顺序：先引言，然后从"辨太阳病脉证并治（上）"依次至"辨阴阳易差后劳复病脉证并治"。六经各篇每篇后有"某某篇小结"，六经篇后有"三阳三阴篇总结"。

五、书中所录《伤寒论》原文，以明代赵开美刻本为底本，条文序号依照现代通行本为准。

六、书末附上胡老口述《谈谈痹证》，亦根据笔记整理成文，乃胡老宝贵的经方运用经验，亦是讲解《伤寒论》临床应用的一个范例。

目　录

1

引 言

　　《伤寒论》已有完整的体系，距今一千七八百年。而中医的产生发展比《伤寒论》要早得多，其辨证施治不会是在某一个基础理论之上建立起来的。因为限于当时科学技术水平，我们的祖先欲对疾病本质有个明确的认识是不可能的，只能通过在人身体的反应（即证候）上想办法治病，很不容易，时间是相当长久的，所以中医是长期观察、实践而来的认识规律。进而产生一套治病方法——"辨证施治"，此为六经治病之一般规律。

　　中医治病的专书，比较早的是《汤液经》，此书问世较晚，但成书较早，亦称《伊尹汤液经》，即此书为伊尹所作。这种说法当然错误。因中医的发展不限于一个时代，更不是因为某一个人，而是在长期与疾病斗争的过程中发展起来的。仲景《伤寒论》是从《汤液经》而来，林亿云："仲景论广汤液为十数卷，用之多验。"其中的《伤寒例》为王叔和所作，是搜集仲景旧论而成。王叔和亦言："今搜采仲景旧论，录其证候诊脉声色对病真方有神验者，拟防世急也。"可以想象，《汤液经》此书，犹如《神农本草经》一类，总是方剂为主。仲景不然，先列出病，再论治方。

　　中医是通过实践而来的，其一切方法、规律，均属在实践中总结出的结论，是客观存在的事实的反应，所以是千古不易的。中医辨证，是研究疾病发展之一般规律的，故其方法适用于一切疾病，而不是专对某一种病。我们在学《伤寒论》前，首先要有这样一种认识。本人几十年临床，所运用的方剂基本上是古方（即经方）。认为"古方不能治今病"者，纯属荒唐。认为古方"只能治伤寒，不能治杂病"的认识是狭隘的，事实上已经反驳。古方用之恰当，确有神验。有一点，关于《伤寒论·自序》中言"撰用《素问》《九卷》……"一段，与皇甫谧、林亿所言矛盾，疑似有误。因《伤寒论》原文内容与《内经》似乎毫无关系。

《伤寒论》此书把病分成两大类，疾病发生不外太过与不及两种，阴阳即矛盾的两个方面。阳代表积极的一方，反应在证候上即兴奋、热、发扬；阴代表消极的一方，反应在证候上是抑制、寒、沉衰。临床对此确有体会，阴阳平衡为常，反之为病。既为病，则生理机能要改变，首先改变的是代谢机能。这种改变，属阳性者见狂、喊叫，脉洪、大、浮、实、数，此均为太过；属阴性者见消沉、欲寐、嗜卧，脉沉、微、细、涩，此均为不及。此阴阳来于生理机能，主要是代谢机能。可见疾病万变仅有两大类，不是阴就是阳，不阴不阳者即无病。古人看法如此。进一步讲，这种证候的反应要有着落，反应在表，即体表、躯干、窍道之阳证，叫表阳证；同样，反应在里之阳证，叫里阳证。此"里"指消化道而言，"阳明之为病，胃家实是也"；此外，不在表也不在里者，为半表半里证。其在何处？答曰：胸腹腔间，一切脏器均属于半表半里范围。

三阳证，即阳证的三种类型：太阳为表阳证，阳明为里阳证，少阳为半表半里之阳证。三阴证，即阴性的三种类型：太阴为里阴证，少阴为表阴证，厥阴为半表半里之阴证。

人体受外来之邪侵犯，有抵抗之本能，即"正邪交争"。这是古人的一大发现，即人体受病，不是病邪自己在进展、延续，而是人体与病斗争，这种斗争的反应即证候。此见解首见于《素问·评热病论篇》："人之所以汗出者，皆生于谷，谷生于精"，即谷气可以化生精气，精气是一种养人的物质，即现在所说的营养物质。又云"今邪气交争于骨肉而得汗者"，即在表之时，外邪与人的精气在体表打仗，"骨肉"即躯窍，使得机体达到汗出。"是邪却而精胜也"，说明精气胜邪，则人体不再发热，即"当能食，不复发热"，乃胃气亢奋。"复热者，邪气也……不能食者，精无俾也"，说明胃气虚，不足以化生精气抗邪，所谓精却而邪胜也。此时汗出，乃精气泄于外也，再不能食，精气不能补充，致使邪留于内，"病名阴阳交，交者死也"。

此即说明病在表者，人体利用水谷之气与外来邪气抗拒于表，如表证"脉浮，头项强痛而恶寒"，脉浮即里面充血，尽量达表以作汗。今之生理学讲，人汗出前，毛细血管都扩张，一扩张，体内水分尽量至于此，血管极度充血，尤其以上半身为甚，如脑、颈部等筋脉突起且疼痛，属压迫性，欲汗出而不得之情形。为何恶寒？由于体液向外充斥于体表，热在体液中，体温加高，与外界空气温差加大，尽管外面没有风没有寒，人仍然怕冷。关于这一点，古人错把现象当成本质，恶风即中于风，恶寒即伤于寒，人体已有风寒邪气等，是认识错误。如桂枝汤证，虽然汗出，但精气不足以祛邪，汗出邪气反倒深入，"桂枝本为解肌"，故虽然有汗，但需加强精气，方可胜邪，这是太阳病。

阳明、少阳同样是"正邪分争"，若抗病在表支持不了，正气没有胜邪的机会和能力，则转移阵线，拿少阳讲则退居"胁下"斗争。人体之良能，或者说人体之本，始终也不消除，不过是转移部位，退居胸腹腔间。干什么？乃借用一切脏器组织的功能，共同来抗邪。由呼吸道（肺）、泌尿系（肾）等等各方面来完成抗邪。里也是同样，即正气将病邪整个包围到胃肠里面，欲行吐下这种自然疗能来解除病邪。可以想想，表、里、半表半里，是机体祛除疾病的三大途径，只有此三个方面，没有别的。因此就把疾病的反应固定到一定的病位上，这是机体自然的反应，自然构造仅此三方面，万人皆通，其证候全是机体与病邪交互作用的反应。

古人发现这个规律，难能可贵！用经络解释，这反应了古人对人体的认识，源于想要解释疾病的要求，但限于当时的科学技术水平，这种认识是原始的，甚至很不完全的。当然，中医的起源和发展是先有针灸，很早就有针石（砭石），由于针灸穴道的关系，搞出了一套治病规律，十二经、十四经、奇经八脉等，这也是客观存在的规律。但疾病是不是由经络发病？这是个问题，是个认识问题，这个问题不研究，中医理论就不会有大的提高甚至突破。我们可以说，中医不讲阴阳五行、脏腑辨证行不行？我说行，而且很行！疾病存在规律，我们掌握了这个规律，据之以治病就行。所以说，辨证施治的发现很了不起！

《伤寒论》这部书，好就好在不是一人所成。皇甫谧言是"论广汤液"，我认为是对的。《汤液经》在《汉书·艺文志》有记载，也不是伊尹作的，而是长期实践汇集而成。《汤液经》内容是类似记载方剂的一本方书，仲景可能是《汤液经》的一位杰出的传人，对其有所整理和发挥而产生了《伤寒论》。故皇甫谧云仲景是"论广伊尹汤液为十数卷"，并没有说照抄，但此书是据《汤液经》而来。如仲景书中有"本云桂枝汤，今加芍药"，即可能是本有桂枝汤，今我加芍药而成方。若说《伤寒论》是仲景一人所著，怎么可能？实无这么大的精力。创造这样的治疗体系，一个人甚至一代人是不够的，不可能的。既提出发病规律，又提出具体证治、方剂，百试百效，一个人怎么可能做到？此书六经与《内经》六经不一样，《内经》讲递传，临床上没见到过阳明传少阳之病，更无六经递传之后，回头再传太阳。再一点，《内经》云："三阳皆主表，可汗而已。"此《伤寒论》之少阳、阳明不可发汗。二者有什么联系呢？我认为这都可以讨论。

辨太阳病脉证并治（上）

太阳之为病，脉浮，头项强痛而恶寒。（1）

【胡老授课笔记】

此属太阳病提纲。凡太阳病必须有此特征。大凡常见之感冒、流感、伤寒、温疹等，初起均有此证。有此证候者谓之太阳病，据此治疗，便不会有错。"脉浮"者，脉外出也，即在表之脉管充血；"强"者强直也，其脉管充血以上半身尤剧，故"头项强痛"；"恶寒"是指体表热，因正常人体温度与外界是协调的。若骤然增热，相对外界温度言，人是要怕冷的，说明与外界温差大了。人在出汗以前，血管要扩张，人的大量体液更往外出，其脉呈浮象。其液体随热而来，此属汗出之前驱症状，欲出不得之反应，所谓"正邪交争"。太阳病出汗才能解除疾病，为正邪交争在体表者。若人体没有卫外机能，人便不能成活。太阳病欲从外解，故治法要因势利导，用汗法。

太阳病，发热，汗出，恶风，脉缓者，名为中风。（2）

【胡老授课笔记】

"太阳病"指太阳病提纲证；若"发热，汗出"，此汗出指身潮乎乎的，非大汗出者。不仅恶寒，且"恶风"（较恶寒尤甚）。脉缓之"缓"与"紧"相对，不硬实。以汗出，水液失于外，故显此缓脉。因怕风，古人便名之"中风"，非中于风邪。此条与上条不同，区别在于虽然"汗出"，却不能解除疾病。由于汗出毛孔疏松而怕风袭，曰"中风"，是古人认识上的错误，拿现象当本质了。似应把"中风"当证名看，非风邪中于肌肤也。但也应深究，中风之"中"，中者

5

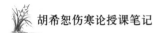

中于内也，犹如射箭之中，尽管汗出，然邪已深入，非伤寒之肤表也。汗出为表虚，中风者，言其邪深也。此邪是病邪，即病邪在表之部位，较伤寒为深。有汗出，那么恶风便当然有之，如洗浴身湿而人怕风也。"邪之所凑，其气必虚"，由于出汗，皮肤疏松，故邪可乘虚入里，但表证未罢，其邪入里并不深入，而至肌肉组织间，故"桂枝本为解肌"，不叫发表。

太阳病，或已发热，或未发热，必恶寒，体痛，呕逆，脉阴阳俱紧者，名为伤寒。（3）

【胡老授课笔记】

太阳病属于表阳证，迟早要发热，但无论已热未热，一定"恶寒"，而且怕冷的程度较桂枝汤证重得多，如大青龙证怕冷尤甚。因不汗出，胃气不得旁达，均向上冲，则"体痛呕逆"，较桂枝汤的"呕逆"为重。桂枝汤证身体亦有痛、亦有呕，但因汗出而其症缓。此阴阳脉紧是指上下脉皆紧，则不仅头痛，且全身紧痛，皆因汗不得出所致。"名为伤寒"是就怕冷显著而言，不一定就是"伤于寒邪"。但伤寒之"伤"，伤者伤于外也，伤寒即皮表不开，汗不得出，是言其病邪浅，故名伤寒。

伤寒一日，太阳受之，脉若静者，为不传。颇欲吐，若躁烦，脉数急者，为传也。（4）

伤寒二三日，阳明、少阳证不见者，为不传也。（5）

【胡老授课笔记】

一般外感初起都有太阳病证，不仅仅限于伤寒。"静者"，不太大、不太快也。此说明病轻，由此而肯定病不是传入半表半里或里，治疗也单纯，一般感冒冲剂之类便可治愈。假若"颇欲吐"，属内传少阳，"颇"者，心里闹腾得很；"躁"者，乱也；"烦"是热象，阳明之里热则"躁烦"，属内传阳明。"脉数急"，数为快，急者更快，来势很凶，故必传。此条告诉人们，做医生的必须一开始就对疾病的轻重、传与不传做到心中有数。若传者，就是治疗得法亦不会马上就好。其病此时是有个急剧变化的进程，所谓"脉数急者"。

第五条是讲传变趋势是阳明、少阳，若不见"颇欲吐，若躁烦，脉数急者"，则病仍在表，为不传也。

以上两条是说虽见太阳表证，但要留心其轻重缓急，传与不传。

太阳病，发热而渴，不恶寒者，为温病。若发汗已，身灼热者，名风温。风温为病，脉阴阳俱浮，自汗出，身重，多眠睡，鼻息必鼾，语言难出。若被下者，小便不利，直视失溲。若被火者，微发黄色，剧则如惊痫，时瘛疭，若火熏之。一逆尚引日，再逆促命期。（6）

【胡老授课笔记】

此条头痛、脉浮形似太阳病，而主要证是"渴"——内热盛也，属白虎汤证里热之病，不恶寒。人身之条件反射，此种刺激过于兴奋时，彼种刺激则被抑制。

此属于巴甫洛夫学说：用狗试验，起初用一种很烫的电线刺激狗，狗的痛觉反应厉害，甚至咬人，喂食不吃。然每要一烫，其人便给狗好食物来转移兴奋点。日子一长，狗一见到热电线便流口水，届时即使皮肉烫破也不会影响狗的食欲。道理是由于食欲过于亢奋，而对烫疼的刺激反被抑制。

本条就是此理，里热盛极，恶热刺激过于亢奋而恶寒刺激反被抑制，不恶寒但恶热，温病即是"发热而渴不恶寒者"，属内热。

提法亦不同，前面是"名"中风"名"伤寒，此是"为"温病。彼是太阳病的一种"证"，此"为温病"指太阳病言，只是太阳才可称"病"，换言之，温病不是太阳病的一种证，而是应等量齐观的，即有另一种叫"温病"的病。正因此，故治法应与太阳病证治不同。太阳病法宜汗解，温病属里热，里热不能发汗，里有热最怕发汗，越发汗津液越伤，内热越盛。

"身灼热者"指身干热犹如火烤，此由温病变成风温，"名风温"是据下面的证候。前面讲太阳中风时有发热、汗出症，此亦有"发热""自汗出"，属类似太阳中风情况，而性质属于温病，故名"风温"。"脉阴阳俱浮"，浮者这里主热，身灼热自汗出者，其热是蒸蒸而热，属里热外出之势；"身重"乃肌肤中有湿，蓄湿。此表明，虽里有热，同时有湿，说明里热尚未成实。由于热上壅，故"鼻息必鼾，语言难出"，属程度加重。此切忌用桂枝汤，就是银翘散、桑菊饮亦不可用，唯一治方——白虎汤。

误下后伤津，则"直视失溲"。一般使用汗、下法后易伤津液，且此病里并不实，却用下法则津越伤而"失溲"。下药的作用，在于把胃肠水谷之物，不管消化吸收过程是否完结，即刻催下排出。这种作用是一定要失津液的，汗、下易伤津血，津血过伤则失溲，进而影响脏器功能，目失血之濡润则"直视"。同时，下药伤脏器，若里为阳明热实，下不伤人；若里不实，下则脏器虚，不但小便不利，且不能固密，肾失收涩之用而"溲"；若以火救火更不行，见"微发黄色"，微者轻也，黄属萎黄，不是黄疸；"剧"，厉害之意；"一逆"指误下，"再逆"指火攻。

此条清楚告诫人们，温病不能发汗，亦不能泻下，更不能火攻。只有清解，别无他法。此条用白虎汤。陈修园主张，真正的温病实证可以用大量的麦冬、生地黄配合白虎汤加大黄。临床证明效果非常之好。所言"实"，指谵语、大便难。但因属温病实证，单纯攻下不行，宜攻下中加入强壮、滋阴、解热之品，即麦冬至少用一两，加地黄或玄参。

此温病条放入太阳病篇，不是要让人们当作太阳病去治疗，而是为了与太阳病做鉴别提出的。后面阳明病篇中"阳明病外证云何？答曰：身热，汗自出，不恶寒，反恶热也。"所谓"外证"即指此"温病"。治宜白虎汤，渴者加人参。

温病与太阳病区别要点是：渴而不恶寒。这与太阳提纲证"而恶寒"迥然有异。所谓提纲证，是指某种病的基本证候，若无，则病不能成立。

病有发热恶寒者，发于阳也；无热恶寒者，发于阴也。发于阳，七日愈；发于阴，六日愈。以阳数七、阴数六故也。（7）

【胡老授课笔记】

此条讲太阳病表证。表证里除了太阳病还有少阴病，少阴病偏虚偏寒。"发热恶寒者"乃太阳病也，"无热恶寒者"乃少阴病也。就是讲疾病初起有两类表证：发热恶寒者，发于太阳也；无热恶寒者，发于少阴也。"七日愈""六日愈"，病至六七日为紧要关头，一般六七日病愈或减轻。"阳数七、阴数六"属五行生成数，一对六、二对七、三对八、四对九、五对十，奇数属乾（天），偶数属坤（地），天一生水，地六成之；地二生火，天七成之；天三生木，地八成之；地四生金，天九成之；天五生土，地十成之。"阳数七、阴数六"就是据此而来，属附会之言，不可执信，为约略之词。

太阳病，头痛至七日以上自愈者，以行其经尽故也。若欲作再经者，针足阳明，使经不传则愈。（8）

【胡老授课笔记】

太阳病六七日为传里之时，七日传阳明时多，四五天或五六天传少阳时多。针足阳明是指针足三里穴，不外言其病之进退，无解释之必要。

太阳病，欲解时，从巳至未上。（9）

【胡老授课笔记】

"巳至未"即午时当中，阳气最盛，太阳病旺于此时。我想，太阳病欲解此时是靠不住的，可能仲景是据《汤液经》上的一种照例文章，无解释之必要。事实亦不一定，亦无人体会。

风家，表解而不了了者，十二日愈。（10）

【胡老授课笔记】

"风家"指太阳中风，"十二日愈"，约略之词。

病人身大热，反欲得衣者，热在皮肤，寒在骨髓也；身大寒，反不欲近衣者，寒在皮肤，热在骨髓也。（11）

【胡老授课笔记】

外假热里真寒，或外假寒里真热。"身大热"为浮热，里大寒，在外身热、潮红，属通脉四逆汤证；"身大寒"如手足厥冷，而里真热，属于厥深热深，白虎汤有时也见此。

太阳中风，阳浮而阴弱。阳浮者，热自发；阴弱者，汗自出。啬啬恶寒，淅淅恶风，翕翕发热，鼻鸣干呕者，桂枝汤主之。（12）

桂枝汤方

桂枝三两，去皮　**芍药**三两　**甘草**二两，炙　**生姜**三两，切　**大枣**十二枚，擘

上五味，㕮咀三味，以水七升，微火煮取三升，去滓，适寒温，服一升。服已须臾，啜热稀粥一升余，以助药力。温覆令一时许，遍身漐漐微似有汗者益佳，不可令如水流漓，病必不除。若一服汗出病差，停后服，不必尽剂。若不汗，更服依前法。又不汗，后服小促其间，半日许令三服尽。若病重者，一日一夜服，周时观之。服一剂尽，病症犹在者，更作服。若不汗出，乃服至二三剂。禁生冷、黏滑、肉面、五辛、酒酪、臭恶等物。

【胡老授课笔记】

此承太阳中风条而申明其证和治疗。外为阳，内为阴，脉浮于外而弱于内者，谓"阳浮而阴弱"，即轻取有余按之不足。仲景论脉之阴阳，或以上下（寸尺）谓阴阳，或以浮沉（即轻取重取）谓阴阳。弱与弦对，按之上下端直者谓

"弦"，按之软弱无力者谓"弱"。阳浮之脉有发热症之应，阴弱之脉有汗出症之应；"啬啬"形容恶寒状貌，人有冷飕飕之感；"淅淅"本属微风之声，亦指淘米之水声，此当风吹体讲；因太阳中风，其人总有微风淅淅然来袭吹体之感，是因汗出使然，不一定有风；"翕翕"属象形字，可释之合而不开之热，表证之热，弥漫全身，合而不开，有闷热之感。表证气不得旁达，毛窍不得呼吸而逆于上，则"鼻鸣干呕"。

桂枝能够发散的作用依赖其皮，此"去皮"是错误。剂量上古代十六两为一斤，一两为三钱，此三两为九钱。然古人之一副药一煎便分作三服，故现在开药量要拿3除，3÷3＝1，为一两。一两合三钱（9克），属约略数。其他亦如此。

由上证分析方药组合，《素问·评热病论篇》："人所以汗出者，皆生于谷，谷生于精。今邪气交争于骨肉而得汗者，是邪却而精胜也。"即食入于胃，谷气变成精气之后，方可为汗。换言之，饮食经过消化，吸收营养成分于血管（精气），以共济周身。"骨肉"是概举之言，即体表汗出者；"精胜，则当能食而不复热"，此为人体机能以正胜邪的结果；"汗者，精气也；今汗出而辄复热者，是邪胜也，不能食者，精无俾也；病而留者，其寿可立而倾也"。桂枝汤证，并不是阴阳交，但亦是汗出而发热，一般汗出后不应有热，这说明精气不足以祛邪。但胃不衰，尚能食，所以不到阴阳交的程度。同时，虽然汗出而邪不去。此种病的治法：促进胃气，增强精气。

桂枝汤方析： 本汤发汗主要依桂枝、生姜二味药，桂枝主治气上冲，生姜治呕逆，故均有下达之性，升发之力不强。故二味合用固然汗出，但不致于大汗。凡是能大汗之品向上升发之力较强，如麻黄，还有平常吃的大葱。前面讲太阳病时，汗全是出上体，若用升发药，其汗易出。为何用桂、姜？因为病"阳浮而阴弱"，即津液有所损伤，故不宜大汗之品。同时二药均兼有降胃之用，配合甘草、大枣纯甘之品以补脾。此四药甘温性味较明显，又当虑其损阴津问题，故加芍药之苦，"苦以制辛"，使其辛散之力更小。同时，苦微寒以甘合又

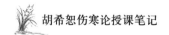

能养液。总之用芍药有两层意义：一是制桂、姜之辛，一是助草、枣以养液。

五药合而观之，桂枝汤既是发汗解热剂，又是安中降胃（养液）剂。故对精气虚、力不足以祛邪、汗出而邪不去者，用此方尤好。使邪不复留于肌肉。

煎服法分析：放七升水（属三次服量），古代一升约现在一杯。以水七升，煮取三升，现在是以水三杯煮取一杯即可。古人煎药用微火，属灶炉一类。现用煤气，其火势较比猛，故水宜三杯稍多。汤药的煎服法应讲究，否则影响疗效。犹如炒菜，火候不注意则不行。药后啜热稀粥一升余（较一升稍多）以助药力。意在鼓舞胃气的同时增强精气，由此才足以祛邪。"先时与药桂枝称"，而后身漐然汗出邪解。"一时许"即两个钟头；"漐漐"，微汗也；"后服小促其间，半日许令三服尽"，即再服要缩短时间，约半天分服三次，约一个时辰一次；"一剂"指三升药，服三次。

现在把桂枝这味药再谈一谈：一般视桂枝为大热药，其实不然。观本书，仲景往往在发热证中治方加桂枝。这药很平稳，此用桂枝发汗并不伤人，量用4～5钱问题不大。

太阳病，头痛，发热，汗出，恶风，桂枝汤主之。（13）

【胡老授课笔记】

此条貌似平淡而实有用意，讲凡是太阳病，若有头痛、发热、汗出、恶风者，就可以用桂枝汤。不可拘泥于"只有太阳中风证方可以是方服之"的框框，体现了"观其脉证，知犯何逆，随证治之"的精神。桂枝汤主要用于邪在表之发热、汗出、恶风症，不要以为是专为散风邪而设的，不是风便不能用，用方要善于抓住处方精神，不要死于句下。

太阳病，项背强几几，反汗出恶风者，桂枝加葛根汤主之。（14）

桂枝加葛根汤方

葛根四两　**麻黄**三两，去节　**芍药**二两　**生姜**三两，切　**甘草**二两，炙

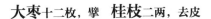

大枣十二枚，擘　　桂枝二两，去皮

上七味，以水一斗，先煮麻黄、葛根，减二升，去上沫，内诸药，煮取三升，去滓。温服一升，覆取微似汗，不须啜粥，余如桂枝法将息及禁忌。

【胡老授课笔记】

"几几"者，成无己释"伸颈之貌"，因雏鸟羽毛未丰，欲飞不能而伸颈，故喻之，即脖颈左右转动不能自如也。太阳病有项背强几几者，应无汗。今"反汗出"，项背肌肉痉挛，甚则为痉病角弓反张，谓之"项背强"；轻者为"几几"然。

桂枝加葛根汤方析：葛根属于清凉性之解肌药，《本经》曰其"主治消渴，身大热"，有主治项背之疾的特性。此条是桂枝证兼项背强直，故桂枝方加葛根四两。此方中有麻黄是错误的，应去。且芍、桂量应依原方。桂枝证仅项强，此条又连及于背，故加葛。

太阳病，下之后，其气上冲者，可与桂枝汤。方用前法。若不上冲者，不得与之。（15）

【胡老授课笔记】

太阳病以法当汗，若误下而变成"气上冲者"（自觉证候），是表未解，仍可服桂枝汤"方如前法"，即"啜热稀粥一升余……"。其气上冲何然？因太阳病正邪斗争于表，人体机能有向上向外抗邪之势，此时不以汗法助正而反下之，则给机能以打击，所以此时要看机能强弱。若"气上冲"，则机能仍有亢奋向上向外之势，说明未因下药而致变，病仍在表，故"方用前法"，可与桂枝汤；若反此抗邪之势，因下后致虚，邪陷入内，自然不会上冲，病邪由表入里，故不可与桂枝汤。此条说明要分析病证，抓住病机，掌握病势，决不可破坏抗病的机制，而给以相反的阻碍。此条"气上冲"正说明体质素常较强，虽误下仍旧保持了抗病的势力。"气同病异"，人之"形脏非一"，体有强弱。

此用桂枝汤还有一义：经误下"下伤津液"，尽管津伤不在皮表，其体内水津损伤则一样，凡经汗吐下后表邪不解者，不能用麻黄汤，只可用桂枝汤。因桂枝汤于解表之中安中养液，对经过三法失宜而津伤者尤宜。换言之，凡津液有所损伤而表不解者，宜桂枝汤，不可用麻黄汤。

太阳病三日，已发汗，若吐，若下，若温针，仍不解者，此为坏病，桂枝不中与之也。观其脉证，知犯何逆，随证治之。（16）

【胡老授课笔记】

此条发汗如法，若病不好，表仍不解者，仍宜汗解。此却乱来一套，吐、下、温针，"此为坏病"，病已他变，逆治使然。此从桂枝汤基础上来论治，何种情况可用桂枝汤，何种情况不可用？此病已经变化，故"桂枝不中与之也"。"知犯何逆"，指明白是如何误治而造成的结果，或津液亡甚而虚，或邪入内而生陷胸汤证、阳明证，或阴寒重证等。"随证治之"属中医治则，一贯全书之纲领。

桂枝本为解肌，若其人脉浮紧，发热汗不出者，不可与之也。常须识此，勿令误也。（16续）

【胡老授课笔记】

此条言桂枝汤之医疗作用。何谓"解肌"？前中风条已讲，因病邪深，相对于皮表言，精气不足以祛邪，反汗出，邪乘汗出之虚，遂离表皮而入肌肉组织，故病邪在肌而用此汤，安中养液，增强精气，使精气充于肌肉，汗出则邪与汗并而去也。所以，言"桂枝本为解肌"，与专门除皮表之邪的麻黄汤大相径庭，所言"脉浮紧，发热汗不出者"是也。"紧"者紧绷绷，乃麻黄证；"汗不出"即汗不得出，欲出不得，不是"不汗出"。皮表不开，精气不虚而是实，故麻黄证万不可用桂枝汤，否则"实以虚治"则致大祸，就是实上加实了。故仲景再三叮咛："常需识此，勿令误也。"

若酒客病，不可与桂枝汤，得之则呕，以酒客不喜甘故也。（17）

【胡老授课笔记】

酒能酝湿酿热，久则大便不通。若因酒致汗出者，酒后生热而蒸于外，不可与桂枝汤证之汗出混同，一为里热，一为解外热（发热）。病酒者喜清凉，恶甘温，用之反能助热，"得之则呕"，其气壅逆于上则呕，且甘能助温。此条主要讲虽汗出，有里热亦不能用桂枝汤，并以酒客比喻之。

上条言虽病在表，要分表虚、表实，汗出为表虚，无汗为表实，治法不同。且虽汗出尚须分发热在表还是在里，若里热汗出，亦不可用桂枝汤。

喘家，作桂枝汤加厚朴、杏子，佳。（18）

桂枝加厚朴杏子汤方

桂枝三两，去皮 **甘草**二两，炙 **生姜**三两，切 **芍药**三两 **大枣**十二枚，擘 **厚朴**二两，炙，去皮 **杏仁**五十枚，去皮尖

上七味，以水七升，微火煮取三升，去滓。温服一升，覆取微似汗。

【胡老授课笔记】

"喘家"指素有喘病之人。此条讲喘家患太阳中风证，用桂枝汤外加厚朴、杏子。说明用方要加减变化。

凡服桂枝汤吐者，其后必吐脓血也。（19）

【胡老授课笔记】

"凡服桂枝汤吐者"，里热服桂枝汤定吐，发汗伤津，更助其里热。《金匮要略·肺痿肺痈咳嗽上气病脉证治》："问曰：热在上焦者，因咳为肺痿。肺痿之病，从何得之？师曰：或从汗出，或从呕吐，或从消渴，小便利数，或从便

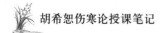

难，又被快药下利，重亡津液，故得之。"总之，造成津伤，本里热，再助其热，再伤其津。肺为娇脏易伤之，且热伤血脉，血气凝滞，发为痈脓之变。故内热不宜甘温，否则热逆于上即伤肺，当戒慎。

太阳病，发汗，遂漏不止，其人恶风，小便难，四肢微急，难以屈伸者，桂枝加附子汤主之。（20）

桂枝加附子汤方

桂枝三两，去皮 **芍药**三两 **甘草**三两，炙 **生姜**三两，切 **大枣**十二枚，擘 **附子**一枚，炮，去皮，破八片

上六味，以水七升，煮取三升，去滓。温服一升。本云桂枝汤，今加附子。将息如前法。

【胡老授课笔记】

此条与"桂枝本为解肌"条相反。彼言桂枝汤不能用于麻黄汤证；此言桂枝汤证误用麻黄汤发汗，遂即汗漏不止，大汗亡阳。其人只恶风寒而不发热，"无热恶寒者发于阴也"，表未解而病陷入阴。"如水流漓，病必不除"。津失过多则无津可下而"小便难"，津失而组织枯燥，则"四肢微急，难以屈伸"，津液虚极而为阴证，汗多体温放散，故亡阴亦亡阳，故用桂枝加附子汤。

附子乃辛温热药，有亢奋作用。临床体会，此药能复兴代谢机能，用于机能沉衰者。若机能沉衰于里则反应为下利清谷、厥逆等，用附子配干姜，通脉四逆、四逆汤之类。此属机能沉衰在表者，故用此。又如后面的少阴病麻黄附子细辛汤者皆是，与太阳病一样，该发汗者用麻黄，该解肌者用桂枝。此条表尚未解，发汗固然不行，也当解肌。然病虚已陷入阴寒状态，只用桂枝汤不行，一定要加附子，既解表，机能沉衰亦可恢复。

此条是桂枝汤证陷于阴虚者加附子，与少阴在表病者理同。表证有两种，一种是太阳（表阳证），一种是少阴（表阴证）。桂枝加附子汤即桂枝证而陷入阴证，或者说是少阴病而现桂枝汤证。比如，临床用于少阴病，有自汗、但欲

痹等，用桂枝汤加附子，不能用麻黄附子甘草汤。此方应用标准：桂枝证而陷入少阴病。

太阳病，下之后，脉促胸满者，桂枝去芍药汤主之。（21）

桂枝去芍药汤方

桂枝三两，去皮　　甘草二两，炙　　生姜三两，切　　大枣十二枚，擘

上四味，以水七升，煮取三升，去滓。温服一升。本云桂枝汤，今去芍药。将息如前法。

【胡老授课笔记】

谓"数中一止为促脉"有问题，无论数中见之或迟中见之，凡是"一止"均为结脉。促者，短促也。促，近于外、上之意。靠近于外者为浮，近于上者为寸位。总之，脉促，即脉关以上浮、关以下沉也。此条"胸满"是在下之后，说明为气上冲，与第15条义同，属表未解。此气冲于上，同时下后气虚于里，可见气上冲则上实，其脉应之见促而浮在关上，因腹气虚而沉在关下。表未解用桂枝汤，去芍药者，乃腹虚也，腹满实痛者则倍加芍药。临床上，芍药确能治疗腹满，如肝病之下腹满，大量用芍药。此条相反，腹虚不满，故去芍药。下虚上实，其脉也应之上浮下沉，绝不是数中一止。从方药分析，此条气上冲较第15条为甚，故去芍药，因其制约桂姜之辛散也，同时腹气虚亦去。

若微寒者，桂枝去芍药加附子汤主之。（22）

桂枝去芍药加附子汤方

桂枝三两，去皮　　甘草二两，炙　　生姜三两，切　　大枣十二枚，擘　　附子一枚，炮，去皮，破八片

上五味，以水七升，煮取三升，去滓。温服一升。本云桂枝汤，今去芍药加附子。将息如前法。

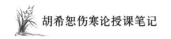

【胡老授课笔记】

此条"微恶寒"应改成"微寒",即若微陷于阴寒证,要前方加附子。

太阳病,得之八九日,如疟状,发热恶寒,热多寒少,其人不呕,清便欲自可,一日二三度发。脉微缓者,为欲愈也;脉微而恶寒者,此阴阳俱虚,不可更发汗、更下、更吐也;面色反有热色者,未欲解也,以其不能得小汗出,身必痒,宜桂枝麻黄各半汤。(23)

桂枝麻黄各半汤方

桂枝一两十六铢,去皮 芍药 生姜切 甘草炙 麻黄去节各一两 大枣四枚,擘 杏仁二十四枚,汤浸,去皮尖及两仁者

上七味,以水五升,先煮麻黄一二沸,去上沫,内诸药,煮取一升八合,去滓,温服六合。本云桂枝汤三合,麻黄汤三合,并为六合,顿服。将息如上法。

【胡老授课笔记】

此条分三层:第一层,真正伤寒病,八九日为向愈或向逆之期,若发疟(指寒热定时而发),且"热多寒少",为表有退却之兆;"不呕",未传少阳;"清便欲自可",未入阳明;"脉微缓者",是脉不紧而微见其缓,前有"脉若静者为不传"是也。此表邪已衰而热偏多,此虽热而脉不数急,为正气将复之兆,故"欲愈"。第二层,若虽如疟状,一日发两三次,却不是热多寒少,而只是恶寒又脉微,此为表里俱衰,陷入阴寒也。也可这样解释:病伤寒已八九日,呈脉微而恶寒者,为入阴寒,不可再汗、吐、下,法当温补。第三层承开始言,"热色者",面色缘缘正赤也,乃阳气浮郁在面;"身必痒",表不得解,热郁于表,水分在表皮内被郁闭。此皆表不净而呈其症,故用小汗法,宜桂枝麻黄各半汤。

此方即桂枝汤与麻黄汤合方,各取 1/3。为何?从此条分析可知,"如疟状"即定时发寒热,如第 54 条"病人脏无他病,时发热自汗出而不愈者",即定时发热而汗出,宜桂枝汤。故此定时发寒热可知,有桂枝汤证,又不全是其证。

此条定时发热，但不得小汗出，故麻黄汤、桂枝汤各占一半。

我们在分析合方时，必须以方证烂熟于心为前提，否则就搞不清楚。此条既有桂枝汤证的时发热，又有麻黄汤之不得小汗出。麻黄汤能发汗，但不能治时发热"如疟状"。所以，此二方证均备又均不全，故属合方证。然此病非常轻，"一日二三度发"且"脉微缓"，方药量用非常之轻，为小发汗法。病轻，不但治疗上药量要轻，且服量宜少，此服量为"温服六合"至多半杯。桂枝麻黄各半汤煎服时，我们现在是单煎，桂枝汤1/3量，一次三合；麻黄汤1/3量，一次三合，各煎好后并为六合，顿服，相重的药，量不要重复。

太阳病，初服桂枝汤，反烦不解者，先刺风池，风府，却与桂枝汤则愈。（24）

【胡老授课笔记】

本是桂枝汤证，服汤后"反烦不解者"，乃邪盛气滞，药力受阻使然，故用针刺辅助其药力。

服桂枝汤，大汗出，脉洪大者，与桂枝汤，如前法。若形似疟，一日再发者，汗出必解，宜桂枝二麻黄一汤。（25）

桂枝二麻黄一汤方

桂枝一两十七铢，去皮　芍药一两六铢　麻黄十六铢，去节　生姜一两六铢，切　杏仁十六个，去皮尖　甘草一两二铢，炙　大枣五枚，擘

上七味，以水五升，先煮麻黄一二沸，去上沫，内诸药，煮取二升，去滓。温服一升，日再服。本云桂枝汤二分，麻黄汤一分，合为二升，分再服。今合为一方，将息如前法。

【胡老授课笔记】

"脉洪大者"应改为"脉浮"。此条是服桂枝汤，但服不如法而"大汗出"，病必不除，"与桂枝汤如前法"。此汤既解表祛热，同时又安中养液。汗下后表

不解者仍宜桂枝汤，但不能用麻黄汤。若定时发热为桂枝汤证，无汗为麻黄汤证。此形似疟，但不得汗却没有言及，可见较第23条之桂枝麻黄各半汤证"面色反有热色者，未欲解也，以其不得小汗出，身必痒"更轻，故量宜更少，用桂枝二麻黄一汤，小汗之。

其煎服法是：麻黄汤、桂枝汤各分煎煮，煮后桂枝汤取二，麻黄汤取一，并而合之，为二升，再分两服，微微透表而已，桂枝汤证较多，麻黄汤证较少。

服桂枝汤，大汗出后，大烦渴不解，脉洪大者，白虎加人参汤主之。（26）

白虎加人参汤方

知母六两　**石膏**一斤，碎，绵裹　**甘草**二两，炙　**粳米**六合　**人参**三两

上五味，以水一斗，煮米熟，汤成，去滓。温服一升，日三服。

【胡老授课笔记】

此承上条。由于服桂枝汤却汗不如法，比如盖大被子捂汗，"大烦渴不解"，由于津失而生内热，用白虎加人参汤。白虎汤证是身热、有汗、脉洪、口舌干燥，但不一定渴，津液过伤而烦渴者必加人参，以补胃虚。胃气不复则津液不生，尤其白虎汤，大量用石膏有碍胃气，故须加健胃之人参，人参对胃虚有心下痞硬者尤宜。石膏是除热药，不一定治渴，凡白虎汤条文，《伤寒》《金匮》均无渴证。兼渴者则加人参，可见人参有健胃生津作用，仲景所谓补气就是补津液。

白虎加人参汤析：知母配石膏，大苦大寒，除热去烦；粳米、甘草制约前二味药之苦寒以护胃，增胃内之保护膜，粳米胶黏质，人参与粳米、甘草配可健胃生津。

太阳病，发热恶寒，热多寒少，脉微弱者，此无阳也，不可发汗，宜桂枝二越婢一汤。（27）

桂枝二越婢一汤方

桂枝去皮　**芍药**　**麻黄**　**甘草**各十八铢，炙　**大枣**四枚，擘　**生姜**一两二铢，切　**石膏**二十四铢，碎，绵裹

上七味，以水五升，煮麻黄一二沸，去上沫，内诸药，煮取二升，去滓。温服一升。本云当裁为越婢汤、桂枝汤，合之饮一升。今合为一方，桂枝汤二分，越婢汤一分。

【胡老授课笔记】

"发热恶寒，热多寒少"，即在发热恶寒时，发热多、恶寒少，热多有转属阳明之兆，表欲罢则寒少，即表欲解而热不退，有转内热之势。但"脉微弱"而不洪大，说明虽发热恶寒，但热多寒少，外邪已转，其脉亦不在表；因"此无阳"，阳指津液，脉微者为亡阳，弱者为血少，前有"阳浮而阴弱"，此乃气血俱虚之脉。"此无阳也"就是亡失津液，发汗最易伤津，唯其津液虚，故"不可发汗"，宜桂枝二越婢一汤。唯其仍有发热恶寒、热多寒少，用此方稍稍清肃表里。越婢汤见于《金匮要略·水气病脉证治》，治"风水恶风，一身悉肿，脉浮不渴，续自汗出，无大热"。

桂枝二越婢一汤析：麻黄发在表之水气，为越婢汤用麻黄的意义。此方量为越婢汤的1/8（原为六钱），桂枝汤用1/4量，是麻黄的两倍。此桂枝二越婢一汤已失越婢汤用麻黄之义，此用桂枝倍于麻黄。桂枝配麻黄可出大汗，石膏配麻黄反而抑制汗出。此桂枝汤加麻黄可出点汗，然配伍石膏，汗出亦不大。所以此方清肃表里，能去里热，亦能稍稍解外。大部分还是桂枝汤证，桂枝汤主治津液虚而见表不解者，此"脉微弱"且"恶寒"为表不解，但不全为桂枝证，因无汗出。尽管不汗出，又不能大发汗，因脉弱。此桂枝汤证显，麻黄汤证不显。此"不可发汗"就是指不可用麻黄汤。据此病情，治宜稍稍清肃表里而已。

以上几方均为小汗法：桂枝麻黄各半汤，桂枝证麻黄证相合，宜小发其汗；桂枝二麻黄一汤，桂枝证多而麻黄证少，亦小发其汗；桂枝二越婢一汤，不但

有表证，里尚有热，尤其发汗要小。连桂枝汤单用亦不行。

服桂枝汤，或下之，仍头项强痛，翕翕发热，无汗，心下满微痛，小便不利者，桂枝去桂加茯苓白术汤主之。（28）

桂枝去桂加茯苓白术汤方

芍药三两　甘草二两，炙　生姜切　白术　茯苓各三两　大枣十二枚，擘

上六味，以水八升，煮取三升，去滓。温服一升。小便利则愈。本云桂枝汤，今去桂枝，加茯苓、白术。

【胡老授课笔记】

"桂枝去桂"可疑，《医宗金鉴》改成"去芍药"，我同意。此条要注意"仍"字，说明此病根本不是桂枝汤证，条中所举诸症素来就有。医生误用桂枝汤，见"头项强痛，翕翕发热"嘛，又误下，见"心下满微痛"，犹里实证，其症全仍在。临床上，里有停水见"小便不利"者可影响表不解，此条即是。里气闭塞，则表气不能通透者，越发汗越坏，非利小便不可。去芍者，以芍药碍于气上冲也。小便不利亦有气上冲所致，因气往上冲，可制约小便不得下行。利尿药常用桂枝，降逆气以利尿，如五苓散，且又有表证，非桂枝不可。本来有太阳中风证，所以"无汗"因"小便不利"所致。若小便利，则"心下满微痛"不会出现。由于小便不利，影响汗不出，故气上冲厉害，水逆于上而不下，则呈"心下满微痛"，同时表证仍在，见"头项强痛，翕翕发热"，主要原因在于"小便不利"。

此方桂枝去芍药加茯苓白术以利小便。小便一利，则桂枝汤本方才可发挥正常的解表作用。临床上若见表证兼小便不利者，一定要加利尿药方可解表。否则徒治其表，则表绝不会解，这点很重要。一句话，表证兼里有停饮者，不兼顾祛饮是不行的。白术性温，偏于治胃中停水；茯苓性最平，偏于利小便，很有力量。若胃无停水，白术要少用，限于胃中停水而胃虚者可用；茯苓利尿，兼治神经官能症。白术利尿中偏于健胃，有热者白术要禁用，如猪苓汤。

伤寒，脉浮，自汗出，小便数，心烦，微恶寒，脚挛急，反与桂枝欲攻其表，此误也。得之便厥，咽中干，烦躁吐逆者，作甘草干姜汤与之，以复其阳。若厥愈足温者，更作芍药甘草汤与之，其脚即伸。若胃气不和，谵语者，少与调胃承气汤。若重发汗，复加烧针者，四逆汤主之。（29）

甘草干姜汤方

甘草四两，炙　干姜二两

上二味，以水三升，煮取一升五合，去滓。分温再服。

芍药甘草汤方

芍药　甘草各四两，炙

上二味，以水三升，煮取一升五合，去滓。分温再服。

调胃承气汤方

大黄四两，去皮，清酒洗　甘草二两，炙　芒硝半升

上三味，以水三升，煮取一升，去滓，内芒硝，更上火微煮令沸，少少温服之。

四逆汤方

甘草二两，炙　干姜一两半　附子一枚，生用，去皮，破八片

上三味，以水三升，煮取一升二合，去滓。分温再服。强人可大附子一枚，干姜三两。

【胡老授课笔记】

伤寒应脉浮紧，本无汗。今"自汗出，小便数"，此伤寒见小便数属胃虚，土虚不能制水，所谓"上虚不能制下"。上条本属桂枝汤证而反无汗、小便不利，本条伤寒见自汗出、小便数。行文正相反，两两对举。伤寒本无汗，此"自汗出"，津液大失而竭于内，汗出多为太过，太过者阳（指津液）结于里而大便干，就是脾约证。脾约证属虚证，十日不大便无所苦也，只宜服麻仁滋

脾,不可用承气汤。"心烦",胃不和也;"微恶寒",其表欲罢;"心烦",里热上升,为何?以"自汗出,小便数"致津液失也。这种情况,前已有嘱,"此无阳也,不可发汗",今"反与桂枝欲攻其表,此误也"。有个问题要注意,凡属应发汗之病,若见小便数,绝不能发汗。《金匮要略·水气病脉证治》中,凡水气在表者"汗出则愈","渴而下利,小便数者,皆不可发汗"。小便数大都是里虚津液不守之反应,再发汗亡失津液是不行的。此条犹似表证,因有"脉浮、自汗出",而实非也。津液亡失以致于"脚挛急",且表证轻微之极见"微恶寒",当与芍药甘草汤先治脚挛急。因不发热,用桂枝汤为误治也。服桂枝汤遂呈逆冷,"得之便厥",何理?因胃气本虚,津液亡失而脚挛急。津液再亡失,胃越虚津液不达于四末便厥。《素问·厥论篇》云:"脾主为胃行其津液者也。"津液至手手能握,至足足能行。在上失其润泽,故"咽中干";胃不和,则又烦又躁,不安静,又吐逆。此吐逆因开始胃就虚,不能制水而小便数,胃既虚,免不了多少有停水,又被误汗药刺激而"吐逆",由此用"甘草干姜汤",注意理中汤、四逆汤均由此方发展而来。以甘草干姜汤养液而缓急,健胃止呕,目的在于"以复其阳",这个阳即津液,着眼点在胃,胃不恢复则津液亦不复。我认为,此证若专用滋阴救逆剂,一吃一个死。此病根在胃,"复其阳"不是复其热,用大量甘草在于恢复胃气,方能生津液。甘草用量之大,有其深意,胃气恢复津液充畅,四肢自然可温。芍药主治挛急,腹急痛、脚挛急,可缓急止痛,酸甘化阴,更能养液。经甘草干姜汤、芍药甘草汤治愈后,尚"胃气不和谵语者",更少与调胃承气汤。一定要少少与,用药不单讲方剂,以量来调治亦是一种方法。反之,假若此病(指自汗出、小便数)再大发其汗,甚至加烧针迫劫其汗,其严重程度已非甘草干姜汤所能治,必陷入阴证,阴寒重证,非四逆汤不能治。此末两句是假设之词。

甘草干姜汤析: 甘草四两(十二钱,古人一两合今三钱),二次服,一次六钱,干姜二两(一次服三钱)。方以甘草为君,其用缓急,配干姜又能温中降胃。二药合用能扶胃气、养津液(治四肢厥冷尚未陷入阴者)。若再虚而入阴

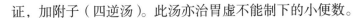

证，加附子（四逆汤）。此汤亦治胃虚不能制下的小便数。

芍药甘草汤析：芍药、甘草各四两，分二次服，即每服六钱（18克）。主治腹痛、脚挛急，下肢软而无力者，故一名"去杖汤"（去拐杖也）。

调胃承气汤析：于大黄、芒硝中加甘草二两，名调胃承气汤。可见甘草有护胃作用，属黏滑品。小便数者用甘草是对的，其人浮肿不宜用。甘草可使小便不利，更使水无出路。可见此条前后病之治方，中心一点是"小便数"，故三方均有甘草，均治胃虚不能制水之小便数。

问曰：证象阳旦，按法治之而增剧，厥逆，咽中干，两胫拘急而谵语。师曰：言夜半手足当温，两脚当伸，后如师言。何以知此？答曰：寸口脉浮而大，浮为风，大为虚，风则生微热，虚则两胫挛，病形象桂枝，因加附子参其间。增桂令汗出，附子温经，亡阳故也。厥逆，咽中干，烦躁，阳明内结，谵语烦乱，更饮甘草干姜汤。夜半阳气还，两足当热，胫尚微拘急，重与芍药甘草汤，尔乃胫伸。以承气汤微溏，则止其谵语，故知病可愈。（30）

【胡老授课笔记】

"阳旦"，桂枝汤别名也。证候像桂枝证。此服桂枝汤后，便"厥逆，咽中干，两胫拘急而谵语"发生了。什么原因呢？"寸口脉浮而大"，可见，病开始就是虚证。"浮为风"，即外感之脉；"大为虚"，此是脉大按之内空，则为虚，即津液虚也，故"虚则两胫挛"。若脉大而滑，属里有实热。"病形象桂枝，因加附子参其间"，即桂枝加附子汤，治汗漏不止者。"增桂令汗出"在于解表，但实际上却更失津液而亡阳，阳即津液，故导致"厥逆，咽中干，烦躁，阳明内结，谵语烦乱"，属津液亡失太多而造成内里结实，此皆由胃虚而来。故谵语不必管，应宜调胃治津液，故"更饮甘草干姜汤"。服药后，"夜半阳气还"，值阳进阴退之时，"两足当热"，厥逆可愈。而津尚未恢复，故"胫尚微拘急"，要"重与芍药甘草汤，尔乃胫伸"。"尔乃"即不久，"微溏"即用调胃承气汤少少

25

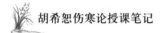

与，见大便稍稀即止。

此条承上条作释，可见临床有小便数者，不可用桂枝汤，桂枝加附子汤亦不可用。问诊要细，外感见小便数者，应先治小便频数。此二条也是针对桂枝汤而言，尤其有了明显的津液竭于里，见"心烦，脚挛急"的反应，即使有外感也不能用，即不能够使用汗法。此时以芍药甘草汤为最好，既治小便数，又可育阴生津。胃不好则津不会生，由胃虚所致之津亏者，以甘草干姜汤为好。生地黄碍胃，越滋阴越坏，胃气不生，此乃津液虚用辛热药之由。有谓"甘温除大热"，不是说遇到大热证便用甘温药，而是指需要甘温来解其热的病，如桂枝汤证。用桂枝汤没有不发热的，但要有条件：必须津液虚。脉必须弱而发热者，用之即效，否则就坏事。甘草干姜汤可治津液虚衰之厥逆，但不等于见厥逆就用甘草干姜汤。

辨太阳病脉证并治（中）

太阳病，项背强几几，无汗恶风，葛根汤主之。（31）

葛根汤方

葛根四两　**麻黄**三两，去节　**桂枝**二两，去皮　**芍药**二两　**生姜**三两，切
甘草二两，炙　**大枣**十二枚，擘

　　上七味，以水一斗，煮麻黄、葛根，减二升，去白沫，内诸药，煮取三升，去滓。温服一升，覆取微似汗。余如桂枝法将息及禁忌。诸汤皆仿此。

【胡老授课笔记】

　　太阳病，项背强如几几状。葛根汤方是桂枝汤加麻黄、葛根，故有"恶风"；因"无汗"加麻黄；因"几几"项背强加葛根。桂枝汤加葛根条"反汗出"，就是针对此条"无汗"而加"反"字，是有所指的。是葛根汤与桂枝加葛根汤之鉴别点。

　　葛根汤析：此方亦为解表剂。葛根解肌，主治项背发痉挛有特效。所谓肌肉痉挛就是肌不和，肌不和的原因很多，有因热伤津，津液枯燥，肌肉组织一时营养失调而发痉挛。从葛根汤全方分析，亦有停湿停水的关系。湿邪亦可使肌肉痉挛，方中麻黄一味能发汗，祛水气，配葛根又能解肌。《金匮要略》中有痉病，即项背强达到高度，亦有用葛根汤的机会，如刚痉，但要有太阳病的前提。

太阳与阳明合病者，必自下利，葛根汤主之。（32）

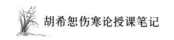

【胡老授课笔记】

葛根汤之用不仅限于项背强几几一症，此条即是。"必自下利"是倒装句，应为"太阳与阳明合病，必自下利者，葛根汤主之。"因太阳与阳明合病，不一定下利。此下利非药得之，而是"自下利"，里之阳热与表之阳热同时发作，谓"太阳与阳明合病"。此下利有阴阳之分，属阳性下利者，为阳明；属阴性下利者，为太阴。合病者，表病与里病同时发作也；并病者，表病传里而表证未罢也，即前一个病并到后一个病。此条是同时发作的合病，既有表证，同时又有下利的里证。合病也是变化多端的，此是兼见自下利证。下利是一个病，在太阳病中反应出来，说明有从表解的机会。这是讲辨证，不是什么药治什么病。认为葛根汤就治下利，不要这样认识。

此条就是这样一个意思：下利而现表证者，如果无汗，可以用葛根汤。病邪对于生理机制，有个从表解的趋势，欲汗不得汗，因之才发生太阳病。古人把这叫合病，其实就是表证。为何用葛根汤？前面讲解肌作用，只是一面，同时又有治下利作用，以汗法治下利，为古医家独创。此条即是讲：下利而现太阳病者，宜发汗来主治，用葛根汤。对此，古医家谓之太阳阳明合病。

下利而有表证，无汗者，用葛根汤；有汗者，用桂枝汤。太阴病篇就有"太阴病，脉浮者，可发汗，宜桂枝汤"，可与此条互参。

太阳与阳明合病，不下利，但呕者，葛根加半夏汤主之。（33）
葛根加半夏汤方

葛根四两　麻黄三两,去节　甘草二两,炙　芍药二两　桂枝二两,去皮
生姜二两,切　半夏半升,洗　大枣十二枚,擘

上八味，以水一斗，先煮葛根、麻黄，减二升，去白沫，内诸药，煮取三升，去滓。温服一升，覆取微似汗。

【胡老授课笔记】

此"不下利"可知，上条"必"字是不对的，应删。此亦属表里同时有病，

即太阳与阳明合病，不下利但呕者，于上方加半夏。此呕亦属以表证（太阳病）出现，即此呕症打算从表解。古人把呕症也看作里边，属阳明，故谓之"太阳与阳明合病"。临床证明，此方治疗范围不仅限于此条，下利且呕者亦可治验。葛根汤就治下利而现太阳病，同时又呕，加半夏。根据加减的规律可以这样理解，事实亦如此。葛根性甘寒，《本经》曰其"主治消渴，身大热"。此药对胃有影响，从这点上讲，加半夏能祛水，胃虚停水，故用葛根汤时，若其人胃不好，食欲不振，可加半夏。总之，葛根加半夏汤，治葛根汤证而呕者。

太阳病，桂枝证，医反下之，利遂不止。脉促者，表未解也；喘而汗出者，葛根黄芩黄连汤主之。（34）

葛根黄芩黄连汤方

葛根半斤　**甘草**二两，炙　**黄芩**三两　**黄连**三两

上四味，以水八升，先煮葛根，减二升，内诸药，煮取二升，去滓。分温再服。

【胡老授课笔记】

"桂枝证"即桂枝汤之适应证。下后里虚，外邪乘虚入里而"利遂不止"，此也叫"协热利"，即热邪协同下药而作利。由于误治，不但协热利，且脉促表不解。促指寸脉浮，《金匮要略》有言："脉浮在前，其病在表。"促脉是迫近于上、迫近于外，即寸脉独浮，表未解。表里俱热，热势向上壅，故"喘"；"汗出者"有两个原因：一是里热能汗出；二是桂枝证仍在，也汗出。

葛根黄芩黄连汤析：葛根有治下利作用，大量用也解肌解表。此因里热加芩、连，黄连清热，守而不走，故可止利。与葛根配伍，祛热止利也。凡热性下利者，用黄芩、黄连、黄柏、秦皮、白头翁等，均有收敛作用。加甘草者，以其证急也，"利遂不止""喘而汗出"。先煮葛根者，以其溶于水较慢，故煎煮时间稍长。注意：葛根用量若少，则无解表作用。

太阳病，头痛发热，身疼腰痛，骨节疼痛，恶风，无汗而喘者，麻黄汤主之。（35）

麻黄汤方

麻黄_{三两，去节} 桂枝_{二两，去皮} 甘草_{一两，炙} 杏仁_{七十个，去皮尖}

上四味，以水九升，先煮麻黄，减二升，去上沫，内诸药，煮取二升半，去滓。温服八合，覆取微似汗，不须啜粥，余如桂枝法将息。

【胡老授课笔记】

桂枝汤之痛较麻黄汤为轻。麻黄证无处不痛，是因无汗所致脉浮紧。因一点不汗出，体表之毛孔闭塞，肺主皮毛，全都迫及于肺，故喘。

麻黄汤析：麻黄配桂枝则发汗作用尤其大；杏仁下气定喘，配麻黄可宣肺定喘；加甘草以缓痛。

太阳与阳明合病，喘而胸满者，不可下，宜麻黄汤。（36）

【胡老授课笔记】

此为太阳与阳明合病而呈喘、胸满者。太阳有喘，阳明亦有喘，其喘是由下济上。胃实，甚则向上压迫横膈膜，人的呼吸与横膈膜、肺叶配合：吸气横膈膜往下，呼气则横膈膜往上，肺叶亦随之一张一闭。若心下实，横膈膜压不下去，则呈腹满而喘之阳明病。此是喘而胸满，不是阳明病。由于喘，呼吸短促，使胸部内压逐渐增高，因而胸满。此由于表不解，气不得旁达而上及肺使然。此是以喘为主，由喘而造成胸满，故宜治喘。因不是腹满而造成喘，故不可下，用麻黄汤解表。

此条前加"太阳与阳明合病"，意在于"喘"。太阳、阳明共有症状应注意鉴别：何属于太阳病的喘？何属于阳明病的喘？若由里实而成喘者，用麻黄汤发汗，越发越厉害。由表不解而喘者，越下越坏，表不但不解，且可引邪入里。"喘而胸满"以喘为主，由喘而成胸满；里实之喘是先满，由腹满向上压迫而喘。临床当详细问诊，太阳阳明均有喘满，但当详析其由喘而满（胸满），还是由满（腹满）而喘。此句真意在此，而不是什么"合病"问题。

太阳病，十日以去，脉浮细而嗜卧者，外已解也；设胸满胁痛者，与小柴胡汤；脉但浮者，与麻黄汤。（37）

小柴胡汤方

柴胡_{半斤} 黄芩 人参 甘草_炙 生姜_{各三两，切} 大枣_{十二枚，擘} 半夏_{半升，洗}

上七味，以水一斗二升，煮取六升，去滓，再煮取三升，温服一升，日三服。

【胡老授课笔记】

"十日以去"应为"十日已去"。"脉浮细"，细者津虚血少也。浮细指在表之津液虚少。少阳之抗病正气，由在表之防线撤到半表半里之防线与邪抗争。"血弱气尽，腠理开，邪气因入，与正气相搏，结于胁下"，故可能生"胸满胁痛者"。此条即主此病理。太阳病本应脉但浮，此浮而见细，说明病有入内之势，在表之抗病机能减弱，邪波及内脏，则人"嗜卧"。若无此症，尽管太阳病日久，表不去而"脉但浮者"，仍以麻黄汤解表。临证如果柴胡证兼口舌干燥，舌有白苔者，加石膏。

小柴胡汤析：柴胡半斤分三服，每服量约八钱，《本经》曰其"主心腹肠胃中结气，饮食积聚，寒热邪气，推陈致新"。结气就是气结于胁下，所以它治胸胁苦满。故柴胡配黄芩，既解热，又去胸胁满和痛。其他皆为降逆、健胃之品，壮水谷之气而生津液以抗邪。

太阳中风，脉浮紧，发热恶寒，身疼痛，不汗出而烦躁者，大青龙汤主之。若脉微弱，汗出恶风者，不可服之。服之则厥逆，筋惕肉瞤，此为逆也。（38）

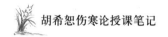
大青龙汤方

麻黄六两，去节　桂枝二两，去皮　甘草二两，炙　杏仁四十枚，去皮尖　生姜三两，切　大枣十枚，擘　石膏如鸡子大，碎

上七味，以水九升，先煮麻黄，减二升，去上沫，内诸药，煮取三升，去滓。温服一升，取微似汗。汗出多者，温粉扑之。一服汗者，停后服。若复服，汗多亡阳，遂虚，恶风，烦躁不得眠也。

【胡老授课笔记】

此段不好理解。先析方剂，从大青龙的药物组成看，知道此方是属麻黄汤与越婢汤之合方。言"太阳中风"，指越婢汤在《金匮要略》中治风水，人有水气、浮肿，同时有外感。"风水恶风，一身悉肿，脉浮不渴，续自汗出，无大热，越婢汤主之。"越婢汤主治身热不断汗出证，"太阳中风"即指此言。由于又有麻黄汤证，麻黄汤之表实无汗而汗不得出，使热不得外越。越婢汤治里热，大量用石膏，所谓"身热不断汗出"，人烦甚而躁。此不言"无汗而烦躁"，却言"不汗出而烦躁"，可悟出这样一些问题：中风与伤寒的主要区别是一个汗出，一个汗不出。汗出则脉不紧，身痛亦轻；烦躁为里有热，可重用石膏。此乃为有别于麻黄证而设。文字叙述上亦有区别，言"不汗出"，不言"无汗"，不是真正的太阳伤寒证，故冠之"太阳中风"，而不名伤寒。寓意相当深沉！一方面告诉人们要注意分析方剂：越婢汤治风，有汗出；麻黄汤是无汗，故取其中，曰"不汗出"。但又不是真正的太阳中风证。所以提示人们："若脉微弱，汗出恶风者，不可服之。"若太阳中风证而误用大青龙汤，则大汗亡阳，津液大伤。阳气不达四末，则成"厥逆"，津液丧失，肌肉痉挛，则"筋惕肉𥆧"（肉跳）。

大青龙汤析：主治里热而表实不解，与麻黄证不同，与桂枝证更不同。麻黄六两，三服，一服六钱，石膏可阻碍麻黄出汗，故麻黄量轻则不足以汗出。大青龙证恶寒也甚，与葛根汤的临床应用区别在于：恶寒甚且无汗者，若兼烦躁、口干者，用大青龙汤；不兼此症，只是恶寒厉害者，用葛根汤。大青龙汤

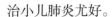

治小儿肺炎尤好。

伤寒脉浮缓，身不疼，但重，乍有轻时，无少阴证者，大青龙汤发之。（39）

【胡老授课笔记】

"伤寒"，指无汗言；体表有水气，故"身不疼，但重"，皮下组织停水多，故身沉重；身不疼、但重、无汗，故亦名之"伤寒"。因脉内尚未达到充血程度，故"脉浮缓"而不紧。绝非大青龙治营卫俱伤，又治中风，又治伤寒。此条是讲水气病，但尚未达到整个浮肿，故"乍有轻时"，说明有水气但未凝滞而在流动，水气行至哪里哪里就沉重。"无少阴证"句，与《金匮要略·水气病脉证治》有关，其曰："水之为病，其脉沉小，属少阴；浮者为风。无水虚胀者，为气。水发其汗即已，脉沉者宜麻黄附子汤；浮者宜杏子汤。"意思是：水气为病，有属少阴、属风邪之别，若无水唯胀者，为气（虚胀）；若水肿者，发汗即愈；若属少阴之脉沉小，用麻黄附子汤（麻黄三两，甘草二两，炮附子一枚）；若脉浮而不沉小者，用杏子汤。所言"杏子汤"，就指的是大青龙汤。杏子汤不是注家所说的麻黄汤加杏仁，或麻黄甘草汤加杏仁，或麻杏石甘汤云云。

大青龙汤伐水气最好，治溢饮，即水饮溢于外者。但用大青龙汤治水气，须查有无少阴的情况。若真正属少阴病的水气病，则不能用大量麻黄与石膏，当用麻黄附子汤。即水气病属阴寒重证者，则不可用大青龙汤。所以此条特别强调"无少阴证者"，大青龙汤发之。此是讲水气病的辨证与治方，不是什么狭义的太阳病脉浮缓、浮紧的问题。此条与上条之起首名"太阳中风脉浮紧""伤寒脉浮缓"，注家仅观其名，不究其实，而释"风伤卫，寒伤荣，荣卫同病大青龙"，属误释也。仲景真意是：太阳病无汗者，名伤寒；有汗者，名中风。前第38条，没有汗而叫太阳中风，是应该有汗而不汗出特示之。即病属里热，应汗出而不得汗出，故二方合用而取名曰大青龙汤。有热应汗出者为越婢汤证，表实汗不得出者为麻黄汤证。

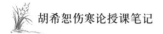

观此38、39二条，大青龙汤不但是解表、解热的重剂，也是伐水气的重剂。

伤寒表不解，心下有水气，干呕，发热而咳，或渴，或利，或噎，或小便不利，少腹满，或喘者，小青龙汤主之。（40）

小青龙汤方

麻黄去节　**芍药　细辛　干姜　甘草**炙　**桂枝**各三两，去皮　**五味子**半升　**半夏**半升，洗

上八味，以水一斗，先煮麻黄，减二升，去上沫，内诸药，煮取三升，去滓。温服一升。

【胡老授课笔记】

此承上节言水气，继之此条又言。此条与"桂枝去桂（当是去芍药）加茯苓白术汤"条有关系。彼言里有停水，不利水则表不解。此言心下有水气，虽然发汗而表不解。言"伤寒表不解"是指由于心下有水气，与一般发汗法而表不解，即麻黄汤发汗而表不解，不但表不解，由于发汗药刺激，击动里水而变症百出：干呕，乃水逆于上；发热，为表不解；而咳，里有痰饮冲逆于肺则咳；或渴，水之代谢障碍，小便不利，里有停水必渴。病水不去则新水不吸收，进而组织缺少水之濡养而发渴，所谓"水不化气津不生"；或利，水性就下，水谷不别，水走肠间；或噎，水气冲逆，饮食不得入口；或小便不利少腹满，水停下焦，膀胱蓄水所致；或喘者，在外表不解，在内痰饮射肺也。

此条主证就是"心下有水气，发热而咳"。其方后之加减方药因与临床不符，恐非仲景所书，疑后人所附。如此条"若渴，去半夏，加栝蒌根三两"即属错误。观其主证病理，其渴绝非栝蒌根所能治。栝蒌根治疗燥渴（津虚），此水不化气之渴岂可用栝蒌根？"若微利者，去麻黄……"更属荒诞。此"伤寒表不解"病怎可去麻黄？故此条之加减方，每一个都不要信，不要照此临床。

此条就是外邪击动里饮，兼有些或然之症。尤其水饮为病，可证候百出，

最无定症。其他如呕恶、眩晕、心悸、吐等，治疗大法是祛水饮。有表证者用小青龙汤，要注意根据人体质强弱、饮多饮少，药量用当。

小青龙汤方析：方以麻黄、芍药、桂枝、甘草治表，其他药均为温中祛饮止咳之品。此是解表祛饮，只解表不行，不祛饮则伤寒表不解。吃发汗药也不行，而且还造成其他坏病。故此条"伤寒表不解"指麻黄汤证，因有"干呕、发热而咳"。但用小青龙汤须注意一点，临床上必须偏于寒，此属寒饮，一般见证不渴，口舌不干。老人之寒饮痰喘，痰色白多沫者，用是方机会较多，兼有外感。若烦躁者，小青龙加石膏（见《金匮要略》）。病性属热者勿用。

伤寒，心下有水气，咳而微喘，发热不渴。服汤已，渴者，此寒去欲解也。小青龙汤主之。（41）

【胡老授课笔记】

此条言小青龙汤应用。主证"发热不渴"，"伤寒"属病型。"有水气"，因水能化气，仲景此书亦将津液称为阳气；外邪冲动里饮，则"咳而微喘"；"发热"属表，内有水饮则"不渴"。服汤后之效验"已渴者"，表解饮去则呈此。"小青龙汤主之"当在"发热不渴"后，属倒装句。

太阳病，外证未解，脉浮弱者，当以汗解，宜桂枝汤。（42）

【胡老授课笔记】

言"外证未解"，乃服麻黄汤后表未解。注意，仲景此书外证与表证不同。"外证"指桂枝证，因"桂枝本为解肌"，较表皮深，病在肌肉亦为人体之外，故称。"表证"就是指"不得汗出"之麻黄证，常言"表不解"。"脉浮弱"，指浮于外弱于内。桂枝汤应用主要为津液有所丧失，故用。

太阳病，下之微喘者，表未解故也，桂枝加厚朴杏子汤主之。（43）

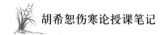

【胡老授课笔记】

表病误下，其气上冲，则"微喘"。如第15条："太阳病，下之后，其气上冲者，可与桂枝汤，方如前法。"此为气上冲的一种反应，故应加味厚朴、杏仁，消胀定喘。若与桂枝证有些出入，则方应加减，当大夫的不应守方治病。

太阳病，外证未解，不可下也，下之为逆。欲解外者，宜桂枝汤。（44）

【胡老授课笔记】

此为桂枝汤证小结。"太阳病，外证未解，不可下也"，与前"太阳病，桂枝证，医反下之，利遂不止……"对照，即在外证未解的情况下，不可以用下法，"下之为逆"。外证当解外，用桂枝汤。

太阳病，先发汗不解，而复下之，脉浮者不愈。浮为在外，而反下之，故令不愈。今脉浮，故在外，当须解外则愈，宜桂枝汤。（45）

【胡老授课笔记】

"先发汗"即用麻黄汤发汗。桂枝证与麻黄证使用有定法，凡发汗、下后，病外不解，可用桂枝汤，不可用麻黄汤；不好者，再用桂枝汤。可见此汤很平稳。故方剂不学则不能治病，学方剂一定要记药味、用量，及其适应主证，不可轻视。

太阳病，脉浮紧，无汗，发热，身疼痛，八九日不解，表证仍在，此当发其汗。服药已微除，其人发烦目瞑，剧者必衄，衄乃解。所以然者，阳气重故也。麻黄汤主之。（46）

【胡老授课笔记】

此前几句属伤寒表实证，但没"恶寒"，经医生详审其证，断定"表证仍在"，故"此当发其汗"，即麻黄汤主之。服药症状见轻，又见"发烦目瞑"，乃病日久较重，体虚而汗后呈瞑眩状态。《尚书》有云："若药不瞑眩，厥疾弗瘳。"一般病体虚者，药后常呈此形，乃向愈之兆。"阳气重故也"，此阳气概念不一定就是指热，后世多习惯于此。古人讲阳气，包含气、体液等，气属阳，血属阴，体液属于气分之内。此"阳气重"，即体液充斥体表越来越重。八九日不解，即汗不出已八九日，故呈瞑眩、衄血。可见，古人言"阳气"就是指精气，包括脉外之津、脉内之血。

太阳病，脉浮紧，发热，身无汗，自衄者愈。（47）

【胡老授课笔记】

表证从衄解，古人称"红汗"。"自衄者愈"亦为表解之一。此可参第24条"太阳病，初服桂枝汤，反烦不解者，先刺风池、风府，却与桂枝汤则愈"，道理是一样的。即病邪深，阻碍药力，不得汗出。施以针刺，使得血液疏通，药力方可发挥。

二阳并病，太阳初得病时，发其汗，汗先出不彻，因转属阳明，续自微汗出，不恶寒。若太阳病证不罢者，不可下，下之为逆，如此可小发汗。设面色缘缘正赤者，阳气怫郁在表，当解之，熏之。若发汗不彻，不足言，阳气怫郁不得越，当汗不汗，其人躁烦，不知痛处，乍在腹中，乍在四肢，按之不可得，其人短气，但坐，以汗出不彻故也，更发汗则愈。何以知汗出不彻？以脉涩，故知也。（48）

【胡老授课笔记】

"不彻"指病未除。此发汗属正治，但因表证较重，汗之仅能减其病势，不会立愈，进而转入阳明。阳明病，其病是热结于内，蒸发于外。凡津液有所损伤之表证，只可"小发汗"，全要用桂枝汤。此"阳气怫郁在表"，阳气指体液，仍是表不解之象，与二阳病并病无关，"当解之"，即小发汗法；"熏之"，即古人用荆芥、艾蒿类煮汤，趁热而熏，使发小汗；"不足言"，即不足以说，此指"阳气怫郁不得越"属表证之小病也，不足挂齿。

此病是当汗不汗，较"阳气怫郁不得越"重得多，故"其人躁烦，不知痛处"，即痛无定处；"短气，但坐"，即不汗出而喘，此为大青龙证。此"脉涩"可能有误，应为"脉紧"或"脉浮"较妥。因表实证见涩脉，临床少见，理论上解释不通。一般注家释为：表实甚，不得汗出，血脉受阻而涩，但有力。不是血虚津亏之涩而无力也。可参考。

此条首提"二阳并病"，是指"太阳初得病时……如此可小发汗"一段。后则无关二阳并病。

脉浮数者，法当汗出而愈。若下之，身重心悸者，不可发汗，当自汗出乃解。所以然者，尺中脉微，此里虚。须表里实，津液自和，便自汗出愈。（49）

【胡老授课笔记】

误下则变病多端，此举一例。下后"身重心悸"，不是气上冲，乃下后伤里，里虚。津气不流动则变为湿，由湿而沉，里虚血不足，心失其养则悸。心下悸指胃部跳动，胃中有停水。此言心跳快，心悸。

此条讲里无病，服泻药虚其里，进而湿郁于表而身重，血虚于内而心悸，故曰"不可发汗"；"尺中脉微"，为虚其里之明证。"当自汗出乃解"，"当"字有斟酌义，语义含蓄，即告诉大夫不再发汗，不一定待"自汗而解"；"须表里实"，"须"字语义含蓄，有斟酌治疗意。里不虚则表里自和。此条未出治法，个人认为，用小建中汤较好，或桂枝新加汤。总之，胃气复振，则"津液自和"。

脉浮紧者，法当身疼痛，宜以汗解之。假令尺中迟者，不可发汗，何以知然？以荣气不足，血少故也。（50）

【胡老授课笔记】

外邪毒素刺激与体液的压迫，故"身疼痛"；"尺中迟"即浮紧而迟，非尺脉迟、寸脉数也，事实上绝无寸数尺迟之脉。仲景脉法是浮、沉以候表里，关前、关后亦候表里。《金匮要略》云："脉浮者在前，其病在表。"此条特别指出"尺中脉迟"，就是三部脉全迟。言"尺"者，告诉人们此里虚，"以荣气不足，血少故也"。

脉浮者，病在表，可发汗，宜麻黄汤。（51）

脉浮而数者，可发汗，宜麻黄汤。（52）

【胡老授课笔记】

此二条简文，因前已详及，故略。不是仅见脉浮，不分类型，一概麻黄汤治之。

病常自汗出者，此为荣气和，荣气和者，外不谐，以卫气不共荣气谐和故尔。以荣行脉中，卫行脉外，复发其汗，荣卫和则愈，宜桂枝汤。（53）

【胡老授课笔记】

"汗出者"，阳浮而阴弱也。虽然影响到脉内之荣，但原因在脉外之卫，所以说"此为荣气和""外不谐"。何谓"以卫气不共荣气谐和故尔"？古人认为，饮食入胃，经过消化之后，化为赤者进入血管，为血。出于血管者为气，故气血均源于饮食。用现在话说，人的饮食，其营养成分被血管吸收，然后输送周身。这就是精气，人无此则不生不养。此气"如雾露之溉"遍布周身，在脉之外。气与血相互为用，内外通透，故"夺汗者亡血，夺血者亡汗"，血汗同源。

此条所讲之营卫，营指脉内血液之用，卫指脉外津气之用。换言之，物质是气血，作用是营卫；一为体，一为用。故有"体"才能有"用"。其气上输于肺，受之于天而成卫气，故卫出上焦。王冰注卫出于先天之肾，不对，所以营卫是相辅而行。

病人脏无他病，时发热、自汗出而不愈者，此卫气不和也。先其时发汗则愈，宜桂枝汤。（54）

【胡老授课笔记】

此人无病，仅有一症：时发热自汗出而不愈。定时汗出者应"先其时"发汗，用桂枝汤；但若只汗出不发热，桂枝汤则不行。观仲景条文，凡有桂枝汤条，均有"发热"症，可见桂枝对发热无弊。不应有一见发热则不敢用桂枝之流习。于此可见，桂枝汤既治中风表虚证，亦治荣卫不调。前言桂枝麻黄各半汤有发热"如疟状"，即定时发热，但不汗出，故用桂麻各半汤兼顾其证。

伤寒脉浮紧，不发汗，因致衄者，麻黄汤主之。（55）

【胡老授课笔记】

此属当汗不汗致衄者，理同第47条。第47条讲因衄而愈者，此条讲衄而不愈者，仍发汗则好。

伤寒不大便六七日，头痛有热者，与承气汤。其小便清者，知不在里，仍在表也，当须发汗。若头痛者，必衄。宜桂枝汤。（56）

【胡老授课笔记】

"头痛有热"，此属表里共有之证。"三阳头痛身皆热"，此病起于伤寒，进而六七日不大便，而又呈"头痛有热"，日久不大便易致头痛，按其常规观此，属里实证，故"与承气汤"。这里不是"主之"，较"宜"更活，大有商量的意思。大小调胃观而用之。若里真有热，小便当红赤，此"小便清者，知不在里，不在阳明，仍在表也（在太阳）。可见，辨表热里热之反应莫过于小便。此"当须发汗"，指用麻黄汤，前后文义分析可知。假若服麻黄汤后仍头痛者，说明原有痛邪为深，六七日不大便且表仍在，热病向上而"头痛"，与桂枝证之上冲有

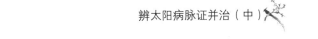

关，不但头痛，且"必衄"，故用桂枝汤。此条重点在于验其小便而辨表里。

伤寒发汗已解，半日许复烦，脉浮数者，可更发汗，宜桂枝汤。（57）

【胡老授课笔记】

此承上条释，为何"头痛者，必衄，宜桂枝汤"？"伤寒发汗已解"本应不烦，今"半日许复烦"，乃热未除。观其"脉浮数"，属表热未除生烦者，故"可更发汗"。因前已经服麻黄汤，故只能宜桂枝汤，治其表热之"复烦"，不能用麻黄汤。服麻黄汤后表证仍在者，只宜桂枝汤，不能再用麻黄汤。换言之，凡服麻黄汤而表不解，再解表则用桂枝汤；服过桂枝汤而表不解，不能用麻黄汤，仍可用桂枝汤。此为定法。麻黄汤不能连续用，桂枝汤可以。因为阳气重属表实证，不得汗出，用麻黄汤发汗，发散表之实邪。而桂枝汤是甘温解表，且有益胃生液之用；麻黄汤证是体液已经充实体表，若用桂枝汤再增其液，则实上加实，故麻黄证用桂枝汤是绝对不可的。"阳盛"指阳气盛于表也，非有热之"阳盛"。桂枝汤证大凡都有发热，后世讲有热不能用桂枝汤，属曲解方义。相反，桂枝汤方用于临床是非常平稳的。甚至数伏季节，桂枝也可用3~4钱。

凡病，若发汗，若吐，若下，若亡血、亡津液，阴阳自和者，必自愈。（58）

【胡老授课笔记】

此条泛论。"凡病"即无论何病，汗、吐、下是中医攻实以祛病之大法，用之得当，药到病除。用不得当，则易害人。起码是"亡血、亡津液"，致此者，尤以发汗为最。"阴阳自和者"，指表里自和无他病，故"必自愈"。言外，若津液或血液亡失，且表里有些不和之象发生，则应治疗。

大下之后，复发汗，小便不利者，亡津液故也。勿治之，得小便

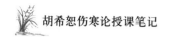

利，必自愈。（59）

【胡老授课笔记】

服重下之剂（如巴豆）称"大下"，又复发汗，指麻黄汤，属汗下倒置，一定要亡失体液，致使"小便不利"。此告诉人们，临床上见小便不利症，不要遂即用利尿之药，要审证求因。若属津液亡失所致，则万不可利。"得小便利，必自愈"，此承上言阴阳自和之义。

下之后，复发汗，必振寒，脉微细。所以然者，以内外俱虚故也。（60）

【胡老授课笔记】

下后不能发汗，此却用麻黄汤"复发汗"。下伤其里，汗伤其表，故表里俱虚。"必振寒"，即战栗发冷，言表虚之甚；"脉微细"，里虚可见。此条讲汗、下之后一般见证。太阳病法当汗解，若汗下失法，或汗之不当，则易造成逆证（即坏病）。故研究太阳病，对此不可不知。但不是诸种变病一定全在太阳病中出现。

下之后，复发汗，昼日烦躁不得眠，夜而安静，不呕，不渴，无表证，脉沉微，身无大热者，干姜附子汤主之。（61）

干姜附子汤方

干姜一两　附子一枚，生用，去皮，切八片

上二味，以水三升，煮取一升，去滓。顿服。

【胡老授课笔记】

此承上条，中心意思是教人学辨证。正面辨证较困难，故从侧面来。烦躁见于三阳，亦见于三阴。以烦躁证为代表的方剂当属栀子豉汤，但栀子证之烦躁不会夜而安静，尽管"昼日烦躁"，此是"夜而安静"，故不是栀子豉证。"不呕"，言其烦躁不是少阳病的心烦喜呕；"不渴"，烦躁无关阳明；"无表证"，言不是表不解之烦躁。大热有二：一为表热（翕翕发热）；二为里热（蒸蒸发热）。此"无大热"，言既无表热，又无里热。故此烦躁一定属阴之见证。

阴证之烦躁很危险，古人认为此属"阴阳离绝"、正不胜邪之兆，躁多烦少。故用干姜附子汤。此条正面见证就是"脉沉微""烦躁"，经过辨证，侧面了解到病不在三阳，故断为阴寒证，乃汗、下失法所致之里虚寒证。

干姜附子汤析：二药均属温性热药。附子偏于治下，下利清谷者用附子。干姜偏于治上，呕吐用干姜可温上。古人有"附子不得干姜不足以见其热"之说，二药合用能除上、下之阴寒。干姜一两，但要求"顿服"，即一剂一次服毕，每次服量较四逆汤为重。此阴寒证而见烦躁不宁者，不是吉兆，乃脏气不足以祛邪，精气欲脱的反应。附子用生者，取其力大也，"附子一枚"，其量无可考据，一般大者8钱~1两，小者2~4钱。我们现在用此方，干姜附子等量（各9克）即可。

发汗后，身疼痛，脉沉迟者，桂枝加芍药生姜各一两，人参三两新加汤主之。（62）

桂枝加芍药生姜各一两人参三两新加汤方

桂枝三两，去皮　**芍药**四两　**甘草**二两，炙　**人参**三两　**大枣**十二枚，擘
生姜四两

上六味，以水一斗二升，煮取三升，去滓。温服一升。本云桂枝汤，今加芍药、生姜、人参。

【胡老授课笔记】

发汗之后身还疼痛，仍属表未解。依法当用桂枝汤。但桂枝汤脉应浮，此"脉沉迟者"，单用桂枝汤不行，应加味芍、姜、参。前第50条云："脉浮紧者，法当身疼痛，宜以汗解之。假令尺中迟者，不可发汗，何以知然，以荣气不足血少故也。"血少不充于脉，故迟，不一定主寒。此条有表证，又有里虚证（脉沉迟）。但里虚不太甚，只因发汗后丧失体液，夺汗则亡血，血液亦少。

桂枝加芍药生姜各一两人参三两新加汤析：用桂枝汤益胃，加人参三两以助胃生化之源；加芍药入阴，苦平微寒以养阴，血少即阴不足。由此方可知，此"脉沉迟"就是津液虚，"血少故也"。方以治胃为主，胃气一复，自然能化水谷而布津液。仲景写书简练得很，叙述上少重复。其实，本方证应有呕，人参主要作用即益胃。胃之证候如理中汤之心下痞硬，便是用人参之主要见证。《外台秘要》言人参治胃虚，胃虚到何种程度？乃客热邪气均入胃，所谓"客气动膈"，膈即心下胃部，因之胃硬，水饮与邪热所致。人参苦甘微寒，故阴、阳证均可用。但真正虚寒证不可用，如复脉汤、四逆汤、通脉四逆汤，均不用人参，只有心下痞硬属胃虚者，用之最宜。

发汗后，不可更行桂枝汤，汗出而喘，无大热者，可与麻黄杏仁甘草石膏汤。（63）

麻黄杏仁甘草石膏汤方

麻黄四两，去节　**杏仁**五十个，去皮尖　**甘草**二两，炙　**石膏**半斤，碎，绵裹

上四味，以水七升，煮麻黄，减二升，去上沫，内诸药，煮取二升，去滓。温服一升。本云黄耳杯。

【胡老授课笔记】

发汗后，若一般表不解要用桂枝汤，但汗后"汗出而喘"者不可用。为何？此汗出是汗量多而黏稠，属热盛，且喘属热壅，有阳明病的特点但还不到承气汤的程度。此喘尤甚，且汗臭（xiù）味较重。"无大热者"既无表证之翕翕发热，又不到蒸蒸发热的程度，但确实又是里热，可与此方。

麻黄杏仁甘草石膏汤析：方中因邪盛加重麻黄，里热不能用桂枝，故去。此为麻黄汤之变方，加石膏去其里热。此方临床常用，与桂枝加厚朴、杏子证不同。真正汗出而喘且里有热者，可用。

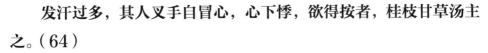

发汗过多，其人叉手自冒心，心下悸，欲得按者，桂枝甘草汤主之。（64）

桂枝甘草汤方

桂枝四两，去皮 **甘草**二两，炙

上二味，以水三升，煮取一升，去滓。顿服。

【胡老授课笔记】

前两条62、63均是"发汗后"，要知这不一定是误治。发汗后，因病重，当时不解，有的呈津虚血少兼表不解者，用新加汤。亦有因内热素盛，虽然表证发过汗后，却反汗出而热壅，呈麻杏甘石汤证，这不会是误治之反应。而此条却是汗不得法，"发汗过多"，此发汗过多有两个问题：一是夺汗者血就少，血不足以养心，则心悸；二是出汗一般以腰之上体为多，尤其药后之汗更是如此，进而造成上体之水分骤然间亡失甚多。上下体之水分失调，上体汗出过多，在下之水则往上来，而呈明显地气上冲。此"叉手自冒心"便含有这两点，一为心悸，一为气冲，故"欲得按"而稍宁。

桂枝甘草汤析：此方重用桂枝主要治气上冲，同时又治心悸，量要大，6～7钱，小则不行。桂枝治心脏病的心悸，我用过一两。桂枝用于临床最平稳，现在很多人认为是什么了不起的大热药，不符合事实。桂枝加茯苓治心悸更好。此条见证甚急，故亦较重用甘草缓急。急症一般均加甘缓药，如甘草。此用单方桂枝甘草亦可解表，"发汗过多"，即应发汗而汗不如法，可见表仍未解。但不在于发汗，因无生姜佐桂枝，故一味桂枝不出什么汗，且入大量甘草以制其性。此方也治身疼痛，如桂枝人参汤。此为桂枝汤之单方，以气冲、心悸尤显者，用量才可如此，顿服。

发汗后，其人脐下悸者，欲作奔豚，茯苓桂枝甘草大枣汤主之。（65）

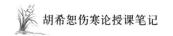
茯苓桂枝甘草大枣汤方

茯苓半斤　　桂枝四两，去皮　　甘草二两，炙　　大枣十五枚，擘

上四味，以甘澜水一斗，先煮茯苓，减二升，内诸药，煮取三升，去滓。温服一升，日三服。作甘澜水法：取水二斗，置大盆内，以杓扬之，水上有珠子五六千颗相逐，取用之。

【胡老授课笔记】

此条亦为有气上冲，且下有停水者。只有利小便方可解表，单纯发汗不行。"脐下悸"即关元部位跳，乃水动之反应。《金匮要略·奔豚气脉证并治》云："奔豚病，从少腹起，上冲咽喉，发作欲死，复还止。"但奔豚证不一定都伴有水，如桂枝加桂汤，仅是气上冲。此证属蓄水之奔豚，用苓桂枣甘汤，解表利水药合用。若此证徒用发汗药，则激动里水而病变百出。由于发汗已致气上冲，而气上冲也能诱导水往上逆，"脐下悸"便是水欲上动之兆，甘药中唯独大枣能利水。

茯苓桂枝甘草大枣汤析：此方"煮取三升，温服一升"，现在每剂桂枝用四钱，不是顿服。心悸较桂枝甘草汤为轻，故用量较少。总之，此方主治桂枝甘草汤证兼小便不利、脐下悸者。真正奔豚且腹挛痛者亦可用，大枣亦治腹挛痛。何谓"甘澜水"？取水化气之义。其实不尽然，用普通水即可。心下有水气要用半夏、干姜、细辛等品。此条是讲误发蓄水人之汗，与心下水不同。

注意：表证兼小便不利者，当先治小便，如猪苓汤。小便利则表随之而解。千万不要大发汗，否则必错。

发汗后，腹胀满者，厚朴生姜半夏甘草人参汤主之。（66）
厚朴生姜半夏甘草人参汤方

厚朴半斤，炙，去皮　　生姜半斤，切　　半夏半升，洗　　甘草二两，炙　　人参一两

上五味，以水一斗，煮取三升，去滓。温服一升，日三服。

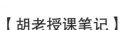

【胡老授课笔记】

其人脾胃素虚，外感发汗后，即发虚性胀满。此方主要是健胃、祛水饮、消胀。临床上此类胀满常有，不一定须在发汗之后。视其腹大，属气胀不是腹水，不欲食且呕逆，故用此方健胃消胀，效果显著。此属气胀前言苓桂甘枣汤者，也不一定在发汗后。凡是脐下悸，或少腹挛痛，而有奔豚状者，用之即效。认识理解这些条文，应明确一点，仲景此书虽名曰"伤寒论"，以外感热病的错综变化为线索，在伤寒治疗的过程上，有些特殊的情况要介绍，是其一；其二，是这些方剂不在这种情况下，如发汗后，但是合乎其方剂的适应证候亦可。如麻杏石甘汤的"汗出而喘"，我们用于临床，也不一定要在发汗后，见是证而用。故读书不能死于句下。

伤寒，若吐若下后，心下逆满，气上冲胸，起则头眩，脉沉紧，发汗则动经，身为振振摇者，茯苓桂枝白术甘草汤主之。（67）

茯苓桂枝白术甘草汤方

茯苓四两　**桂枝**三两，去皮　**白术**二两　**甘草**二两，炙

上四味，以水六升，煮取三升，去滓。分温三服。

【胡老授课笔记】

此"伤寒"指麻黄证；"若吐若下"属误治；"心下逆满"，逆者，从下向上也。此指里有停水，吐下后伤胃气，里水入胃导致；"气上冲胸"，误治后表不解也；胃有停水则易眩冒，故"起则头眩"，属胃停水之主要见证；"脉沉紧"者，里有水则沉，紧主饮主寒，《金匮要略·水气病脉证治》："脉得诸沉，当责有水，身体肿重。"里有停饮者不能发汗，尽管表未解，非得利水不可。若"发汗则动经"，错上加错。发汗夺其脉管之津，于是水毒乘经脉之虚而入之，水邪动其经脉，见"身为振振摇"，身体战振而摇摆，乃动经之见证。用茯苓桂枝白术甘草汤，即桂枝甘草汤加味，与前方一样。

茯苓桂枝白术甘草汤析：方加茯苓、白术利尿有力，但治悸、烦不及。此

眩晕症乃胃中停水使然，故用白术治胃中停水。但胃热者禁用，可刺激胃黏膜出血，即西医所说"胃溃疡、胃炎"一类。胃停水就是胃虚有寒，水性属寒，故用白术。临床上见心悸、头晕、小便有时也不利，此方加泽泻可治；若头晕属贫血使然，且有此方情形，用当归芍药散合用此方亦可，尤其以女子为宜。《金匮要略》有泽泻汤，即泽泻、白术二味，与苓桂术甘汤合用。个人体会，用苍术较白术为好，古时苍术白术不分，白术偏燥。此方很常用，一般头眩晕而无其他病变者可用。古人有言：怪病当责于水。临床见某些神经疾患与水者有关，若呕恶者属吴茱萸证；不呕之头晕、心悸，此方均可。

发汗，病不解，反恶寒者，虚故也，芍药甘草附子汤主之。（68）

芍药甘草附子汤方

芍药　甘草各三两，炙　附子一枚，炮，去皮，破八片

上三味，以水五升，煮取一升五合，去滓。分温三服。

【胡老授课笔记】

此类条文，均不是主要在解释太阳病，仅寥寥一提而已。前面讲芍药甘草汤治脚挛急，芍药育阴，可以这样认识。由于津液虚而呈挛急，同时又恶寒者，用芍药甘草附子汤。此条"发汗"丧失体液，"病不解"说明恶寒不罢，"反恶寒者"即反而增加其恶寒，说明其病已由阳入阴，这是病理。症见四肢拘急或腹挛痛。此条本应具备是症，仲景此处省文。因在旁处芍药甘草汤处也讲，此略也。不等于说表病汗后不解，加恶寒者就用此方，这是不对的，与临床不符，须前后互看。主要目的是讲太阳病，应该发汗，在发汗过程中，由于汗不得法，或滥用发汗药，或有些虚证、急症出现，可能呈现的问题，当大夫的应当知道。

发汗，若下之，病仍不解，烦躁者，茯苓四逆汤主之。（69）

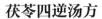

茯苓四逆汤方

茯苓四两　人参一两　附子一枚，生用，去皮，破八片　甘草二两，炙　干姜一两半

上五味，以水五升，煮取三升，去滓。温服七合，日二服。

【胡老授课笔记】

此条写法同上，属省文。如果浮面认识这种条文，就学不出东西来。此发汗、下后，表病仍在，且生烦躁者，就一定用"茯苓四逆汤主之"吗？不是这种意思。"发汗，若下之"导致人体虚，虚极入阴证，此"烦躁"属阴，与干姜附子之烦躁一样。

茯苓四逆汤析：《伤寒论·辨霍乱病脉证并治》云："恶寒脉微而复利，利止，亡血也。四逆加人参汤主之。"霍乱上吐下泻，津液损耗甚多，津损则血易伤。进一步，"利止"，为什么？乃"亡血也"。即现代医学所说的"脱水症"。且"恶寒，脉微"，可见已变成阴证。"利止"乃无物可下也，病没有好。此不但病属阴寒，且阴血已虚极，故四逆汤加人参。此亡血属阴寒证之血少，决不可服寒性之滋阴品，只能回阳以健胃生津。此条即前方又加茯苓，即人参四逆汤证伴见烦躁、心悸者，加茯苓以治悸、烦。这些问题，此条文并未言及，意思是不再重复。其与一般四逆汤之不同点，就多个"烦躁"，所以理解应用此方，仅有"发汗，若下之，病仍不解，烦躁者"是不能用的。一定要抓住病机，互参、补充有关条文的内容，方可明白。

发汗后，恶寒者，虚故也。不恶寒，但热者，实也，当和胃气，与调胃承气汤。（70）

【胡老授课笔记】

一般发汗不得法，病必不除。其病理转变可有两种：一是"恶寒者，虚故也"，发汗可导致虚寒的这种情况，由虚达到一定程度就转入阴寒证，如第68、69两条即属此。二是"不恶寒，但热者，实也"，发汗由于津液丧失，胃中干，可转入阳明病。"实"指胃家实，"与"者，大有商量之意，属概要之治，即但热不成实者，白虎汤主之；已实者，调胃承气汤；大实者，大承气汤也。可见，此条目的，是临床上掌握发汗规律，不是专讲调胃承气之用。还是讲太阳病为主。阳明胃实证，调胃承气汤偏于祛热；小承气汤以胀满为主，厚朴、枳实消胀；调胃承气汤，方中大黄蠕动大便，加芒硝稀释大便，咸能软坚，加甘草缓其势也，故称"调胃"。芒硝其寒性与石膏大同，但石膏无泻下之用。咸寒品解热力强。

太阳病，发汗后，大汗出，胃中干，烦躁不得眠，欲得饮水者，少少与饮之，令胃气和则愈。若脉浮，小便不利，微热消渴者，五苓散主之。（71）

五苓散方

猪苓十八铢，去皮　泽泻一两六铢　白术十八铢　茯苓十八铢　桂枝半两，去皮

上五味，捣为散，以白饮和服方寸匕，日三服。多饮暖水，汗出愈，如法将息。

【胡老授课笔记】

此条前一半是承上条言。"大汗出"乃汗不得法所致，外于皮肤，内于胃中，其水分均被夺，而"胃中干"，热伤津液，胃虚不和，故"烦躁不得眠，欲得饮水"。此重点是"少少与饮之"，若纵欲而大饮，水停于胃，胃虚不化，其人必喘，饮邪压迫横膈膜也。故少少与，仅润其胃而已。

下半段属误发里有停水者之汗。水不下行，故"小便不利"，乃桂枝去桂加茯苓白术汤证；此若据"脉浮"而发汗，表一定不解，非利小便不足为法。表不解则仍有"微热"。"消渴"者，随饮随渴也，与"欲得饮水"之渴不同，此属小便不利，脉浮、微热之渴，里有停水之渴。里有停水者，一般无渴证。但唯独由于小便不利而里有停水者必渴。原因是：由于小便不利，体内应该排出

的废水不得排出，再饮水便无法吸收，如静脉里充斥一种废水，分解到肾脏后却不得排出，达到一定饱和量后，再喝水也不能吸收。然组织上缺少生理之水的濡养，反应在食欲方面则渴，此渴叫"消渴"。五苓散之渴有两个原因：小便不利是其一（即上所讲）；其二是热不除，证见烦渴。故形成"微热消渴"之五苓散证，用此方利水解表。去旧自然会生新，水代谢机能恢复而渴除。

五苓散析：五苓散是既合猪苓、白术、茯苓、泽泻利尿，又佐小量桂枝（半两）解表祛热。此外，《金匮要略·呕吐哕下利病脉证治》有个猪苓散（猪苓、茯苓、白术），与五苓散不同。小便不利常从气上冲而得之为多，故利尿方中用桂枝者为多，降冲气而下，气上逆常可诱其水上而不下，且济利尿之群力。临床应用上，猪苓利尿作用尤强，且利尿中又解渴，属寒性利尿品，一般小便不利见渴者，均加猪苓；泽泻甘寒入胃，故胃有停饮兼有热者用此；白术性温，亦入胃。泽泻、白术均治头晕，由于里有停饮而眩冒者二药尤好；茯苓治小便不利，心中悸、烦、肉跳，对停水造成之精神疾患者，用之尤好，如酸枣仁汤中用大量茯苓，亦入胃。总之，五苓散诸品均可利尿，而各有不同。现在常用汤剂，猪苓、白术、泽泻、茯苓均用9克，桂枝6克。临床观察，渴饮水则吐之"水逆"者，用散剂为好。

发汗已，脉浮数，烦渴者，五苓散主之。（72）

【胡老授课笔记】

此条重复其主症以示人注意。但此脉证若无小便不利症，不一定用五苓散。此为"主之"，分析其情，"发汗已"即误发素有停饮小便不利者之汗也。若仅据"脉浮数，烦渴者"治疗，则与白虎汤证似白虎加人参尤宜。此即与白虎汤比较而言五苓散证。其小便不利已述于前，故略。

伤寒，汗出而渴者，五苓散主之；不渴者，茯苓甘草汤主之。（73）

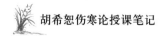

茯苓甘草汤方

茯苓_{二两} 桂枝_{二两，去皮} 甘草_{一两，炙} 生姜_{三两，切}

上四味，以水四升，煮取二升，去滓。分温三服。

【胡老授课笔记】

此条甚简略。据前条而言，本属无汗之伤寒证，经发汗，"汗出而渴者"应属发汗后表不解，小便不利之渴者，"五苓散主之"。若不属此种情形，仅为"汗出而渴"，则不能用五苓散。此加"主之"，意在示人前后文互看。此条中心意在于把五苓散和茯苓甘草汤一并提出而鉴别于临床，即此二方的关系是渴与不渴之分。换言之，脉浮小便不利而渴者，用五苓散；脉浮小便不利而不渴者，用茯苓甘草汤。

茯苓甘草汤析：为桂枝甘草汤加茯苓、生姜。厥阴病篇有载："伤寒厥而心下悸者，宜先治水，当服茯苓甘草汤，却治其厥。不尔，水渍入胃，必作利也。"此方药组成可知，方中桂、姜，治水气冲逆，水与气逆满心下而心下悸。此方主治心下悸、气冲、呕逆、小便不利者，无渴症。只能这样认识，临床此方常用，治由于停水所致顽固性失眠者，加龙骨 12 克、牡蛎 12 克，茯苓可用12 克，神经疾患还可加量。心悸甚，用此方每每见效。

中风发热，六七日不解而烦，有表里证，渴欲饮水，水入则吐者，名曰水逆，五苓散主之。（74）

【胡老授课笔记】

"中风发热，六七日不解而烦"，言外已服桂枝汤仍表不解，进而"烦"。"有表里证"，表有中风发热，里有水逆证。饮水过多而不吸收，胃中水气上逆则"吐"。此"水逆"仍是五苓散证的继续。

未持脉时，病人手叉自冒心，师因教试令咳而不咳者，此必两耳聋无闻也。所以然者，以重发汗，虚，故如此。（75）

【胡老授课笔记】

气冲甚，且心悸甚，则"病人手叉自冒心"，属桂枝甘草汤证。津液亡失过多使然。"师因教试令咳"，以此来观察病的程度，"而不咳者"，人无反应，可知津液亡失太甚。"此必两耳聋无闻也"，津液不能灌于上也。此条主要讲由于发汗太过，亡血亡津，而生气冲、心悸、耳聋诸症，待津液恢复，诸症可除。

发汗后，饮水多必喘，以水灌之亦喘。（75续）

【胡老授课笔记】

此属另一条。是据第71条"太阳病，发汗后，大汗出，胃中干，烦躁不得眠，欲得饮水者，少少与饮之，令胃气和则愈"而来。"饮水多必喘"，一时猛喝水，水汪于胃不被组织吸收，胃里停水压迫横膈膜，呼吸就困难。"以水灌之亦喘"，此法类似西医之冰镇法，外以水浇身而热必不除，热壅于里而喘。

发汗后，水药不得入口为逆，若更发汗，必吐下不止。（76）

【胡老授课笔记】

病本属水逆证，为小便不利，里有停水者。发汗属误治，发汗后而为五苓散之水逆证。"逆"者，治失其法也。再发汗则更击动里水而上吐下泻。此条是总结五苓散证，临床见是证，不能用汗法。

发汗吐下后，虚烦不得眠，若剧者，必反复颠倒，心中懊恼，栀子豉汤主之。若少气者，栀子甘草豉汤主之；若呕者，栀子生姜豉汤主之。（76续）

栀子豉汤方

栀子十四个，擘　香豉四合，绵裹

上二味，以水四升，先煮栀子，得二升半，内豉，煮取一升半，去滓。分为二服，温进一服（得吐者，止后服）。

53

栀子甘草豉汤方

栀子十四个，擘　甘草二两，炙　香豉四合，绵裹

上三味，以水四升，先煮栀子、甘草，取二升半，内豉，煮取一升半，去滓。分二服，温进一服（得吐者，止后服）。

栀子生姜豉汤方

栀子十四个，擘　生姜五两，切　香豉四合，绵裹

上三味，以水四升，先煮栀子、生姜，取二升半，内豉，煮取一升半，去滓。分二服，温进一服（得吐者，止后服）。

【胡老授课笔记】

此与上条无关，属另一个问题，虚烦为病。经汗、吐、下后，而"虚烦不得眠"。此"虚"不是真正的虚，"烦"不是有实证，因内已无实证（吐下后），外已无表证（汗后），此"虚"就是指内外无病邪。所以，"虚烦不得眠"属汗吐下后之余热。"懊憹"属烦躁之剧，不可名状之自觉症。"心中懊憹"者，热烦之甚，影响心脏，属今之内里有炎症。栀子豉汤以解烦为主，烦解则热去。"若少气者"，热壅人呼吸则短，即《内经》"壮火食气"义。此只言其病证呈一种急紧状态，并不是人体虚，故加甘草以缓急，多少有安中之义。

栀子豉汤析：凡属心中呈不可名状之烦躁者，此方主之。此方后语有错误，服此汤不会致吐。豆豉不能致吐，瓜蒂散之涌吐作用不在豆豉，临床上没见一个服此汤而吐的。从此条文字来看，前已言发汗吐下后而懊憹烦剧，岂可再用吐法？涌吐何物？"虚烦不得眠"属发汗吐下后之遗留症，怎可再服吐药？没有这样治病的。同时，从方剂应用于临床看，与方后语不能合拍，并不是吐剂。疑为后世注家伪造。"若呕者"，此方加生姜；呕与吐不同，有声无物谓之呕，症见如此，何能"得吐者，止后服"？此三个方后语不能信守。实叹其教书者遇此不能深思，照本宣传误人子弟也！既然治呕（生姜），岂可吐耶？

发汗，若下之，而烦热胸中窒者，栀子豉汤主之。（77）

【胡老授课笔记】

"胸中"指从噎至心下部位。"窒者"，热郁窒塞不通。临床见是证便可用是方，尤以食道部疾患为好。不一定就在发汗吐下之后。此因是在讲太阳病，涉及于此。同时首冠"发汗，若下之"，乃言其虚烦，不是实证。属今之炎症性疾患。

伤寒五六日，大下之后，身热不去，心中结痛者，未欲解也，栀子豉汤主之。（78）

【胡老授课笔记】

伤寒下属逆治，"大下之后"，错上加错。邪陷入里而"身热不去"；此"心中"属心脏部位，凡书见"心中"者，皆指此义；"结痛"，即支结疼痛。此可能类似心包炎这类的病。栀子豉汤治疗急性的心包炎是可以的，我治过，有效，但须加味。

伤寒下后，心烦腹满，卧起不安者，栀子厚朴汤主之。（79）

栀子厚朴汤方

栀子十四个，擘　　**厚朴**四两，炙，去皮　　**枳实**四枚，水浸，炙令黄

上三味，以水三升半，煮取一升半，去滓。分二服，温进一服（得吐者，止后服）。

【胡老授课笔记】

伤寒误下，表热内陷，见"心烦腹满，卧起不安"，故用栀子以解烦热，厚朴、枳实以祛胀满。此"卧起不安"原因有二：一为"烦"；二为"胀满"。

伤寒，医以丸药大下之，身热不去，微烦者，栀子干姜汤主之。（80）

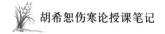

栀子干姜汤方

栀子十四个，擘　干姜二两

上二味，以水三升半，煮取一升半，去滓。分二服，温进一服（得吐者，止后服）。

【胡老授课笔记】

"以丸药大下"，指用巴豆热性泻下药。以热药祛热，故"身热不去"；"烦"属栀子证；加"微"者，暗示其病亦有寒，属寒热错杂证，故干姜、栀子同用。此由于大下而生寒，条中未明言，寒热并用。此在太阳病篇，以讲太阳病为主，与太阳病关系不大者，言之甚简。

凡用栀子汤，病人旧微溏者，不可与服之。（81）

【胡老授课笔记】

栀子属苦寒祛热之品，凡以栀子为主药的方剂，若患者有习惯性便溏者（久寒），皆不可服。栀子解烦、祛黄、利小便，但是下利证不宜用。与黄连治痢不同。

太阳病，发汗，汗出不解，其人仍发热，心下悸，头眩，身瞤动，振振欲擗地者，真武汤主之。（82）

真武汤方

茯苓　芍药　生姜各三两，切　白术二两　附子一枚，炮，去皮，破八片

上五味，以水八升，煮取三升，去滓。温服七合，日三服。

【胡老授课笔记】

此条可与苓桂术甘汤条互参。彼属里有停水而气上冲，发汗则动其经脉，而"身为振振摇"。此条为重，"发汗"指发里有停水、小便不利者之汗，故虽然汗出而表不解。表不解则"其人仍发热"，水邪逆满于心下，则"心下悸"；水气上冲，则"头眩，身瞤动"，这个"瞤"当跳讲，就是肌肉跳，为虚象；"振

振欲擗地"，振振，寒战也；欲擗地，就是要跌倒；前第67条有"身为振振摇者"，只是站不安稳；此不但表未解，且因虚极而陷入阴寒证，较前条为重。故用真武汤主治阴证之虚证，而苓桂术甘汤治阳证之虚证。

真武汤方析： 生姜治呕恶，加芍药治腹痛，附子治振寒，苓、术已述于前，从略。此方不仅治是证，亦能治里有停饮，且下利、腹痛之疾。苓桂术甘汤无阴寒证候，此有阴寒。可见，里有停饮而发汗，会变证多端，临床上要注意。见小便不利有表证者，当详审，以利小便为主。

咽喉干燥者，不可发汗。（83）

【胡老授课笔记】

"咽喉干燥"，一方面有热，一方面缺津液。一般内热不能发汗，表热才可发汗，发汗以除热也。但津液虚又不可发汗，故此言"不可发汗"。热与津少在咽喉尤不可发汗，且咽喉肿痛大凡炎症者居多，所以咽喉诸病仲景放在少阴病篇里有一定道理。咽喉干燥开始得的时候有的也像外感，然若以外感为主，咽痛稍有一些，也有可以发汗之例，如用葛根汤加桔梗。若以咽痛为主之病，兼有些形式上的外感，亦不可发汗。此要注意。

注意：儿童外感，常有嗓子疼、咳嗽，但不重，该用桂枝汤加桔梗，或葛根汤加桔梗亦可。若确实是咽痛为主之病，大概都不可发汗。如小儿出疹，最后余热不净，上归咽喉，一发汗便可能致死，要注意，所谓"发汗封喉"。此放在第一条，其重要性可知。

淋家，不可发汗，发汗必便血。（84）

【胡老授课笔记】

"淋家"亦是一种炎症，属亡阴于下。若发汗必伤阴血，从小便而出。淋病属前阴发炎，排出脓状物，亦有淋血者，总之属伤阴之候。久伤阴血已虚，再发汗愈夺其津，必便血也。

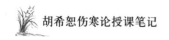

疮家，虽身疼痛，不可发汗，汗出则痉。（85）

【胡老授课笔记】

"疮家"指败疮、恶疮一类，如漏，亦作瘘，疮口脓水淋漓，久不收口。"身疼痛"为表证；"汗出则痉"，本为阴血虚，进而夺汗，则肌肉组织越发枯燥而痉。痉者，即现在言之"抽搐"，属病名，属津血枯燥的一种不和，剧者则为"背弓反张"。

衄家，不可发汗，汗出必额上陷，脉急紧，直视不能眴，不得眠。（86）

【胡老授课笔记】

"衄家"，常衄之人；与淋家相反，属阴亡于上。在上之血已伤日久，再夺其汗则愈伤。"额上陷"，指肉或脉管局部体液缺乏状。因人体重，其津液占有很大比重，哪部分消失，哪部分便呈塌陷之形、消瘦之形；脉失去柔润则"急紧"；"直视不能眴"眼目直视而眼球不能转动，皆血液不足以荣上，组织枯燥；不足以养心则"不得眠"。

亡血家，不可发汗，发汗则寒栗而振。（87）

【胡老授课笔记】

"亡血家"指大失血者。前已有虚，再发虚人之汗，虚极者必发阴证，故"寒栗而振"。

汗家，重发汗，必恍惚心乱，小便已阴疼，与禹余粮丸。（88）

【胡老授课笔记】

"汗家"指平素喜汗、日久体虚者。盖血汗同源，夺汗者亡血，血不足以养心，则"必恍惚心乱"；"小便已阴痛"均属组织枯燥。"与禹余粮丸"，此方未见。联系上下文，是讲发汗的禁忌证，并未出治疗。

病人有寒，复发汗，胃中冷，必吐蛔。（89）

【胡老授课笔记】

"病人有寒"指内寒，发汗为解热之法，非热不可以发汗。今"复发汗"以彻其热，则"胃中冷"。蛔被寒所迫则上越，入膈者"必吐蛔"。

以上禁汗诸条，情况虽异，但概言之不外几种：津液虚、血液虚、内有热、组织枯燥，均禁汗。若虚寒在里尤不可汗，只能用温法。发汗不可，用寒性药亦不可。临床上，病者似有可发汗之形，然若见以上症状者，则不可汗。治疗要因证而施。仲景在太阳病篇首提发汗为其大法，但禁汗者亦不可不知。此是看问题之二分法。

本发汗，而复下之，此为逆也；若先发汗，治不为逆。本先下之，而反汗之，为逆；若先下之，治不为逆。（90）

【胡老授课笔记】

此条后半段，理论上讲得通，临床上却没有。岂有阳明病"先下之"后再用汗法乎？倘是温性，"本先温之，而反汗之，为逆；若先温之，治不为逆"，即仲景后面之先温其里，后解其表法，这是有的。而此"本先下之，而反汗之……"于临床无以验之。故那种"本先用下法再用汗法者，而先用了汗法便属逆治；若先用下法再用汗法，则不为逆"的解释，不可验之然否。

此句应是："本该下之，而反汗之，为逆；若下之，治不为逆。"此段即讲病有宜汗宜下之不同，应注意。古人云："阳盛阴虚，汗之则死；阳虚阴盛，下之则亡。"阳盛即热盛，阴虚即津液虚；阳虚则热不盛，阴盛即水饮有寒。《伤寒论》所言之"阴阳"与《内经》之"阴阳"，含义不一样。《伤寒论》之"阳"常指津液，《内经》之"阳盛"指热盛，"阴虚"指津液虚。然经所言此，有语病。如"阳虚阴盛"，即"热不盛而津液盛"，不仅下之则亡，且汗之亦不可。

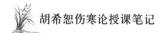

阴盛阳虚者怎可汗之？真正阳虚无热者也不可发汗。桂枝汤证的发热属表热。所以，拿《内经》释《伤寒论》，有些地方便解释不通。

伤寒，医下之，续得下利，清谷不止，身疼痛者，急当救里；后身疼痛，清便自调者，急当救表。救里宜四逆汤，救表宜桂枝汤。（91）

【胡老授课笔记】

此承上条，说明汗下先后的问题。太阳伤寒本应汗之，"医下之"，此为逆。继下药之后不能止住，"续得下利，清谷不止"。"清"为动词，指排便。"清谷"即排泄物乃完谷不化也。此证本属里无病，仅由于泻药致里虚下利，且"身疼痛者"，属表不解。若里虚寒而有表证，应舍表救里，此为定法。如临床所见，不一定由于误治，患者表里证全有，而里证属需要温补者，当舍表救里；而里证属需要攻发者（如太阳阳明并病），则先解表后攻里。此均为定法。

"后身疼痛，清便自调者，急当救表。"此有二释：然后身疼痛，说明仍有表证。虽然误下但内里未虚，大便正常者，属表病而里未病，当以救表。此是一种解释。再一种解释是续得下利清谷不止，经过救里而清便自调之后，见"身疼痛者"，当再救表。我认为当以前一种解释为宜，即应该发汗而误下，误下不一定就是下利清谷的症状，若是此症，乃内里虚寒，故根据定法，先救里，后解表。若无此情形，独身疼痛者，为表未解，该救表则救表也。"救表宜桂枝汤"，为何？大凡桂枝汤之应用，都是人之体液丧失之后，如发汗后、下之后、亡血、亡津液，此时表不解，不能用麻黄汤，要服桂枝汤。换言之，患者无论服其他的发汗药或服泻药，表不解者，虽然其人不汗出，也不可服麻黄汤，要服桂枝汤。此亦算是一种定法，要注意。当然，开始得病而无汗，处于伤寒阶段者，一定要用麻黄汤。

病发热，头痛，脉反沉，若不差，身体疼痛，当救其里，宜四逆

汤。（92）

【胡老授课笔记】

此条很含蓄。可与少阴病篇麻黄附子细辛汤条参看。此根据第301条："少阴病，始得之，反发热，脉沉者，麻黄附子细辛汤主之。"少阴病始得之亦在表，少阴病以不发热为常，脉也不沉。故在太阳病篇："病有发热恶寒者，发于阳也；无热恶寒者，发于阴也。"发于阳，即指发于太阳病；发于阴，即指的是发于少阴病。少阴病以不发热为常，此是"反发热"；太阳病脉应浮，此是"脉反沉"。此为表证兼内有停饮。沉者，《金匮要略》有"脉得诸沉，当责有水"，里有水，故脉显沉。少阴病在表期间甚短，就两三天。若少阴病里有水，一传里则入太阴，要急需祛饮，加细辛，本品为除饮药之一，故小青龙汤亦用此。此"病发热疼痛，脉反沉"即指第301条而言。"若不差"即服了麻黄附子细辛汤仍不好，且"身疼痛"，说明有表证，但已经服过麻黄附子细辛汤而脉沉不愈，应急温之，当救其里，温里而祛其饮。此少阴病欲转入太阴，治不得法，则死亡率相当高。近来老年人得感冒致死者不乏其人，原因在于若属少阴病之感冒传里而并发太阴者，其病可致死。此条实属在里之阴寒太甚，服麻黄附子细辛汤仍不解，当舍表救里，即用四逆汤（干姜、附子、甘草）温里回阳。

太阳病，先下而不愈，因复发汗，以此表里俱虚，其人因致冒，冒家汗出自愈。所以然者，汗出表和故也。里未和，然后复下之。（93）

【胡老授课笔记】

太阳病以法当汗，若"先下"一定不愈。表证在，医生本应用桂枝汤解肌，却反用麻黄汤发汗，"因复发汗"，下则虚其里，汗则虚其表，故"以此表里俱虚，其人因致冒"。此表里俱虚，患者已丧失大量体液，而现昏冒之觉，即误治而一时脑贫血。这种情况，待其津液恢复便愈。此"汗出自愈"，是指津液已和、荣卫已调则愈，非人为汗解也。"然后复下之"，指再和其胃，调胃承气

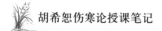

一类。此条中心在讲，由于汗下失法，津液一时变虚而眩冒发作，待津液恢复"汗出表和"之时，其病则愈。

太阳病未解，脉阴阳俱停，必先振栗汗出而解。但阳脉微者，先汗出而解；但阴脉微者，下之而解。若欲下之，宜调胃承气汤。（94）

【胡老授课笔记】

此承上条言，本太阳病，先下而不愈，因复发汗，仍未解，此"未解"，说明承上条来，即汗下失法而太阳病仍未解。视其脉，外以候阳，内以候阴，如太阳中风"阳浮而阴弱"，浮取其脉以候阳，沉取其脉以候阴。"脉阴阳俱停"，即无论浮取或沉取，均无什么偏差，脉很停当、宁静。"俱停"不是停止，此为阴阳自和，所谓"阴阳自和者，必自愈"。古人有"停停当当"，就是脉无论浮取还是沉取，脉都停当，没有什么偏差。故"必先振栗，汗出而解"，脉阴阳自调，说明病有渐愈之机。一般津液恢复要"自汗出"，"振栗"者，战汗也，属于瞑眩状态。大凡久病或误治之病，均体已虚，若欲自愈者则生瞑眩状态（战汗），而后汗出病愈。"阳脉微者"，微当弱讲，此指浮弱或浮缓之脉，属桂枝汤证；"阴脉微者"，指沉而缓弱之脉，为亡血也。仲景脉法，浮缓为中风，沉缓为亡血。阴弱为里不和，就是胃中干，胃有热，丧失阴分而沉缓。但在临床上，仅凭其脉尚不全面，需脉证结合诊之。若见大便干，则与调胃承气汤。

总之，此条是在解释前一条。读仲景文要互文见义，明白文法，细细琢磨。

太阳病，发热汗出者，此为荣弱卫强，故使汗出，欲救邪风者，宜桂枝汤。（95）

【胡老授课笔记】

"太阳病，发热汗出"为太阳中风证，"荣弱卫强"与"阳浮阴弱"二者为互词，阴就指荣，阳就指卫。所谓"阳浮阴弱"是说卫气向外，即自注文"阳浮者热自发，阴弱者汗自出"之义。阴之所以弱，是由于汗出，故汗出于荣；卫不共与荣谐调，其热向外，故强，脉也浮。《金匮要略》有云："浮缓则为中风，沉缓则为亡血。"分而论之就是，外以候卫，内以候营。此条旨在告诉人们，荣卫的诊法就是阴阳，即轻取沉取而已。上条是说"脉阴阳俱停"以候阴阳，继而又阴阳以候荣卫的问题。别无他义。

伤寒五六日中风，往来寒热，胸胁苦满，嘿嘿不欲饮食，心烦喜呕，或胸中烦而不呕，或渴，或腹中痛，或胁下痞硬，或心下悸，小便不利，或不渴，身有微热，或咳者，小柴胡汤主之。（96）

小柴胡汤方

柴胡半斤　黄芩三两　人参三两　半夏半升，洗　甘草三两，炙　生姜三两，切　大枣十二枚，擘

上七味，以水一斗二升，煮取六升，去滓，再煎取三升，温服一升，日三服。若胸中烦而不呕者，去半夏、人参，加栝蒌实一枚；若渴，去半夏，加人参合前成四两半，栝蒌根四两；若腹中痛者，去黄芩，加芍药三两；若胁下痞硬，去大枣，加牡蛎四两；若心下悸、小便不利者，去黄芩，加茯苓四两；若不渴、外有微热者，去人参，加桂枝三两，温覆微汗愈；若咳者，去人参、大枣、生姜，加五味子半升，干姜二两。

【胡老授课笔记】

太阳伤寒或中风，至五六日，一般地说，病要由表传变成半表半里。太阳病是发热恶寒，阳明病是不恶寒但恶热，少阳病是寒热交替出现。就寒热言，有在表、在里、在半表半里之分，热型不一样。少阳部位在胸腔、腹腔之间，外接近于表，内接近于里。胃肠亦在胸腹腔间，此部位有邪气结之，故"胸胁苦满"，苦满即以满者为苦。"嘿嘿"即昏昏然，热邪郁于胸腹腔间，则昏昏然不喜食物；"心烦喜呕"，胸腹腔间有热容易搏击到心而"心烦"，其热亦能击动

胃肠之饮，胃为水谷之海，一击动里饮则呕。以上为柴胡四症。

以下有些或然证候，这是因为，半表半里部位属于诸脏器所在之处，邪居半表半里，能够影响其他脏器失其常度，而呈或见之症：若热邪不太重，只胸中较烦亦不击动里饮，则"胸中烦而不呕"；渴属阳明，说明热邪犯胃；热犯于肠则腹痛；胁下为两侧肝脾所居，热犯于此则"胁下痞硬"，即有硬块也；内有停饮，则"心下悸，小便不利"；胃有停水则"不渴"；表不解，表热不出则"身有微热"；热及于肺则咳。

总言之，只要上面四症俱在，其或见证不论有无，都用小柴胡汤主治。

另：此方后之加减实不可取，是绝对不对的，疑为后人所附。

小柴胡汤方析：柴胡苦平，《本经》云其"主心腹肠胃中结气，饮食积聚，寒热邪气，推陈致新"，主治结气（无形）积聚（有形）于胸腹腔间，故治胸胁苦满，仲景明乎此而见神效；黄芩治烦，以黄芩为辅，二味药在于解热祛烦；半夏、生姜为小半夏汤，可除饮止呕；加人参、甘草、大枣考虑胃虚，补虚健胃，其呕由胃虚而来，故加参草枣。故此方既解烦祛热，又健胃止呕。

关于用人参者，这就涉及正气问题。固然，少阳本属热病，但为何病传入半表半里？首先，病在太阳阶段，应以表解，"邪气交争于骨肉"，即外邪与精气交争于骨肉。病至四五日，没有机会将病从表而解，原因在于正气不足以祛邪。主要问题是里虚（胃虚），此时柴、芩因能解热祛邪，因里本虚，若再延迟，病只能继续发展，故必须要加强正气，来抵抗病势。用人参者，健补中气，正气一补，方可充分发挥柴、芩之祛邪作用。因而徐灵胎老先生讲小柴胡汤妙就妙在人参。

血弱气尽，腠理开，邪气因入，与正气相搏，结于胁下。正邪分争，往来寒热，休作有时，嘿嘿不欲饮食，脏腑相连，其痛必下，邪高痛下，故使呕也，小柴胡汤主之。服柴胡汤已，渴者，属阳明，以法治之。（97）

【胡老授课笔记】

此条解释上条。前面讲了，太阳病麻黄汤之脉浮紧，阳气重故也。表证之时，人体以大量的精气（津液）往体表输送，此种物质源于胃。若此时未能汗解病愈，且身体不能支持，因人体与外邪时刻处于斗争状态，无此则生命即告完结。此时正气无力御外而转里防里，一防里则在外血弱气尽。不是无故人就虚起来，而是正气回到里边来了，人体血气不充于外以抗在表之邪，而转于内。在外因不能固密则腠理开，邪气乘虚而入至胁下部位，与在里之正气搏争。

战场在胁下，"分争"即交争，正气进邪气退，接近于表则怕冷，太阳病必恶寒也；正气弱邪气进，接近于里则恶热，不恶寒。此为"往来寒热"之由来，即时而见表时而见里。此乃正邪分争所致，分争时寒与热交替出现，不争时也可以休止。胸腹腔间为正邪交争之处，故其人昏昏然不欲食。少阳属热病，此是一种热证，其人胸胁（相当于膈部）痛，一定会碍于食欲。因少阳属半表半里部位，故"脏腑相连"，上有心、肺，往下肝、脾，再下胃、肠、肾、子宫等，病虽居胁下，其热无不波及胃肠，胃肠为病所致，击动水气，故"其痛必下"。"邪高"，指病在胁，较胃肠而言曰"高"；"痛下"，指水气被热击动的腹痛；击动里饮"故使呕也"。

一般在表之病传入半表半里，服小柴胡汤则好。若病甚剧，尤其真正伤寒病还要往里传，大概都在白虎汤这一阶段，"渴者"说明胃有热，已属阳明，即白虎汤证。临床上此时常用小柴胡加石膏，用于转阳明之渴，而柴胡证未罢者，实例很多。此条确实是实验得来的千古不易之论。

得病六七日，脉迟浮弱，恶风寒，手足温，医二三下之，不能食而胁下满痛，面目及身黄，颈项强，小便难者，与柴胡汤，后必下重。本渴饮水而呕者，柴胡汤不中与也，食谷者哕。（98）

【胡老授课笔记】

此条含义深奥，不大好懂。一般太阳病，至五六日、六七日为传少阳之时。

"脉迟浮弱"，迟和弱脉见于浮，属气血不足御外，与"血弱气尽"同一意思。病若见于少阳，则体表气血不足，迟与弱均见于浮，此即脉浮而迟弱。六七日见此脉，乃内传少阳。然"恶风寒"，表证未罢；"手足温"，指里有热。此书第278条讲："伤寒脉浮而缓，手足自温者，系在太阴。"何意？阳明病不仅手足温，且身热、汗出，甚或手足漐然汗出。太阴病无身热，仅有手足温而已。阳明属胃实热，太阴属脾虚寒。太阴与阳明相反，病理是胃虚停水，且其水无力收持而吐、泻。本来是阳明病，然里还存在着湿，故称"系在太阴"。

此种说法本书有两条，还有第187条："伤寒脉浮而缓，手足自温者，是为系在太阴。"此条说明什么呢？就是在里位上，开始有热，水火二者是不并列的，热盛了，则小便数，汗自出，里边遂即变成热实。太阴病是水盛，此为里病，表证传里时，其水火是相互进退的。病在阳明，其热越重越实，则水分越发丧失；病在太阴，其寒重，则呈腹痛、下利之证。"是为系在太阴"，是说阳明病与太阴病有联系，是水火互相进退之关系。如果湿盛，则小便不利、身发黄；如果热盛，则小便利、津液下渗而致大便硬。阳明病未完成而里有停湿的情况，"是为系在太阴"。

此条病理与第187条有关，意在讲：病六七日，由表传入半表半里而又传于里，其里虽然有热，同时也有湿，面对这种情况，表证不可下，少阳证不可下，里有湿更不可下。此却"医二三下之"，属错误。胃气受伤而"不能食"，胃气一虚，邪热即表邪或半表半里之邪都聚于胃，湿气亦聚此，故"胁下满痛"（心以下部位）。"面目及身黄"一句，古人认为，脾属土，其色黄，故系在太阴而身必发黄。此种看法是错误的。现在认为，黄疸一般为胆道障碍多见，此为胆汁色，不在脾土黄。然古人对此病的治疗还是可取的，如茵陈蒿汤、茵陈五苓散祛湿祛热。这种治疗规律永远是对的。然这种治方与脾的关系是没有的，古人认识不到发黄有其物理的障碍，一视其黄便属太阴，太阴有病不能运湿，再加有热，便一定发黄。这是古人的看法，其规律是对的，古人说郁热在里，其治疗方剂是完全正确的。所以我们研究古人的东西，关键在于掌握其规律和

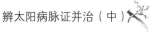

方法。至于古人的一些说法，要实事求是地对待。

现在临床上，尤其脏腑辨证是存在问题的，医学是与生理病理密切关联的学科，古人处于当时水平，对一些现象解释不出其生理病理而又想解释，于是往往把现象当本质，如脾属土，其色黄一类。尽管看法错误，然它反应了发病的规律，如湿热外越则不发黄，小便不利则黄，这是对的。"与柴胡汤，后必下重"，柴胡性疏泄，解热，用此来彻其热，疏泄太过，则必下重；"颈项强"，颈属两侧，为少阳；项居后，属太阳；太少并病，颇像小柴胡汤证，但遇到"本渴饮水而呕者"这种情形，为水逆证候，属茵陈五苓证，利水祛黄，其病可愈。若误用柴胡汤，不但"后必下重"，且"食谷者哕"。此条关键一句在"本渴饮水而呕"，这是病理，在上已有暗示"不能食"。其实，柴胡汤也治黄，《金匮要略·黄疸病脉证并治》："诸黄，腹痛而呕者，宜柴胡汤。"但我们讲这条，是个倒装句，"本渴饮水而呕"就道出了呕的性质，属水逆证又兼黄疸，故不能用柴胡汤，因柴胡汤不治水逆，若一彻热则水势更犯而食谷者哕。总之，还是论治小柴胡汤之应用与临床鉴别，有水逆证虽有柴胡汤证，但不能用柴胡汤。个人认为，最好是茵陈五苓散与小柴胡汤合方。

古人对表、里、半表半里这种疾病的千变万化，在病位的反应不外就是这三种情况，而每一个病位的反应都有两种证候：或阴或阳。阳有热实，阴有虚寒。故在表位上，有太阳，又有少阴；在里位上，有阳明，又有太阴；在半表半里上，有少阳，又有厥阴。

伤寒四五日，身热，恶风，颈项强，胁下满，手足温而渴者，小柴胡汤主之。（99）

【胡老授课笔记】

此条与上条证候相似。"身热"指表里皆热，不是发热；"恶风"是表未解；"颈项强"，太阳少阳并见；"胁下满"，少阳证；"手足温而渴"，里有热而阳明尚未成实。此为三阳并病，应治从少阳，故用小柴胡汤。为什么呢？因表证可汗，

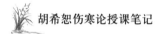
有少阳证又不能汗；里实证可下，有少阳证又不能下。如此只能治在少阳。

此条意在印证说明上条的柴胡证，而治有定法，剂有定方。其实，上条应用茵陈五苓与小柴胡汤合剂为最好。本条用小柴胡汤加石膏，治少阳病兼热者，效果最好。

伤寒，阳脉涩，阴脉弦，法当腹中急痛，先与小建中汤；不差者，小柴胡汤主之。（100）

小建中汤方

桂枝三两，去皮　甘草二两，炙　大枣十二枚，擘　芍药六两　生姜三两，切　胶饴一升

上六味，以水七升，煮取三升，去滓，内饴，更上微火消解，温服一升，日三服。呕家不可用建中汤，以甜故也。

【胡老授课笔记】

脉浮涩谓之"阳脉涩"，即浮取脉涩；沉取上下弦直有力，谓之"阴脉弦"。此类脉是里寒外血不足，即中虚有寒，营卫不足于外。"虚者生寒"，中气虚，无力化谷，则外营卫气虚，涩为血虚或津液不足。但弦脉亦为少阳脉，病至少阳则"血弱气尽"，气血亦不充于外，因之也"阳脉涩"。小柴胡证也治腹痛，这类脉以法应是腹中拘挛而痛，弦亦主寒主痛。据里虚寒而营卫不充于外之病理，先与小建中汤缓急止痛。先与之，因里虚寒痛，少阳在里之外，先里后外，故用小建中汤以救里。若"不差者"，即没完全好，因又有柴胡脉证，故与小柴胡汤。此条应注意的是：切其脉弦，又似建中，又似柴胡，视其症腹痛，又似建中，又似柴胡。二者不能同治，当先温里，其里需要温补者，先从里治；其里需要攻下者，先从外治。此为定法。此条从用方看，脉证既有建中病理，又有柴胡病理。

小建中汤析：即桂枝汤增量芍药，从三两增到六两。芍药治腹中拘挛痛，因其微寒，于病有阻，故加饴糖一升，相当今之一杯，量约一两半。饴糖配芍

药，对中虚有寒而腹急痛效果尤佳。若兼表不解者，此方又解表，所说"甘温除热"，以此方为代表。我在临床用此方治疗肠结核腹痛发热，效果不错。名曰"小建中"而不曰"大"者，含有解表而不全是温里之义。

伤寒中风，有柴胡证，但见一证便是，不必悉具。凡柴胡汤病证而下之，若柴胡证不罢者，复与柴胡汤，必蒸蒸而振，却复发热汗出而解。（101）

【胡老授课笔记】

"但见一证"即柴胡四症见一者，便可用。但要参脉，不可拘泥。柴胡汤证不应下，若误下而柴胡证仍未罢，可再服。"蒸蒸"属热象，继而"振"，振战，属瞑眩状。《尚书》云："若药不瞑眩，厥疾弗瘳。"人感觉服药后其热蒸蒸，继而寒战，出身大汗，为药中病，发瞑眩。此不是服柴胡汤之必然反应，而是"下之"后的反应，即体虚而柴胡证仍在者，可呈此。绝不是柴胡汤本身能发汗，要注意。临床上，若见患者服下药而有柴胡证的，与柴胡方药前一定告诉患者可能呈"蒸蒸而振"的反应，其后病即可愈。若不言此便可误事，错当成病变而乱医。柴胡有此，人要不虚，便无此反应。一般注家皆被其所迷，言柴胡升散发汗，这就错了。

伤寒二三日，心中悸而烦者，小建中汤主之。（102）

【胡老授课笔记】

小建中不仅治腹急痛，亦可治烦者。"伤寒二三日"，表未解之时；但中虚血少，不足以养心，进而心中悸动；表不解，邪郁于里则烦。此属中虚有寒而心悸者，用小建中汤。此方由桂枝汤发展而来，亦可治表。此条是补上条小建中之证，即小建中不仅治腹痛，亦治中虚血气不足之悸、烦者。一般表证心中不悸。小建中汤治腹痛如神，一般胃溃疡属虚寒性及一般腹痛者，皆可用此。

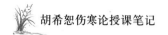

太阳病，过经十余日，反二三下之，后四五日，柴胡证仍在者，先与小柴胡汤。呕不止，心下急，郁郁微烦者，为未解也，与大柴胡汤，下之则愈。（103）

大柴胡汤方

柴胡半斤　黄芩三两　芍药三两　半夏半升，洗　生姜五两，切　枳实四枚，炙　大枣十二枚，擘

上七味，以水一斗二升，煮取六升，去滓，再煎。温服一升，日三服。一方，加大黄二两。若不加，恐不为大柴胡汤。

【胡老授课笔记】

"过经"，病已经从太阳传入少阳而为柴胡证。"柴胡证仍在者"一句，可见其柴胡证经过十余日之时既已有之。但由于误下，且"二三下之"，尽管柴胡证未罢，但半表半里之邪已因误下而大部分转里。表有邪，却吃泻药虚其里，"邪之所凑，其气必虚"，因之邪乘里虚而入里，故虽然柴胡证仍在，而病邪已陷入其里，所以先与小柴胡汤；呕还不止，且"心下急"，心下属胃部，胃实之甚，而心下坚痛，又硬又疼，甚或不可触按，闭塞不通。"急"者紧缩也，不通不宽快之谓，此属里实之轻微者，较大承气汤之心下硬痛者为轻，仅心下急而已；亦不像阳明病之烦躁厉害，仅是"郁郁微烦"，郁郁者，嘿嘿然也；此为邪陷于里又未完全变成实，故不用承气汤。虽然与小柴胡后旁证已解，唯"呕不止，心下急，郁郁微烦者，为未解也"，说明又半病于里，属少阳阳明并病，故"与大柴胡汤，下之则愈"。

那么，为何服小柴胡汤仍"呕不止"？大柴胡汤之呕较小柴胡之呕更复杂，小柴胡之呕是胃有停饮，有热击动里水上逆。大柴胡之呕有两个问题：一个与小柴胡同理，另一个是大便下不去，气不得下反而上攻，所言"心下急"便是。其呕只用半夏、生姜不行，必须设法通大便，导气下行，呕方可止，故唯用大黄不可。

总之，此条在讲，本来是小柴胡汤证，由于医生误下，引邪入里，此时小

柴胡证仍在，而大柴胡证已成。治疗先服小柴胡是对的，唯尚有一半未治，故再与大柴胡汤，泻下则愈。

大柴胡汤方析： 比较大小柴胡汤，小柴胡是病由表往里传，由于里虚，"血弱气尽"也。故小柴胡加人参的意义是助正祛邪，使病邪不再内传。大柴胡则不然，病已入里成实，里实即是病实，此时补里当然不行，越补病越实，得以祛病为法。故方加枳实、芍药、大黄，由于呕甚，方中生姜加量至五两，由于心下急，加枳实、芍药，芍药亦有缓下作用，另外应有大黄二两。故大柴胡与小柴胡方义不同。临床上表证，表实者非发表不可，不能用补药；里实者要攻里，不能补。其病不受补，像温病用鲜地黄一类，纯属错误。此为用药之规则。

伤寒十三日不解，胸胁满而呕，日晡所发潮热，已而微利。此本柴胡证，下之以不得利，今反利者，知医以丸药下之，此非其治也。潮热者，实也，先宜服小柴胡汤以解外，后以柴胡加芒硝汤主之。（104）

柴胡加芒硝汤方

柴胡二两十六铢　黄芩一两　**人参**一两　**甘草**一两，炙　生姜一两，切半夏二十铢，本云五枚，洗　大枣四枚，擘　芒硝二两

上八味，以水四升，煮取二升，去滓，内芒硝，更煮微沸。分温再服。不解，更作。

【胡老授课笔记】

"胸胁满而呕"为传入少阳；"日晡所发潮热"为传入阳明。潮热，即其热如潮，来势汹涌。古人释为定时发热，此不对，若是，便不叫"日晡所发潮热"了。"已而"即然后，此"微利"属热利。以上是大柴胡之少阳阳明并病，就是大柴胡证。以大柴胡汤"下之以不得利"，是讲用大柴胡汤下之是不会见利的。"今反利者，知医以丸药下之，此非其治也。"以丸药下之，是指用温热性泻下药，古人常用巴豆，巴豆本热，泻下力峻猛，以其丸剂服后久留体内，进

而"已而微利"，属误治结果。现在患者还潮热，说明还是里实，当然胸胁满而呕，属大柴胡证。但已经热性药泻下，里已虚，故不宜再用大柴胡汤，要"先宜服小柴胡汤以解外"，即先治"胸胁满而呕"，此"外"较阳明之里而言，并非指表，换言之就是先治少阳，再治阳明。"后以柴胡加芒硝汤主之"，然后用小柴胡汤加芒硝祛潮热。胃家实，是指实、满、胀，用小承气汤即可，不用芒硝；但潮热非用芒硝不可。芒硝与石膏均是大寒药，解热。大黄的解热力量较芒硝要差得多，故不用大柴胡汤。泻下后人已虚，故仍旧在小柴胡汤基础上加芒硝，通其大便，解其潮热。若此条无"以丸药下之"的过失，便属大柴胡证，用大柴胡汤，热甚者加石膏即可。

柴胡加芒硝汤方析：此方剂量与小柴胡不同，此方用法，古人是先煎小柴胡汤，前两煎照服，最后一煎放芒硝，即柴胡汤取 1/3 加芒硝，注意芒硝不可煎煮，纳热汤中烊尽。此方就治小柴胡汤证见大便不通、发潮热者。

伤寒十三日，过经，谵语者，以有热也，当以汤下之。

若小便利者，大便当硬，而反下利，脉调和者，知医以丸药下之，非其治也。若自下利者，脉当微厥，今反和者，此为内实也，调胃承气汤主之。（105）

【胡老授课笔记】

此"丸药"即指巴豆剂。伤寒十三日，病已传里而谵语，"当以汤下之"，即该用承气汤下之。此"反下利"者，切其脉"调和"，故此非阴寒自下利，这是误服泻下药所致。此条承上条，告诫人们，不但少阳阳明并病不可服巴豆，即便是真正的里实证，如承气汤证，也不能服此。阳明本脉应大或实而有力，由于一服泻药，脉变调和。换言之，误下后，脉是调和；若不误下，脉绝不是调和的，可能是实而有力之脉，后面讲三阴篇时会遇到。"若自下利者，脉当微厥"，如果是真正的阴寒下利见谵语者，则十分危险。此不仅是说胡话，且为躁扰不安，属于阴阳离绝之象，其脉必微厥或微细，四肢厥冷。因此条症状非满实痛之承气证，故与调胃承气汤，调和胃气而已。若里有寒湿，可用巴豆泻下，此绝不是以通大便为目的，而是祛病。换言之，其热结于里，非用寒性泻下剂不可。

太阳病不解，热结膀胱，其人如狂，血自下，下者愈。其外不解者，尚未可攻，当先解其外。外解已，但少腹急结者，乃可攻之，宜桃核承气汤。（106）

桃核承气汤方

桃仁五十个，去皮尖　大黄四两　桂枝二两，去皮　甘草二两，炙　芒硝二两

上五味，以水七升，煮取二升半，去滓，内芒硝，更上火微沸，下火。先食温服五合，日三服。当微利。

【胡老授课笔记】

当病在太阳时不解，"热结膀胱"，指热结膀胱部位，具体指少腹瘀血，常在少腹一带。因为人体站立，液体都就下，尤其是瘀血，西医言"血栓"一类东西，常结在腹底（盆腔）处，于《解剖生理学》中可见，静脉血管在该处非常之多，中医讲的血室（子宫）与此相同，男人指膀胱与大肠夹接处，此处静脉网之血液尤其多，因血液就下，故该处易存血。所以，"热结膀胱"不是膀胱里头有病，云"此为病入太阳之府"，纯系错误。"其人如狂"，是瘀血证与脑系大有关系，古人把瘀血叫恶血，属秽恶之气。临床上治精神病往往与瘀血有关，用桃核承气汤治疗精神疾患，属瘀血这种秽恶之气冲击脑系者，往往见效。亦有瘀血自下者而痛好的。"其外不解者，尚未可攻，当先解其外"，此言外之意用桂枝汤或麻黄汤。若无表证，只是少腹急紧有撑感，"少腹急结者"，用手按之有抵抗，于是"乃可攻之"。

桃核承气汤方析：即调胃承气汤加桂枝、桃仁，说明里本有热。桃仁祛瘀血相当之妙，临床常用；加桂枝降秽恶之气以平狂，有降冲气的作用。此方是在调胃承气汤基础上加味，故我们在临床上应用时，应考虑有调胃承气证，兼内有瘀血、气上冲、其人如狂、少腹急结者。"其人如狂"属瘀血证急性发作者最多。

附加一个讨论：此证是不是一定要在太阳病阶段上形成呢？不是的。桃核承气证之瘀血属于平素在患者身体有潜伏史，而伤寒或外感是作为一个诱因，诱发瘀血的发作，所谓"热结膀胱""太阳随经瘀热在里"等文字，是古人测度的说法，是靠不住的。如前所说，古人这种治疗规律与方法是对的，但说法不对。是否就是太阳随经瘀热在膀胱？很值得研究。我认为不是。因为临床上有瘀血证发作而没得太阳病者，如何解释？现在不少人把这说成是太阳腑证，太阳腑证应是膀胱病，但这是膀胱病吗？与太阳膀胱一点没有关系。

伤寒八九日，下之，胸满烦惊，小便不利，谵语，一身尽重，不可转侧者，柴胡加龙骨牡蛎汤主之。（107）

柴胡加龙骨牡蛎汤方

柴胡四两　　**龙骨**　**黄芩**　**生姜**切　**铅丹**　**人参**　**桂枝**去皮　**茯苓**各一两半　**半夏**二合半，洗　**大黄**二两　**牡蛎**一两半，熬　**大枣**六枚，擘

上十二味，以水八升，煮取四升，内大黄，切如棋子，更煮一两沸，去滓。温服一升。本云柴胡汤，今加龙骨等。

【胡老授课笔记】

"伤寒八九日"，言外在讲病已传入半表半里而为少阳病。若下之，则"胸满烦惊"。少阳居胸腹腔间，里本无病，若吐下则虚其里，热邪入里。若内里有饮则也往上凝。此为误下少阳病，而胸胁苦满不去。观少阳病篇有"少阳中风，两耳无所闻，目赤，胸中满而烦者，不可吐下，吐下则悸而惊"可知，"胸满烦惊"说明此前就有少阳证，未下之前是"胸满烦"，已下之后又呈"惊"。惊者，热上攻于头之故。由于气往上冲，且胃虚邪热客气全聚于此而不下，故"小便不利，谵语"；水上逆而不下，湿气弥漫，则"一身尽重，不可转侧"，湿气停留。

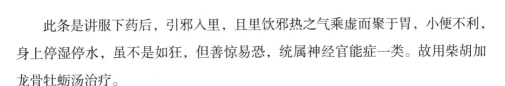

此条是讲服下药后，引邪入里，且里饮邪热之气乘虚而聚于胃，小便不利，身上停湿停水，虽不是如狂，但善惊易恐，统属神经官能症一类。故用柴胡加龙骨牡蛎汤治疗。

柴胡加龙骨牡蛎汤方析：即小柴胡汤加味。以柴胡剂治疗胸满而烦，以龙骨、牡蛎、铅丹治悸，尤其龙、牡二味治烦、悸动、不能眠者。铅丹不常用，因有毒。大黄治谵语，桂枝治气上冲。柴胡剂与脑系有关，此方亦有用于精神病的机会，如柴胡四症之一的"嘿嘿不欲饮食"，嘿嘿，昏昏然也。铅丹量要少，3克即可。此方少阳病兼惊、悸、惧者皆可。

伤寒，腹满，谵语，寸口脉浮而紧，此肝乘脾也，名曰纵。刺期门。（108）

【胡老授课笔记】

胃不和则"谵语"，里实故呈"腹满"。此病开始是伤寒，后来传阳明之里，但"寸口脉浮而紧"，说明表尚在。从脉证分析，此属太阳阳明并病。云"肝乘脾"，不可理解。《医宗金鉴》认为有错误，我同意。"刺期门"可祛胸膈邪热，却没有胸膈证候。

伤寒发热，啬啬恶寒，大渴欲饮水，其腹必满，自汗出，小便利，其病欲解，此肝乘肺也，名曰横，刺期门。（109）

【胡老授课笔记】

"伤寒发热，啬啬恶寒"为表证，里有热则"大渴欲饮水，其腹必满"。伤寒无汗，若"自汗出"则表从汗解。虽然渴饮一时的腹满，若"小便利"，则水有出处，满亦自行消除，故"其病欲解"。云"肝乘肺"，此与肺无关，不可理解。将这两条的"肝乘脾、肝乘肺"放在太阳病篇无意义，且以后其他条文未再提及，《医宗金鉴》说此绝对有疑误。

以上108、109两条就是讲太阳、阳明并病，只能这样认识，即太阳病未罢，阳明病已显。其言"纵""横"，即肝移热于脾、肺，有问题。

太阳病二日，反躁，凡熨其背而大汗出，大热入胃，

胃中水竭，躁烦，必发谵语；十余日，振栗，自下利者，此为欲解也。故其汗从腰以下不得汗，欲小便不得，反呕，欲失溲，足下恶风，大便硬，小便当数，而反不数及不多。大便已，头卓然而痛，其人足心必热，谷气下流故也。（110）

【胡老授课笔记】

以下段落是谈火攻的危害。此条主要讲火攻出汗，津液被伤病变。前面有"伤寒一日，太阳受之，脉若静者，为不传；颇欲吐，若躁烦，脉数急者，为传也"。一般说，太阳病在一两天内并不里传，此"太阳病二日，反躁"，胃不和则躁，此说明人体素有内热，一感表证则易传里，第二天便见预兆。有热却用火攻，"反熨其背"，古人用烧热的砖或瓦，用布包上熨其背，劫其汗出。发汗法是取微似汗，"不可令如水流漓，病必不除"。此却由于热极盛而大汗出，胃本有热，又以火熨其背，火热同气相求，更使胃热，胃中水津被夺，而"大热入胃，胃中水竭"，胃中干而不和，一定要"躁烦，必发谵语"，此皆火热入胃而致。若十天以后津液恢复，病自向愈。在此之时会有瞑眩状态，振慄。"自下利者"，因胃中干，胃气不能布津，尤其不能往下布，胃气津液一恢复，其气由上注于下，而"自下利"，病就好了。这两句为倒装句，应放在后面。

接前，"故其汗从腰以下不得汗"，是接"胃中水竭、躁烦、必发谵语"句之后。因火热入胃，胃中干，故其汗上有而腰以下没有，以津液枯竭，不足以润下也，所以无小便，"反呕，欲失溲"。此有两个问题：一是热向上涌（呕）；再是由于下面有水饮，饮与津液不同，津液由胃生，谷气使然，其热击动水气向上逆满，故呕。水、火二者不并存，热躁则消耗水分，排斥人身水分，故汗多、小便数。此"欲失溲"，乃谷气不能布于下，下虚而失溲；还有就是无溲可失，没有津液。人身体液不至局部，则局部变虚，津液不布于下，则足下虚而"恶风"，胃中水竭则"大便硬"，大便硬以法"小便当数"，若肠中有水，大便

溏，小便不利，谓之水谷不别。今"反不数及不多"，为谷气不得下流所致。倘若病过十余日，发生振栗，"自下利者"即"大便已"句义，"头卓然而痛"，即骤然间而痛，亦属瞑眩。指患者至此津液恢复，胃气复振时，则"振栗，自下利""头卓然而痛"。此应属一大句，文中分成了前后两句，属倒插句，要注意。其人感到"足心必热"亦说明胃津液恢复，谷气下流故也。

总之，此条强调治疗上要注意保胃气，人体一切机能全凭津液与血液，就是胃气，故经曰"脾为胃行其津液"。津液不到哪，哪就不能行，津液到手手能握，到足足能行。此段内容津液下不去，则小便失溲、足下寒，皆为津液不至使然。此病貌似厉害，但无什么险恶证候，只是一时的津液枯燥，故可自行恢复，胃和，谷气下布就好。大凡虚证，若病自愈或用药对头，都要发生瞑眩，属其病欲愈的反应。

太阳病中风，以火劫发汗，邪风被火热，血气流溢，失其常度。两阳相熏灼，其身发黄。阳盛则欲衄，阴虚小便难。阴阳俱虚竭，身体则枯燥，但头汗出，剂颈而还，腹满微喘，口干咽烂，或不大便，久则谵语，甚者至哕，手足躁扰，捻衣摸床。小便利者，其人可治。（111）

【胡老授课笔记】

此条涉及生死。太阳中风证候特点是津虚多热，若以火劫汗，风邪属阳，使人发热，再被火热，其势如焚。邪热因火而盛，故血流散于脉内；气溢失于脉外，变汗而出。人之气血有一定常度，此误治便"失其常度"，本有风邪又益之与火攻，故曰"两阳"；熏灼肌肉则"其身发黄"，此黄为火熏之色，不是黄疸；"阳盛则欲衄"，阳上亢而鼻出血；水竭于下则"小便难"；"阴阳俱虚竭"，此阴阳指气血，血管内外之血气皆虚而竭少；"身体则枯燥"，属津血丧失之形，似竹叶石膏汤之身体羸瘦，或汗出必额上陷等，津液一失，则身体枯萎、消瘦；津虚身无汗，仅"头汗出，剂颈而还"；热上壅有燥结，压迫横膈膜，则"腹满

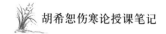

微喘"；热盛逆于上，则"口干咽烂"；因热成燥成实则阳明内结，"或不大便，久则谵语"；津液虚极，影响脏器机能，胃气则败而"哕"，同时神识不守，见"手足躁扰，捻衣摸床"。此纯属邪实正虚极之反应，患热病人死前有此现象。若津液恢复小便利者，尚有救。此条较上条为重，上条本有热，并不虚；本条热盛加虚者，危殆也。

伤寒脉浮，医以火迫劫之，亡阳必惊狂，卧起不安者，桂枝去芍药加蜀漆牡蛎龙骨救逆汤主之。（112）

桂枝去芍药加蜀漆牡蛎龙骨救逆汤方

桂枝三两，去皮　**甘草**二两，炙　**生姜**三两，切　**大枣**十二枚，擘　**牡蛎**五两，熬　**蜀漆**三两，洗去腥　**龙骨**四两

上七味，以水一斗二升，先煮蜀漆，减二升，内诸药，煮取三升，去滓，温服一升。本云桂枝汤，今去芍药，加蜀漆、牡蛎、龙骨。

【胡老授课笔记】

"伤寒"，指太阳无汗的伤寒病。以火劫使大汗出，过汗则亡阳，即亡失津液。为何亡阳惊狂？大汗出，既亡失津液，又亡失血液，血不足以养心，则心惊悸，此其一；其二，此本伤寒，邪热在表，以火劫汗，火反助其邪热，热更加重。由于大汗出，以上身出多，上下体液骤然间失调，在下的体液向上，而导致气上冲。冲气邪热上攻于头则生惊狂。此惊狂不尽属于心脏，脑系也有。所以说"亡阳必惊狂"，此亡阳二字用得相当好！意在言外，虽然以火劫之，若不到亡阳程度则不惊狂，若达到亡阳程度一定要惊狂。一则血不养心，心怯则惊；再者其导致气上冲，不仅热上冲，且水也上逆，进而影响脑系而狂。

桂枝去芍药加蜀漆牡蛎龙骨救逆汤方析：就治方来看，此惊狂亦与水有关，加蜀漆即常山苗，可祛水饮，尤治痰结，也安惊。与龙、牡相似，治胸腹动悸，发噤发狂。此方是桂枝去芍药的基础，可见能治胸满，此条绝对有胸满，乃水

气上冲使然，即胸满动悸，卧起不安。其表不解，因以火发汗不会祛邪，故仍用桂枝汤，尽管始病伤寒，然已用火劫迫使大汗出而亡阳，表虽未解，只能用桂枝汤，不能用麻黄汤。由于气上冲，上实下虚，故去芍药。总之，用桂枝去芍药汤治胸满表不解，加蜀漆、龙骨、牡蛎镇静安神。

另外，关于风邪问题值得讨论。

仲景此书认为是邪风侵入人体，是错误的。其"中风""伤寒"，不要以为真有风或寒中在人体的某某处。此有语病，后世很多谬释。如桂枝为祛风药，麻黄为散寒药等。其实，并非真有其风或寒中于人体。即便是病因风寒而得，风寒不过是个诱因而已，绝不等于其病就是风病或寒病，论诱因可以这样讲，但不能说就是此病。研究中医要研究规律这是对的，至于提法则应有分析地对待。再谈太阳病，确立两个类型是肯定存在的，"发热、汗出、恶风、脉缓"，古人曰"中风"；"或已发热，或未发热，必恶寒，体痛呕逆，脉阴阳俱紧"，古人曰"伤寒"。这是客观存在的规律，是不会变的。其用桂枝汤、麻黄汤治疗也不会变。但问题在于用此祛风或散寒？很值得研究。因古人限于历史条件，发现了规律又要强做解释，于是往往把现象当本质，某些不清楚的提法、说法便迷惑了人影响了人们认识的深入。人身潜伏病菌，因风因寒因暑而诱发，仅是诱因，不等于病本身。治病还得去分析病理。

总之，古人发现并掌握了疾病的发病规律与治疗，但对这种规律的认识则带有历史的局限，研究中医要分清这种层次。"中风""伤寒"作为一个术语尚可，作为一种认识则错误。

形作伤寒，其脉不弦紧而弱，弱者必渴，被火者必谵语。弱者发热，脉浮，解之当汗出愈。（113）

【胡老授课笔记】

"形作伤寒"，即本证有发热恶寒。然伤寒属表实证，脉应浮紧。此却"不弦紧而弱"，弦与紧脉很不易区别，弦者，上下绷直；紧者，脉管紧束有力。弦之对者为弱，紧之对者为缓。而缓与弱又很不易区别。故临床上常有"脉紧如弦""脉缓弱"等。弦与紧、缓与弱之不同，在理论上存在，但指下很难分清。"其脉不弦紧而弱"，为津液虚血少。此不是阳气重于表，而是体表津液不充。即前第27条"太阳病，发热恶寒，热多寒少，脉微弱者，此无阳也，不可发汗"之义。彼加石膏。此"弱者必渴"，亦说明津液虚则渴，"虚故饮水自救"。"弱者发热，脉浮，解之当汗出愈。"只是"解之"，用小发汗之法，为什么？因"此无阳也，不可发汗"。此无阳之"阳"不是热，无阳就是没有津液，非"无热"也。其开始就是"发热恶寒，热多寒少"。麻黄汤证"阳气重于表"，就是津液充斥于表。关于"弱者发热脉浮"句，一般注家（如《医宗金鉴》）都注错了。需前后条文互看，此书看一遍是不行的，任何人也不行。我19岁读《伤寒论》，今年已83岁，期间也不知道有多少次改变，若不整体看问题，是看不明白的。此条与第27条是一个意思，两种说法。

总之，此条讲的是：有表热，津液虚，其脉就弱，甚至微，发汗是不行的，火攻更不行。只能清肃内外，微微解之，稍见其汗就好了。

太阳病，以火熏之，不得汗，其人必躁，到经不解，必清血，名为火邪。（114）

【胡老授课笔记】

古人用火将地烧热，人在热地仰卧，是为火取发汗，即曰"以火熏之"；"不得汗"说明津液素虚。但患太阳病而不得汗，则邪无从出。且火热攻于里而"其人必躁"，躁者谓之乱，烦者谓之热。大凡太阳病自愈，约在六、七日之期，"发于阳七日愈，发于阴六日愈"，此到时而不愈，外邪、火热不解，"到经不解"，久必伤阴而"清血"，传里伤阴也。此清血是由于火攻造成的，故"名为火邪"。法宜祛火祛热为急，表不解仍应解表。

火攻诸条，有时加具体证治，有时则言其危害，举其概要，具体情况要"随证治之"。

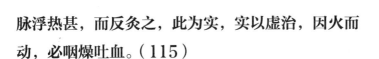

脉浮热甚，而反灸之，此为实，实以虚治，因火而动，必咽燥吐血。（115）

【胡老授课笔记】

太阳病"脉浮"，但"热甚"，法宜清凉解表，石膏一类。灸法不利于热实证，"而反灸之"，实证却用治虚寒的方法，"实以虚治"。本有热甚，又助之以灸火，"因火而动"，即其热因灸火而击动起来。凡热则往上攻，尤其是表热，故"必咽燥吐血"。

此条虽讲火攻，与用药同属一理，若热病用热药，亦可致上述见证，所以，治病必须分清寒热虚实。

微数之脉，慎不可灸，因火为邪，则为烦逆，追虚逐实，血散脉中，火气虽微，内攻有力，焦骨伤筋，血难复也。（116）

【胡老授课笔记】

"微数之脉"，微者血不足，亡阳；数者有热。此为虚热证。火邪与热证，火助其热则烦逆。逆有多种：咳逆、呕逆、烦逆。"追虚逐实"：本有阴虚，以灸火越追越虚；本有热实，济之以灸火，更助其实。"焦骨伤筋，血难复也"，《金匮要略·痉湿暍病脉证治》："痉病有灸疮，难治。"有灸疮，即太阳病虚热之候灸之，故血气难复，痉病难好。为何难治？曰："血难复也"。

脉浮，宜以汗解。用火灸之，邪无从出，因火而盛，病从腰以下必重而痹，名火逆也。欲自解者，必当先烦，烦乃有汗而解。何以知之？脉浮，故知汗出解。（116续）

【胡老授课笔记】

脉浮者表也，法宜汗解。用火灸之，汗不得从体表而出，使"邪无从出"，指表未解，反倒因火而盛。前已言，麻黄汤证，其体表充实津液，若不得汗，热不能解，津液亦不能出。其热上亢，人体津液不得汗，湿邪下注，故"病从腰以下必重而痹",重是沉重,痹者不仁。也可以疼,又沉又痛。这是湿证,湿从何来?因误治也。

本来病在表,机体输送大量体液到体表,以解除疾病。用火灸之,不得汗出,热既不能解,体表之水分便变成水湿,流注于下半身而成痹也。此为因火而造成的逆证。前文有"阴阳自调者,必自愈"。大凡误治之后,身体挫伤,自愈前均有瞑眩状态,此"先烦"即是。由于火灸后表不解,其脉仍浮,说明病还在外。若自解一定有汗出,因有表邪也。言外若终不解,治疗时也要考虑解表,所以"脉浮故知汗出解"。我认为先用桂枝汤通阳,再用苓姜术甘汤(肾着汤)治腰下沉或痛。

烧针令其汗,针处被寒,核起而赤者,必发奔豚,气从少腹上冲心者,灸其核上各一壮,与桂枝加桂汤,更加桂二两也。(117)

桂枝加桂汤方

桂枝五两,去皮　**芍药**三两　**生姜**三两,切　**甘草**二两,炙　**大枣**十二枚,擘

上五味,以水七升,煮取三升,去滓。温服一升。本云桂枝汤,今加桂满五两。所以加桂者,以能泄奔豚气也。

【胡老授课笔记】

烧针即温针,最厉害。古人把针用线缠上,放酒精或煤油点着,发红而刺,即烧针。"烧针令其汗",指表证需汗出言。"针处被寒"即感染,针刺处其肿如核。此"奔豚"是剧烈地气上冲,《金匮要略·奔豚气病脉证治》:"奔豚病,从少腹起,上冲咽喉,发作欲死,复还止,皆从惊恐得之。"此为神经症状,患者感觉有气上冲,其实是一种自觉神经症。

此惊恐非外来可惊可恐之事刺激而来,属机体本身有惊恐证候基础上而发作。因烧针迫使大汗出,患者神经受到剧烈刺激要发惊恐,且"核起而赤",又给患者以惶恐感。在惊恐基础上,其神经症状再高涨,便可发生奔豚。这是一

面；另一面，烧针令其大汗出而亡阳，在上汗出过多，便导致水和气乘上之虚而上冲，同时再加上面因素，一定要发生奔豚证。"灸其核上各一壮"是治局部感染。

桂枝加桂汤方析：此方用治奔豚，可见桂枝治气上冲，加桂二两（即15克）。前面亦有"太阳病下之后，其气上冲者，可与桂枝汤"，气上冲达到高度便是奔豚。因此条桂枝证存在，如脉浮、发热、恶风等，故还用桂枝汤原方加桂。若无桂枝证，可选用苓桂枣甘汤，彼以水为主，此以气为主。

火逆下之，因烧针烦躁者，桂枝甘草龙骨牡蛎汤主之。（118）

桂枝甘草龙骨牡蛎汤方

桂枝一两，去皮 **甘草**二两，炙 **牡蛎**二两，熬 **龙骨**二两

上四味，以水五升，煮取二升半，去滓。温服八合，日三服。

【胡老授课笔记】

"火逆"，即指前条"病从腰以下必重而痹，名火逆也"。火逆证还应解表，如"欲自解者，必当先烦，烦乃有汗而解"，不可下。今"火逆下之"，又加烧针，进而病不但腰重而痹，且生烦躁见卧起不安等。此方即桂枝甘草汤证兼烦躁不安者，故加龙骨、牡蛎。此条有表证，其火逆是承前而来，不是因火而逆，要注意。此条讲一错再错变证，但病还在表。《伤寒论》桂枝方有三个主要变化：①桂枝汤；②桂枝去芍药汤；③桂枝甘草汤。此条桂枝甘草亦属桂枝汤中辛甘合用之义，桂枝辛，甘草甘，故也治身痛，也解表，但解表作用不如原桂枝汤。

桂枝甘草龙骨牡蛎汤方析：此方与桂枝去芍药加蜀漆牡蛎龙骨救逆汤方义大体相同。然前方有生姜，解表稍强。此方仅桂枝一味且量一两，而龙、牡量大。但如果表证突出，气上冲突出，桂枝可以重用至三两。

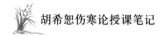

太阳伤寒者，加温针必惊也。（119）

【胡老授课笔记】

此条与第112条一样，"温针"即烧针，惊狂有两个来由：一是夺津液则血受损，血虚不足以养心，心虚则惊；二是此惊因大汗出而气上冲，气上冲又表不解，冲气夹热邪影响脑系而惊。太阳中风本属津液虚，用火针却不言惊狂，只能造成"焦骨伤津，血难复也"，而不造成惊狂。此是太阳伤寒，用温针后亡阳惊狂。为什么？伤寒属表实，用温针治疗是"实以虚治"，从而大汗亡阳，气上冲甚，实热并重，亦波及脑系，亦与心脏有关，心主血脉，血虚亦影响心气。此条把火攻做个总结，伤寒皆属热病。

以上火逆诸证，中心意思是：病在太阳，尤其伤寒表实证，不可火攻。

太阳病，当恶寒发热，今自汗出，反不恶寒发热，关上脉细数者，以医吐之过也。一二日吐之者，腹中饥，口不能食；三四日吐之者，不喜糜粥，欲食冷食，朝食暮吐。以医吐之所致也，此为小逆。（120）

【胡老授课笔记】

太阳病用吐法，亦会造成一系列问题。此条举其常见者。医生误用吐药，胃虚而邪陷于里，则"自汗出，反不恶寒发热"，状似阳明胃不和之象。然阳明病一般脉大，此"关上脉细数"，关上脉候心下胃部，"细"者虚也，误吐所致。邪陷于胃，未从表解则"数"。由脉观之，此证并非一般之表证传里而为阳明里证，而是"医吐之过"。因吐后胃中空虚，故"腹中饥"；胃气上逆，故"口不能食"；一二日吐后根本不能吃东西，三四日吐之，时间长点，药力稍过，则虽能冷食，亦朝食暮吐。虽无温温欲吐之形，而胃有虚热。此仅为胃气不和，尚有虚热而已，故曰"小逆"。

太阳病，吐之，但太阳病当恶寒，今反不恶寒，不欲近衣，此为

吐之内烦也。（121）

【胡老授课笔记】

太阳病法当以汗，此条误吐，造成邪热陷于里而为内烦。"反不恶寒，不欲近衣"，胃热较上条为重。误吐，虚其胃气，邪热趁虚而入于里，变成阳明病。

病人脉数，数为热，当消谷引食，而反吐者，此以发汗，令阳气微，膈气虚，脉乃数也。数为客热，不能消谷，以胃中虚冷，故吐也。（122）

【胡老授课笔记】

脉数为热，热能化食，"当消谷引食"。此脉数却不能食，进食即吐，原因是发汗太过，致在表之阳气也就是津液外虚，即"阳气微"；胃气内虚，即"膈气虚"。因津液乃胃之水谷所化，汗夺其津，而影响胃气，内外津液皆虚，故脉乃数也。数脉主热，亦主虚。"数为客热"，指由于膈气虚，外邪乘虚而动于膈，内入于胃，故脉数。此脉数是邪热乘胃虚客之造成，非胃中真有热，不是胃气强，故"不能消谷"。观此可知，吐者，乃因胃中虚而寒饮乘之使然。由于胃中虚，邪热入胃，同时内饮亦上胃，故吐。此就吐法而发挥之，不能限于只有误吐才生此证，过汗亦可致此，如半夏泻心汤、甘草泻心汤证，也因胃虚，邪热乘之，水饮亦乘之而心下痞等，均是。

太阳病，过经十余日，心下温温欲吐，而胸中痛，大便反溏，腹微满，郁郁微烦。先此时自极吐下者，与调胃承气汤。若不尔者，不可与。但欲呕，胸中痛，微溏者，此非柴胡汤证，以呕故知极吐下也。调胃承气汤。（123）

【胡老授课笔记】

"极吐下"是大吐下，即用猛峻药吐下。本为太阳病，十余日过经传里，吐后内烦而"温温欲吐"，甚者则"胸中痛""郁郁微烦"。极吐则气逆不降，本不应便溏，此"大便反溏"，且"腹微满"，又断为极下所致。此吐下后胃伤，先与调胃承气汤少少与，调和之，方能纳食，否则不行。"若不尔者"，即不是因极吐下，则属少阳之半表半里见证，便不可与调胃承气汤。"但欲呕，胸中痛，微溏者"，颇似柴胡证而实非，为什么？在"呕"上。柴胡证"心烦喜呕"，此是"温温欲吐"，温温者，愠愠也。烦恼之意，不是柴胡证。此问诊对治病有重要意义，临床上，患者言总是想吐，又有胸中痛。不能仅此断为柴胡证，要进一步追问，烦甚，温温欲吐，根本不想吃东西，闹腾，与"喜呕"频繁的作呕根本不同。此用调胃承气汤，不仅是治病祛热，亦在调和胃气。

太阳病六七日，表证仍在，脉微而沉，反不结胸，其人发狂者，以热在下焦，少腹当硬满，小便自利者，下血乃愈。所以然者，以太阳随经，瘀热在里故也。抵当汤主之。（124）

抵当汤方

水蛭熬　　**虻虫**各三十个，去翅足，熬　　**桃仁**二十个，去皮尖　　**大黄**三两，酒洗

上四味，以水五升，煮取三升，去滓。温服一升。不下，更服。

【胡老授课笔记】

太阳病四五日传半表半里，六七日为传里之期。"表证"指外热，脉不浮反"微而沉"，沉主里，微为血脉有阻碍，里有结也。结实很深则脉沉微，里若实，脉虽沉而不微。此脉微而沉说明结的程度相当深。结实如此，以法应结胸，结胸是"按之痛，寸脉浮，关脉沉"，"反不结胸，其人发狂者"，发狂较如狂为甚，此不只是热结，而是血结也。热与血结于下焦，"少腹当硬满"，不是少腹急结。少腹满，兼小便不利者，为水结；兼小便自利者，为血结。瘀热结于下，瘀血证临床观察，一般以素有久瘀血者为多，而少腹部位易患，因少腹静脉瘀塞所致。《解剖生理学》中可见，少腹静脉管甚多，古人称之为"血室"，人有瘀血，久则沉积在此部最多，偶有外感，则成蓄血。观此情形，酌用桃核承气汤或抵当汤。若病重笃，瘀血难攻者，用抵当汤（绝无下血）；轻者，用桃核承

气汤（时有下血）。

抵当汤方析：这个瘀血重，只用一味桃仁是不行的，还要加水蛭、虻虫、大黄，去甘草之缓。水蛭、虻虫二者大同小异，均在祛瘀血中兼有解凝作用，对顽固陈久之瘀血尤宜。其他如干漆、䗪虫等都有这个作用。名抵当者，非此不足以抵挡也。

太阳病身黄，脉沉结，少腹硬，小便不利者，为无血也。小便自利，其人如狂者，血证谛也。抵当汤主之。（125）

【胡老授课笔记】

此条"身黄"属血性黄疸。因病在里，里有阻碍，故"脉沉结"。里结于下焦而"少腹硬；蓄血证，轻者"急结"，甚者"硬满"。此证十有八九影响脑系，故"其人如狂"，临床常见。此条较上条更深入地来说明蓄血与蓄水之鉴别。

伤寒有热，少腹满，应小便不利，今反利者，为有血也，当下之，不可余药，宜抵当丸。（126）

抵当丸方

水蛭二十个，熬　　**虻虫**二十个，去翅足，熬　　**桃仁**二十五个，去皮尖　　**大黄**三两

上四味，捣分四丸。以水一升，煮一丸，取七合服之。晬时当下血，若不下者，更服。

【胡老授课笔记】

"伤寒有热"，为表不解而有热。有两种可能：一种是里有停水而表不解，则"伤寒有热"，治宜利小便祛水气以解表，如小青龙汤；再一种是里有瘀血，有所结，里气不通畅，影响内外亦不调达，热亦不解。里气不通，表气亦闭塞，此时用发汗法解表亦不行。

总之，"伤寒有热"，表证不解热不退，有蓄水和蓄血两种问题。换言之，

若素有蓄水或蓄血病者，偶感伤寒，单纯治伤寒，其热不退者，要考虑里有所瘀、所结问题。此条文要精思，方有所悟。"不可余药"，即不可用其他药物。用丸药在于其证不剧，用丸煎服，量较汤剂小。

抵当丸析：与汤剂药物一样，而分量小，水蛭、虻虫较汤剂各减十个，桃仁稍多，大黄等量。且服量小，汤作三次服，此丸作四次服。

太阳病，小便利者，以饮水多，必心下悸；小便少者，必苦里急也。（127）

【胡老授课笔记】

"饮水多"则胃存水，胃存水则"心下悸"。《金匮要略·痰饮咳嗽病脉证并治》："夫病人饮水多，必暴喘满。凡食少饮多，水停心下。甚者则悸，微者短气。"少腹满为"里急"。蓄水证，分饮留于胃（心下悸）和饮留于膀胱（少腹急），见证各异。

辨太阳病脉证并治（下）

问曰：病有结胸，有脏结，其状何如？答曰：按之痛，寸脉浮，关脉沉，名曰结胸也。（128）

何谓脏结？答曰：如结胸状，饮食如故，时时下利，寸脉浮，关脉小细沉紧，名曰脏结。舌上白胎滑者，难治。（129）

【胡老授课笔记】

结胸者，结于心下而上及胸膛也。结者，水与热结也；脏结者，脏器本身而有邪结，即邪结于脏；"按之痛"，指心下胃部，此处结实，格阳于上，故"寸脉浮"；人身大气居胸，心肺所主。中焦阻隔，阳气不能下交而"寸脉浮，关脉沉"，此即促脉，寸浮关以下沉，此名结胸。

"如结胸状"，指按之痛；脏结多阴证少阳证，故"时时下利"，属阴寒；"寸脉浮"，中有所结；"关脉小细沉紧"，小细者言其虚，紧者言其寒，说明中气虚衰且有寒，此为邪结于脏；"舌上白胎滑"，舌有苔均为热象，滑为湿。总是多湿多寒而夹杂有热，所以是白滑苔。因结胸宜攻，此脏结虚寒又不能攻，故曰"难治"。

脏结无阳证，不往来寒热，其人反静，舌上胎滑者，不可攻也。（130）

【胡老授课笔记】

"不往来寒热"，此指偏于寒，即寒而不热，要灵活看。静为阴，动为阳，"其人反静，舌上苔滑"，乃多湿之象，故"不可攻也"。

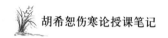

病发于阳，而反下之，热入，因作结胸；病发于阴，而反下之，因作痞也；所以成结胸者，以下之太早故也。（131）

【胡老授课笔记】

"病发于阳"指太阳病，误下后热邪乘虚而入，造成结胸。"病发于阴"，法宜温补，不应下，误下则"作痞"，此指痞块，即脏结。此与太阴病提纲证之"胸下结硬"类似。故阴证不可下，若下则伤其脏器而成"痞块"，此与泻心汤之心下痞证不同。所以注家言"太阳伤寒下之则成痞病"，是不对的。成结胸者，乃表未罢，下之太早而成。但阴证无论迟早均不可下。

结胸者，项亦强，如柔痉状，下之则和，宜大陷胸丸。（131续）

大陷胸丸方

大黄半斤　葶苈半升，熬　芒硝半升　杏仁半升，去皮尖，熬黑

上四味，捣筛二味，内杏仁、芒硝，合研如脂，和散，取如弹丸一枚，别捣甘遂末一钱匕，白蜜二合，水二升，煮取一升，温顿服之，一宿乃下。如不下，更服，取下为效。禁如药法。

【胡老授课笔记】

"柔痉"与刚痉相对。痉者，肌肉不和而发痉挛，在表有刚柔之分：以伤寒无汗之证型出现者，为刚痉，葛根汤主之，项背强直，甚者角弓反张而成痉；以自汗出证型出现者，为柔痉，用栝蒌桂枝汤主之，柔痉乃组织枯燥、津失过多、肌肉失和形成，其痉较轻，仅身体几几然而已，发紧。此结胸证主要为水与热结，亦有如柔痉状之身发强直感，治宜大陷胸丸（较大陷胸汤为轻）。

大陷胸丸析：此方逐水的主药是甘遂，因热结于里，故以芒硝、大黄攻里，同时有水，故用葶苈子、杏仁。"一钱匕"即一小勺，约现在3分。加蜜者，缓其药力。硝、黄二味有攻下祛热之力，配什么药便取什么性，如配桃仁、水蛭、虻虫、丹皮就下血；配芩、连就下热除烦；配祛水药就下水。此结胸证，不但

有热实，且有水。

结胸证，其脉浮大者，不可下，下之则死。（132）

【胡老授课笔记】

"脉浮大者"，浮为在表，有外证；大者为虚，不实也；故"不可下"。指结胸证亦不能下之太早。

结胸证悉具，烦躁者亦死。（133）

【胡老授课笔记】

"结胸证悉具"，指按之如石硬、痛而拒按，这是大陷胸汤证。若出现烦躁，烦指热，只烦无躁，只是热而已；而烦躁并存，躁者乱也，故必死。

以上结胸证指太阳病误治诸条。

太阳病，脉浮而动数，浮则为风，数则为热，动则为痛，数则为虚，头痛发热，微盗汗出，而反恶寒者，表未解也。医反下之，动数变迟，膈内拒痛，胃中空虚，客气动膈，短气躁烦，心中懊恼，阳气内陷，心下因硬，则为结胸，大陷胸汤主之。若不结胸，但头汗出，余处无汗，剂颈而还，小便不利，身必发黄。（134）

大陷胸汤方

大黄六两，去皮　**芒硝**一升　**甘遂**一钱匕

上三味，以水六升，先煮大黄取二升，去滓，内芒硝，煮一两沸，内甘遂末，温服一升，得快利，止后服。

【胡老授课笔记】

此条承第131条"病发于阳，而反下之，热入因作结胸……"而来述其证治。"脉浮而动数"，动者，跳突摇摆之脉，即滑得厉害；不一定仅限于关上。王叔和说："关上如豆摇摇谓之动。"（注：原文出自《辨脉法》："阴阳相

抟，名曰动……若数脉见于关上，上下无头尾，如豆大，厥厥动摇者，名曰动也。"）其说有问题。脉浮在表即风邪，"动则为痛"，动主痛；"数则为虚"，数主热，热盛伤津液，亦主虚。一般肺结核晚期，脉细数无度，为虚也。"头痛发热"，为病在表。"微盗汗出"为虚。此即据脉而见其症，脉症相应。此段大概是这样，"太阳病，脉浮而动数，头痛发热，微盗汗出"即可。是太阳表未解也。下后里虚，虚其胃气，则"动数变迟"；邪热内陷而"膈内拒痛"，拒者，正邪分争而痛。此皆误下，胃中空虚，邪内陷而动膈，邪入里，膈为邪气盘踞，则"短气躁烦，心中懊侬"，此较烦躁为甚。若只是热邪不会造成结胸证，由于"阳气内陷"，阳气指在表之津液，误下邪气乘虚内陷，病入里，故津液亦往里撤，于是热邪与水液交结于内，"心下因硬，则为结胸"，大陷胸汤主之。

若热邪内陷于里而不结胸，仅头部出汗，余处无汗且小便不利，于是湿热郁蒸而为黄疸。加此说明，不仅是结胸，身黄之由来也与水热互结有关。换言之，湿热结于上则为结胸，若湿热郁于里不结胸者，便为黄疸。此段写法上以黄疸为客，借客以明主，即结胸证亦与湿热有关，也可叫"水与热结"。

大陷胸汤方析： "得快利，止后服"，即迅速排泄后，药便停止。结胸病少见，遇此用大陷胸汤方，机会要把握好，不可早亦不可迟。

伤寒六七日，结胸热实，脉沉而紧，心下痛，按之石硬者，大陷胸汤主之。（135）

【胡老授课笔记】

此言结胸证之成因。不局限于下之过早，亦有伤寒病发展而来。"六七日"为传变之期，"脉沉而紧"，乃邪实有余之脉，表实脉浮紧，里实脉沉紧。"心下痛"属胃部自觉症，在外水与热结，在里为真正的热实，即有形有物。此条言热实，与下条相互发明。

伤寒十余日，热结在里，复往来寒热者，与大柴胡汤。但结

胸，无大热者，此为水结在胸胁也。但头微汗出者，大陷胸汤主之。
（136）

【胡老授课笔记】

"伤寒十余日"，一般表邪已入里，故曰"热结在里"。"复往来寒热"，即还有往来寒热，此说明是少阳阳明并病。阳明证见，而少阳病仍在，故"与大柴胡汤"；"但结胸无大热者"，是指结胸为热结于里，而外不呈什么往来寒热。关于"无大热"的解释：热全结于里，外热不显，但不是无热。不像表证的大热明显，属于半表半里往来寒热之热。本来实热证，为何其热不呈于外？原因是"水结在胸胁也"，气不得旁达，只是热往上冲，见"头微汗出者"。

以上第135、136两条相互阐发说明，但注家据"结胸热实"和"水结在胸胁"两句大做文章，言结胸有"水结胸""热结胸"之分，此错误。第135条言结胸一定热实，不热实便不用芒硝、大黄量大如此。然热实也结胸，也是水结在胸下。第136条言水结在胸下，也是热结于里，二者同出一辙，只是论述的角度各有侧重。二者互参，则结胸病理甚明。绝不是一为水结胸，一为热结胸。

第136条又有一个大柴胡与大陷胸汤证鉴别问题：大柴胡必须具备柴胡证，结胸证外无往来寒热，内无胸胁苦满，而是在中间，即心下痛按之石硬者，柴胡证是胸胁苦满尤以两胁为甚，虽胸也满，但部位陷于心下，以至及于腹部。此条提出两方之证，说明两者出路有关系。大柴胡证之"心下急"不等于"心下痛"，且无"按之石硬"。

太阳病，重发汗而复下之，不大便五六日，舌上燥而渴，日晡所小有潮热，从心下至少腹硬满而痛不可近者，大陷胸汤主之。（137）

【胡老授课笔记】

病在表，宜汗解。但不能"重发汗"，桂枝汤证误用麻黄汤，或大青龙汤，均错。此大发其汗又误下，则津液亡失太多。"不大便五六日，舌上燥而渴"，如此见证为病入阳明。阳明病应有潮热，此仅仅为"日晡所小有潮热"，此承上

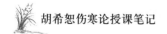

条水结胸胁，暗示其外无大热也。同时，"从心下至少腹硬满而痛不可近者"，疼痛之甚，面积之大，乃结胸之明证，故"大陷胸汤主之"。

小结胸病，正在心下，按之则痛，脉浮滑者，小陷胸汤主之。（138）

小陷胸汤方

黄连一两　**半夏**半升，洗　**栝蒌实**大者一枚

上三味，以水六升，先煮栝蒌，取三升，去滓，内诸药，煮取二升，去滓。分温三服。

【胡老授课笔记】

小结胸与大结胸截然不同。"正在心下"面积小，占胃部一点。结胸程度亦不甚，"按之则痛"，不按则不痛；且相对于里实言病位较浅，则"脉浮滑"，病轻而治方要小其剂。

小陷胸汤方析：栝蒌实一味，大量用之也多少带些解凝缓下作用，即全瓜蒌量可用 30～45 克。黄连祛热，与瓜蒌均属苦寒，同用解凝祛热，配合半夏祛水。大陷胸汤亦为苦寒泄热，但用甘遂逐水。此方临床常用，治咳喘且有热者，宽胸祛痰。

太阳病，二三日，不能卧，但欲起，心下必结，脉微弱者，此本有寒分也。反下之，若利止，必作结胸；未止者，四日复下之，此作协热利也。（139）

【胡老授课笔记】

"四日复下之"应为"四日复下利"，不是"四日再吃泻药"。太阳病二三日，一般不传，"不能卧，但欲起"，言其气短、喘甚，小青龙证有"咳逆倚息不得卧"，为里有停水。水性就下，人卧则水逆于上压迫横膈膜而短气、喘。从"不能卧，但欲起"分析，有两种原因：一为心下有实结，阳明里实亦能使人短

气、喘，如"身重短气，腹满而喘"；一为有水。再观其脉，若属实，则脉沉紧，或沉滑、沉大，此"脉微弱者"，为有水，故曰"此本有寒分也"。内有水饮不能泻下，而此"反下之"，"若利止"，是说若服泻药却不利，说明不但有水，亦有热实，所以"必作结胸"。因太阳病二三日，表未罢，反下之，则表邪入里与水相结而成结胸。若下后"未止者"，二三日服泻药，至"四日复下利"，即仍继续下利，说明水协同泻药走肠道，"协热利"就是夹热利，即表热协同下利而为利，葛根芩连汤属此利。此条提出协热利，与第134条提出黄疸，文法一样，借宾定主，就是借此说明结胸。热与水结容易结胸，若不结胸，其水因泻药下走，与表热协同而出，"此作协热利也"。

太阳病，下之，其脉促，不结胸者，此为欲解也。脉浮者，必结胸；脉紧者，必咽痛；脉弦者，必两胁拘急；脉细数者，头痛未止；脉沉紧者，必欲呕；脉沉滑者，协热利；脉浮滑者，必下血。（140）

【胡老授课笔记】

从"太阳病，下之，其脉促，不结胸者，此为欲解也"止，以下以脉定证不可靠。非仲景全书辨证精神，疑为后人（如王叔和）所加。太阳病宜汗不宜下，"下之"为逆。"其脉促"指寸浮关以下沉，本属结胸所见，此"不结胸"，说明脉促仍是表不解，如前有"脉促者，表未解也；喘而汗出者，葛根黄芩黄连汤主之"。此没因误下而致坏病，故"为欲解"。中医之脉，绝非何脉一定主何证，而是一脉主多证，临床需要脉证互参。如妇人有孕，脉滑谓阴搏阳别，男人脉滑则全非。言脉浮主表，亦可主热。无表证见脉浮即主热，"病发热十余日，虽脉浮数者，可下之"。此"浮"就主热，不是主表。仲景写书不会自相矛盾，疑为后人所撰。

病在阳，应以汗解之，反以冷水潠之若灌之，其热被劫不得去，弥更益烦，肉上粟起，意欲饮水，反不渴者，服文蛤散；若不差者，

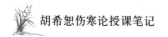
与五苓散。（141）

文蛤散方

文蛤_{五两}

上一味，为散，以沸汤和一方寸匕服，汤用五合。

【胡老授课笔记】

"病在阳"即病在表，"潠之"即喷脸，以水浇身谓之"灌"。表热被冷水所劫而不得汗解，"弥更益烦"，属大青龙证不汗出而烦躁者，应汗不汗则烦。"粟起"即小疹子。前言表证，其病在表，身上满是水分以借汗排出，外一冷激，与体表之热相斥，则"肉上粟起"，热不得外越而"欲饮水"，其热不在胃肠之里而"反不渴"。"服文蛤散"为错，应用"文蛤汤"，即大青龙汤去桂枝加文蛤，麻黄减量至三两。因表证较大青龙证为轻，故用文蛤汤。若服文蛤汤后表解，但渴"不差"，兼小便不利者，"与五苓散"。"与"者，考虑用之也，并非是"主之"。《金匮要略·消渴小便不利淋病脉证并治》："渴欲饮水不止者，文蛤散主之。"文蛤咸寒解渴，故文蛤散仅治渴。此条"意欲饮水，反不渴者"，怎可用文蛤散？应该用文蛤汤。《金匮要略·呕吐哕下利病脉证治》："吐后，渴欲得水而贪饮者，文蛤汤主之。"即得到水没完没了地喝，怎可用文蛤汤？证与治不符。且无吐后用文蛤汤发汗之理。"得水而贪饮"属文蛤散证，故《金匮要略》条"文蛤汤"应为"文蛤散"，此条"文蛤散"应是"文蛤汤"，属传抄之误。文蛤汤是发汗剂，解热发汗，加文蛤在于"意欲饮水"，不是渴饮无度。

寒实结胸，无热证者，与三物小陷胸汤，白散亦可服。（141续）

三物白散方

桔梗_{三分}　巴豆_{一分，去皮心，熬黑，研如脂}　贝母_{三分}

上三味为散，内巴豆，更于白中杵之，以白饮和服，强人半钱匕，羸者减之。病在膈上必吐，在膈下必利，不利，进热粥一杯，利过不止，进冷粥一杯。身热皮粟不解，欲引衣自覆。若以水潠之、洗

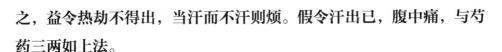

之，益令热劫不得出，当汗而不汗则烦。假令汗出已，腹中痛，与芍药三两如上法。

【胡老授课笔记】

"寒实结胸"与热结胸相反，属寒痰凝结而成，纯属寒实。白散正治寒实而不治热。

白散方析：桔梗、贝母排痰，巴豆属热性涌吐泻下药，寒实证古人均用巴豆。"一钱匕"即今之三分。巴豆用时要炮制：炒后压面儿，油很厉害，用草纸将油沾净，以缓其猛暴之性，而成巴豆霜，最好用不过了。这里"小陷胸汤"是错的，当去掉。小陷胸汤治热不治寒。"亦可服"三字当去掉，属传抄之误。

太阳与少阳并病，头项强痛，或眩冒，时如结胸，心下痞硬者，当刺大椎第一间、肺俞、肝俞。慎不可发汗。发汗则谵语，脉弦，五日谵语不止，当刺期门。（142）

【胡老授课笔记】

"太阳与少阳并病"，指太阳传入少阳而太阳病未解。"或眩冒"指有时眩冒。此太阳证显，少阳证不显，时有时无，即柴胡证若有若无之时，可针刺。"刺大椎第一间"（注：第七颈椎与第一胸椎棘突间）泻胸中之邪，肺俞（注：第三、四胸椎棘突间旁开一寸五分）、肝俞（注：第九、十胸椎棘突间旁开一寸五分），以泻五脏之邪热。"慎不可发汗"，因有少阳证。发汗则成少阳阳明并病，见谵语、脉弦。期门在乳头直下第二肋端处。此条脉证，我认为可服小柴胡汤。

妇人中风，发热恶寒，经水适来，得之七八日，热除而脉迟身凉，胸胁下满，如结胸状，谵语者，此为热入血室也，当刺期门，随其实而取之。（143）

【胡老授课笔记】

妇人热入血室常有此种情况，正在感冒阶段来月经，外来邪热乘子宫之虚而入血室。"热除"指表热除，但全陷入血室。邪气就是这样，哪儿虚便客于哪儿，"胸胁下满如结胸状"，似柴胡证；"谵语者"与前桃核承气汤"如狂者"类似，但没到如狂的程度，也影响了脑系，但不是绝对属阳明。虽热瘀于下，热入血室，但证候反应在上面，实反在上，故所谓"随其实而取之"，是随证之实，指"胸胁下满如结胸状"，而取期门穴治疗，以去胸中邪热。我认为，此条也可用小柴胡汤。

妇人中风，七八日续得寒热，发作有时，经水适断者，此为热入血室，其血必结，故使如疟状，发热有时，小柴胡汤主之。（144）

【胡老授课笔记】

"七八日续得寒热，发作有时"，即往来寒热，如疟状。七八日前来月经，至此已断而寒热往来。"经水适断"，乃血与热相结导致。临床个人体会，单纯用小柴胡汤者不太多，一般要配合桃核承气汤或桂枝茯苓丸的机会较多。但要看可下不可下。若谵语，大便数日不通，属可下，用大柴胡汤、桂枝茯苓丸或桃核承气汤。若大便反溏属不可下者，用小柴胡汤配桂枝茯苓丸，效果很好。

妇人伤寒，发热，经水适来，昼日明了，暮则谵语，如见鬼状者，此为热入血室。无犯胃气及上二焦，必自愈。（145）

【胡老授课笔记】

此外感初起适来月经者，如果血与热不结，可邪随血去。犹如衄血可代发汗一样。但邪不随血去便发生证候，"胸胁下满如结胸状""经水适断"等。此条是言继续行经，无他证候，只是"暮则谵语"。总之，感冒适逢来月经，"热入血室"后有两种转归：一是若经行不断，邪可随经血而去，不治自愈；二是若经已断而邪无去路，则变成证候反应出来，宜随证治之。

伤寒六七日，发热，微恶寒，支节烦疼，微呕，心下支结，外证未去者，柴胡桂枝汤主之。（146）

柴胡桂枝汤方

桂枝一两半，去皮　黄芩一两半　人参一两半　甘草一两，炙　半夏二合半，洗　芍药一两半　大枣六枚，擘　生姜一两半，切　柴胡四两

上九味，以水七升，煮取三升，去滓。温服一升。

【胡老授课笔记】

少阳有三禁，但太阳少阳并病，治法可兼用，此也属定则，此条即是。伤寒六七日为传变之期，"心下支结"，支者犹树枝之两侧也，两侧谓之支。此即"胸胁苦满"换个说法，义同。凡少阳病，若兼表证，可太阳少阳同治，或小柴胡汤加桂枝，或加薄荷、桑叶、菊花，均可。此柴胡汤即提示这一治疗定则，有表证又有柴胡证，一定要用柴胡。

柴胡桂枝汤方析：此方就是小柴胡汤减半，桂枝汤减半，有柴胡证，又有桂枝证，二方之合方各取其半。

伤寒五六日，已发汗而复下之，胸胁满微结，小便不利，渴而不呕，但头汗出，往来寒热，心烦者，此为未解也，柴胡桂枝干姜汤主之。（147）

柴胡桂枝干姜汤方

柴胡半斤　桂枝三两，去皮　干姜二两　栝蒌根四两　黄芩三两　牡蛎二两，熬　甘草二两，炙

上七味，以水一斗二升，煮取六升，去滓，再煎取三升，温服一升，日三服，初服微烦，复服汗出便愈。

【胡老授课笔记】

"已发汗而复下之"，是已经发过汗而又用泻药。五六日正属由表传入半表

半里之期，故"胸胁满微结"。古人治病有一种陋习：凡病先发汗，不好便又吃泻药，所谓"先汗后下"已成套路。"微结"者，是里已有所结，但不甚，仍以少阳证为里。柴胡桂枝干姜汤利于治大便干，此很有意思。汗下后"小便不利"，反应出：一为津伤；一为误下有气上冲，气往上冲制约里水上而不下。"渴而不呕"，说明胃里津亏而有热，若停水于胃则呕。热随气上冲，故"但头汗出"；"心烦"为有内热。"此为未解也"有两个问题：一是表证尚未解，二是少阳病未除。临床有一种无名的低烧，用此方效果很好。

柴胡桂枝干姜汤方析：此方与小柴胡汤不同，因里不虚，故不用人参；因不呕，故不用半夏；因渴，故用栝蒌根、牡蛎，此二药解渴作用甚强，同时有润下通便作用；因气上冲，故用桂枝甘草汤，桂枝量用三两以治气上冲。此方即小柴胡证而里不虚，渴而不呕，气上冲，低烧有表证者用之。

伤寒五六日，头汗出，微恶寒，手足冷，心下满，口不欲食，大便硬，脉细者，此为阳微结，必有表，复有里也。脉沉，亦在里也。汗出，为阳微。假令纯阴结，不得复有外证，悉入在里，此为半在里半在外也。脉虽沉紧，不得为少阴病。所以然者，阴不得有汗，今头汗出，故知非少阴也，可与小柴胡汤。设不了了者，得屎而解。（148）

【胡老授课笔记】

"脉虽沉紧"应改为"脉虽沉细"。"头汗出，微恶寒"，表不解也；"手足冷"，气郁闭状；"心下满，口不欲食"，柴胡之半表半里证也；"大便硬"，里有所结也；病较错综。有表不解，但表证很轻。有柴胡证，但不很明显，未提出胸胁，只是心下满，还是偏于里。"大便硬"言其里有实，但脉不大而"细"，故"此为阳微结"，即阳证的微结症，阳明微结也。据此证候，手足冷微恶寒之"大便硬"有寒实结的情况，阳证可结，阴寒亦可结，所谓"寒实结胸，无热证者"。但真正之寒实结者，不应有"头汗出"，此有头汗出，说明热上越，一定是阳微结。所以"必有表，复有里也"。整个结于里是没有表证的。此微结是太阳病未罢，故一定有表而又有里。所以"微恶寒"正是表不解，其他均为里。微结于里而"脉沉"，虽脉沉细，也不是少阴病，因少阴病无头汗出。与小柴胡汤，柴胡可疏泄两胁，肝主疏泄，可间接通大便。柴胡有疏泄作用，瘀血证兼大便干者，常用小柴胡汤，所谓"上焦得通，津液得下"，故能对微结症起作用。柴胡苦平，不是主升提。若服汤后而"不了了者"，即未祛净之意，再用小柴胡加大黄，或调胃承气汤，"得屎而解"。

此条是承上条"胸胁满微结"句而作释。"微结"时，一般用柴胡汤可以解决，结之甚者，则用大柴胡汤乃至下法。注意，无柴胡证用柴胡汤是有害无益，关键在于辨证。

此条需要再论述："微恶寒"言有表证，"心下满""大便硬"又有里证，且"手足冷""脉细"。临床见到此诸症，一时想不到用柴胡汤，但为何"可与小柴胡汤"？主要是有"口不欲食"。柴胡证"但见一证便是，不必悉具"，此就是"嘿嘿不欲饮食"。少阳病禁汗、下，言"可与"不言"主之"，因柴胡证并不全备，阳明汗出不仅限于头，且身汗、手足汗全有。此仅头汗出，又无阳明内结热实之他证，故属"阳微结"，用柴胡剂。柴胡有疏泄作用，此药不单疏，且有缓下作用。所以阳明病篇有"胁下硬满，不大便而呕"，"可与小柴胡汤，上焦得通，津液得下，胃气因和，身濈然汗出而解"。故胃不和者亦可影响。柴胡，《本经》曰"推陈致新"是也，对心下、胸膈有邪结之者，柴胡即可用。此条应注意，"微恶寒，手足冷"易看成阳虚，但"大便硬"，有燥结，故很不好措手，用柴胡汤。"得屎而解"句很含蓄，意在临证适应用药，小柴胡加大黄，或加芒硝，或用调胃承气汤少少与。

可见，仲景辨证不但辨六经，无一不在八纲上下手。"手足冷"由于胃虚，津液不达于四末所致。"头汗出"，热亢于上。证有表，有里，有半表半里，从中治之。就是辨这些东西，或热，或寒，或实，或虚。

伤寒五六日，呕而发热者，柴胡汤证具，而以他药下之，柴胡证仍在者，复与柴胡汤。此虽已下之，不为逆，必蒸蒸而振，却发热汗出而解。若心下满而硬痛者，此为结胸也，大陷胸汤主之。但满而不痛者，此为痞，柴胡不中与之，宜半夏泻心汤。（149）

半夏泻心汤方

半夏半升，洗　黄芩　干姜　人参　甘草炙，各三两　黄连一两　大枣十二枚，擘

上七味，以水一斗，煮取六升，去滓，再煎取三升。温服一升，日三服。

【胡老授课笔记】

"五六日"去表内传之期，"呕而发热"，呕为柴胡四症之一，此与发热并言，属阳性热病，所以为"柴胡汤证具"，"呕而头痛"属吴茱萸汤证。"蒸蒸而振"为战汗前驱症状，属瞑眩之一，即先蒸蒸然发热，而后战栗恶寒。凡是久病，或正虚较弱，或误治伤正，药若中病，必发瞑眩状态，为欲愈之兆。"硬痛"乃热实结于里，"满而不痛"者为痞，半夏泻心汤之痞，本来是人参汤证，心下痞硬，且有热邪内陷之情况，因方中有芩、连，痞之形成就是胃虚而邪凑之。柴胡剂偏于胁满（两侧），不是单纯心下，故曰"柴胡不中与之"。

此句话说出三方面之鉴别点：一是心下满硬痛为大陷胸证；再是只心下满而不痛为半夏泻心汤证；三是胸胁满为小柴胡汤证。

半夏泻心汤方析：据仲景此书论，人参补虚是指心下之虚，胃虚，且限于心下痞硬之时，云人参补气亦有道理，气就是津液，来自于水谷，化生于胃。半夏、干姜治呕，《金匮要略》有半夏干姜散。人参、甘草、大枣合之健胃安中。此方又能治呕因有半夏、干姜，有人参、黄芩、黄连，又能治心下痞硬（不只是心下痞），干姜、半夏都是味辛，干姜性温热且能祛水，胃虚，水邪入胃，为胃有停饮。故腹中有振水声。总之，半夏泻心汤此条，只提出心下满，尚不完备，应还有呕而心下痞硬，或下利，胃肠功能紊乱等均常用。

太阳少阳并病，而反下之，成结胸，心下硬，下利不止，水浆不下，其人心烦。（150）

【胡老授课笔记】

太阳少阳并病属阳性热病，"反下"而虚其里，阳邪乘胃虚内陷而"成结胸"，且"心下硬"，不但邪热结于上而为结胸，同时，邪热陷于下而为"下利不止"。上有结，故"水浆不下"，此病不好治。上结实，下利虚，攻补两难措手，为危笃重证。

脉浮而紧，而复下之，紧反入里，则作痞，按之自濡，但气痞耳。（151）

【胡老授课笔记】

"脉浮而紧"，伤寒之脉；"紧反入里"，邪反乘下后之虚而陷入里，"痞"指心下痞；此为下后之轻者，结胸为下后之重者。前第131条有"病发于阳，而反下之，热入因作结胸；病发于阴，而反下之，因作痞也"。若其痞为痞块，与此病不同，当区分。此是心下痞满之痞，借用卦名就是天地否（pǐ）卦。正常是地天泰卦，即地气上升，天气下降，上升为云，下降为雨，二者交后而万物繁荣。若天气不降，地气不升，则成天地否卦。故"痞"就是痞满上下不通之意，但不是痞块，而是"按之自濡，但气痞耳"，只是气痞。古人凡是无形迹的都叫作气，是指一些无形迹之物，却有其作用，没有实质东西。此条痞，用现在的话讲就是有炎症，用泻心汤治疗。

太阳中风，下利呕逆，表解者，乃可攻之。其人漐漐汗出，发作有时，头痛，心下痞硬满，引胁下痛，干呕短气，汗出不恶寒者，此表解里未和也，十枣汤主之。（152）

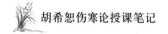

十枣汤方

芫花熬　**甘遂**　**大戟**

上三味等分，各别捣为散，以水一升半，先煮大枣肥者十枚，取八合，去滓，内药末，强人服一钱匕，羸人服半钱，温服之，平旦服。若下少，病不除者，明日更服，加半钱，得快下利后，糜粥自养。

【胡老授课笔记】

此条不大好讲。病一开始，"太阳中风，下利呕逆"，属葛根加半夏汤证。为何前加"太阳中风"？古人 以方药立证也。葛根汤是以桂枝汤为基础，即桂枝汤加葛根、麻黄而来。桂枝汤主治太阳中风，葛根汤亦有"恶风"证，但此恶风是恶寒剧烈的必见证，凡是恶寒甚者都恶风。大青龙汤之恶寒亦甚，须分项背强与烦躁而分别用方。

再一点，曰"太阳中风"是此条有气上冲之桂枝证。葛根汤就是由于气上冲，体液不下行，而逆行于上，见项背尤强，故方有桂枝。由于此证中有桂枝证，故古人管葛根汤证也叫"太阳中风"。故此条有头痛、发热、恶风（恶寒），又有下利、呕逆等证。此是言表证方面。同时又有"心下痞硬满，引胁下痛"，此证《金匮要略》叫"悬饮"，原文是"饮后水流在胁下，咳唾引痛，谓之悬饮"。指出饮结于胁下，悬饮宜攻饮，同时又有葛根加半夏汤证。如何治疗？宜先解表，"表解者乃可攻之"。本来是十枣汤证，同时又有葛根加半夏汤证，所以"太阳中风，下利呕逆，表解者"，表解者即是指用葛根加半夏汤。服葛根加半夏汤后而见"其人漐漐汗出，发作有时"，此时表证已解，故下利呕逆均除。见"干呕短气"，乃里有水饮所致。前有恶寒，服葛根加半夏汤后表已解，现在只是"汗出不恶寒"，属"表解里未和也"。

注意，十枣汤证中不包括"下利呕逆"，一定要注意。此条分两层，一是表解以前见证；一为表解以后见证（即新感之邪已除，素有之疾显露）。

十枣汤方析：甘遂、大戟、芫花为攻水的药，有毒。加大枣者，妙不可言。

古人用猛剂，大概均以甘药调之以固正。为何不用甘草而用大枣？因大枣在甘药中能祛水利小便，既可固正以制药之毒性，又可祛水，但量要多用。此方临床常用，凡胸水均可治，甚至腹水（属实证者）也能治疗。

个人经验：取大枣半斤（或一斤），煮成糜粥样后，除去核皮，留汤和枣肉，然后上三味药各用二钱（用原药不用药末）纳入，煎煮约一小时后，去药滓，服汤肉，一回吃一点，尤其对胸水相当好使。

太阳病，医发汗，遂发热恶寒，因复下之，心下痞，表里俱虚，阴阳气并竭，无阳则阴独。复加烧针，因胸烦，面色青黄，肤瞤者，难治。今色微黄，手足温者，易愈。（153）

【胡老授课笔记】

"遂发热恶寒"，"遂"字用得好，是褒贬之词。太阳病本可发汗，发汗后遂而又发热恶寒，可见此"太阳病"本是太阳中风证，却误用麻黄汤或其他重剂发汗，而更加重（遂）其发热恶寒。汗不得法徒伤其津，病必不除。此前发汗表不解，应用桂枝汤解表，若真虚可用桂枝新加汤治疗。发汗不行，又因循陋习而"复下之"，以致邪内陷而成"心下痞"。发汗虚其表，复下虚其里，故曰"表里俱虚"，脉内之营血虚，脉外之卫气虚，故"阴阳气并竭"。总而言之叫作"阳气"。正气虚衰而邪气独存，故曰"无阳则阴独"。古人以正气叫"阳"，《内经》就有阳指精气，阴指邪气。此"阴阳气并竭，无阳则阴独"是两有所指，头一句讲脉内脉外之气俱竭，第二句讲正虚竭而邪独在。"复加烧针"更逼其大汗，邪独留，烧针热反助邪，迫其大汗，愈伤其正。正愈虚，邪愈盛，故"因胸烦"，此暗示心脏问题，阴阳气并竭，不足以养心，心烦而不安。"青黄"指黄中带铁青色，木来克土也。"肤瞤"即肉跳，乃组织失去濡养。几经误治，虚得相当严重，故曰"难治"。如果"色微黄，手足温"，说明脾胃之气尚能达于四末，可望其生。

心下痞，按之濡，其脉关上浮者，大黄黄连泻心汤主之。（154）

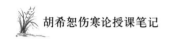

大黄黄连泻心汤方

大黄二两　黄连一两

上二味，以麻沸汤二升渍之，须臾，绞去滓。分温再服。

【胡老授课笔记】

关以候胃，即心下。"关上浮者"，心下有热；但结的不重（痞），"按之濡"，里无实邪也。

大黄黄连泻心汤方析：大黄二两（6克）、黄连一两（3克），属泡剂，泡时间不可过长。熟大黄蒸晒后较生大黄泻下力弱。"渍之"即开水泡一下，时间少许。煎煮则有效成分全溶于水，泻下力重。

个人体会：将二味药入碗内，再用开水一沏即可。同时取出大黄待下次再沏，温服。只能下火（"泻心"），不大泻。若用三黄泻心汤（大黄、黄芩、黄连），除治心下痞外，尚对衄血尤效。大黄芒硝二味，配下水的药则下水，配泻火剂则下火，配消食剂则下宿食。如调胃承气汤加陈皮，配厚朴、枳实则消胀满。

心下痞，而复恶寒汗出者，附子泻心汤主之。（155）

附子泻心汤方

大黄二两　黄连一两　黄芩一两　附子一枚，炮，去皮，破，别煮取汁

上四味，切三味，以麻沸汤二升渍之，须臾绞去滓，内附子汁，分温再服。

【胡老授课笔记】

"心下痞"，指上条"心下痞，按之濡"；"复恶寒汗出者"，此恶寒非表证，汗出属虚，为阴寒证；只恶寒不发热，且汗出者，为虚衰形，故于心下痞治方中加附子。一般认为附子回阳，其实此药为亢进机能之品。如小便失禁用附子，心衰用附子，且重用，能振兴机能，若单独说是回阳则不全面。此条即是，虽心下痞，但机能又沉衰，汗出不已，在外一味恶寒，汗出用附子是因皮肤失去

收摄（脱汗），故附子能挽回脱失。此是泻心汤证而陷入阴虚者，这个"阴虚者"是特指阴证之虚证，既是虚又是阴寒证，不是一般的阴虚概念。由此可见，疾病是错综复杂的，不是单纯以热或以寒来表现。

本以下之，故心下痞，与泻心汤。痞不解，其人渴而口燥烦，小便不利者，五苓散主之。（156）

【胡老授课笔记】

心下痞亦有因水饮而成。服泻心汤而"痞不解"，可知，其病不是三黄泻心汤证。且"其人渴而口燥烦，小便不利者"，可见水代谢机能有问题，陈水不祛则新水不生，新水不能吸收则组织缺少濡养，故"渴而口燥烦"。治法是祛废水利小便。废水一祛则新水马上被吸收，而渴遂消。故心下痞属水邪为病者，法当治水，宜五苓散。于此又突出辨证，泻心汤亦不是治所有心下痞的万灵药，应审证求因。

伤寒，汗出解之后，胃中不和，心下痞硬，干噫食臭，胁下有水气，腹中雷鸣下利者，生姜泻心汤主之。（157）

生姜泻心汤方

生姜四两，切 **甘草**三两，炙 **人参**三两 **干姜**一两 **黄芩**三两 **半夏**半升，洗 **黄连**一两 **大枣**十二枚，擘

上八味，以水一斗，煮取六升，去滓，再煎取三升，温服一升，日三服。

【胡老授课笔记】

伤寒法当发汗，汗出表解之后，因胃素常不和，但表现不明显。大病之后十足地表现出来，证见"心下痞硬，干噫食臭"，即伤食味，"胁下有水气，腹中雷鸣下利者"，腹中雷鸣，指水走肠间而有声，声音大如雷鸣。此非汗后之反应，而是平常就有，即原有之证经大病诱发而显露。

生姜泻心汤方析：即半夏泻心汤加生姜四两、干姜一两。因其嗳逆较显，用生姜配人参、干姜、甘草、大枣、半夏健胃。尽管见证较多，但"干嗳食臭"为本方专有症，此症用半夏泻心汤则不行，一般胃肠炎者用生姜泻心汤较宜，除此一症外，其他二方均同治。但应注意，服生姜泻心汤后容易发生瞑眩，有可能，但不一定。本来是治呕吐下利，服后反倒吐泻更甚，乃至无度。不要害怕，应照服必愈。为何？因此方祛水气力量尤大，生姜、半夏量大，发挥药力。服药后，姜祛水气，夏降气祛饮，胃肠之嘈杂物与水受药力之急剧排斥，下走大肠（泻利），又走消化道（上吐）。见此者，病必愈。瞑眩乃药后一时出现了一种特殊现象，对此，医者用药要心中有数，方不致病家惊恐中乱施其治也。

伤寒中风，医反下之，其人下利，日数十行，谷不化，腹中雷鸣，心下痞硬而满，干呕心烦不得安。医见心下痞，谓病不尽，复下之，其痞益甚。此非结热，但以胃中虚，客气上逆，故使硬也，甘草泻心汤主之。（158）

甘草泻心汤方

甘草四两，炙　**黄芩**三两　**干姜**三两　　**半夏**半升，洗　　**大枣**十二枚，擘
黄连一两

上六味，以水一斗，煮取六升，去滓，再煎取三升。温服一升，日三服。

【胡老授课笔记】

此条言"甘草泻心汤主之"，但不仅限于甘草泻心汤证，亦为前两条心下痞硬做解说。"伤寒中风"，即无论伤寒或中风。此"谷不化"是下利过急，即使胃来不及消化水谷，非四逆汤之根本不能消化也。由于泻下，胃气受伤，则"心下痞硬而满，干呕心烦不得安"。"其痞益甚"，指复下后原有之痞硬而满更厉害。为什么？"此非热结"，指胃本来无实热。下后，不但外邪内入，且击动里水而逆于上所致，所谓"客气上逆"，故用甘草泻心汤。

甘草泻心汤方析：一味甘草加量在于缓急，"心烦不得安"，用甘草缓急迫。此方亦治口腔溃疡一类（用生甘草）有灵验。《金匮要略》中狐惑病亦用此方。若口舌干者加生石膏，烦热甚者加生地黄。生甘草能祛热，常用，有捷效。

伤寒服汤药，下利不止，心下痞硬，服泻心汤已，复以他药下之，利不止，医以理中与之，利益甚。理中者，理中焦，此利在下焦，赤石脂禹余粮汤主之。复利不止者，当利其小便。（159）

赤石脂禹余粮汤方

赤石脂一斤，碎　　太乙禹余粮一斤，碎

上二味，以水六升，煮取二升，去滓。分温三服。

【胡老授课笔记】

"服汤药"，此指汤药下剂，可能为巴豆剂。因成协热利之"下利不止，心下痞硬"。"服泻心汤已"，指服甘草泻心汤病下利者已好，"已"即下利停止。医者虑其心下痞硬，又"复与他药下之"，致使"利不止"。此乃一再用下药猛攻，使大肠滑脱不收，故曰"利在下焦"，用赤石脂禹余粮汤收敛固肠。再不止，乃水谷不别，故"当利其小便"。所以，"利在下焦"有两种原因：一为大肠滑脱，一为水谷不别。赤石脂、禹余粮二味，固涩之力甚强。对真正有热，尤其热利，不是虚寒滑脱者，不可随便使用。对久利滑脱不止者可用。

伤寒吐下后，发汗，虚烦，脉甚微，八九日，心下痞硬，胁下痛，气上冲咽喉，眩冒，经脉动惕者，久而成痿。（160）

【胡老授课笔记】

此条承前第67条而来："伤寒，若吐若下后，心下逆满，气上冲胸，起则头眩，脉沉紧，发汗则动经，身为振振摇者，茯苓桂枝白术甘草汤主之。"第67条是发汗前，此条是发汗后。故彼"脉沉紧"，此"脉甚微"；若表不解则"气上冲咽喉"，里饮伴气上冲，上逆于清阳之会，故"眩冒"，冒者，头沉也；

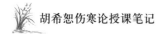

此内里水饮发作，尤其上于心下，"心下有水气，表不解"，宜先治水，切忌发汗先解表，若先发汗则动其经脉，而呈"身为振振摇"之变。

此条即是，平日素有饮，又经误汗，吐下后里虚，继而"发汗"又虚其外。里已虚且表热不解，故"虚烦"，不祛水则表不解。"脉甚微"乃从虚而来，脉微为亡阳，即亡津液。"八九日"言其病程，因而"心下痞硬"，较第67条"心下逆满"为重。冲气与水上攻，故"胁下痛"，进而"气上冲咽喉"，较第67条"气上冲胸"又进一步。此病的后果是，"久而成痿"，痿即痿痹不用也。此条从苓桂术甘汤条而来，其治法，若没陷入纯阴证，仍用苓桂术甘汤。若陷入纯阴证，宜用真武汤一类。

伤寒发汗，若吐若下，解后，心下痞硬，噫气不除者，旋覆代赭汤主之。（161）

旋覆代赭汤方

旋覆花三两　　**人参**二两　　**生姜**五两　　**代赭**一两　　**甘草**三两，炙　　**半夏**半升，洗　　**大枣**十二枚，擘

上七味，以水一斗，煮取六升，去滓，再煎取三升，温服一升，日三服。

【胡老授课笔记】

太阳伤寒，法应发汗。依其证候，"若吐若下"，其病已解。可见不是误治。然而病虽已解，却留下"心下痞硬，噫气不除者"，乃吐下后胃虚，气逆所致。此条似可这样理解：其人平素胃虚，又加上外感，原有病灶显露，且明显发作，见心下痞硬，就是人参证了，为胃虚饮聚证候，邪气上逆，故噫气不除，用旋复代赭汤主之。

旋覆代赭汤方析：此汤与半夏泻心汤、甘草泻心汤、生姜泻心汤大有相似之处，有人参、生姜、半夏、甘草、大枣，有健胃止呕作用，加旋覆花可下气祛结，代赭石属收敛性健胃品，但此药不宜重用，碍胃。因无黄芩、黄连，此

方不能祛热解烦。此"噫气"无下利，且此方可治大便干。旋覆代赭汤下行之力较大，故可治大便干；生姜泻心汤之"干噫食臭"有下利。其"噫气"一症，我们来做个比较分析：橘枳姜汤亦治噫气，其噫气之人胸部闷甚，气出则舒畅，属橘皮证。比如茯苓饮，治胃不好，纳差，有逆气，出即舒快，属痞闷，有健胃行气利水作用。此旋覆代赭汤是"噫气不除"，即苦于打嗝，故此方有用治噎膈的机会，食道堵塞之逆。一般胃酸、胃痛、打嗝、大便干等，此方好使。酸甚加乌贼骨，很好用。但大便稀溏者勿用，用茯苓饮较好。

下后，不可更行桂枝汤，若汗出而喘，无大热者，可与麻黄杏子甘草石膏汤。（162）

【胡老授课笔记】

下后表不解者，一般讲应该用桂枝汤。但此"汗出而喘"，与桂枝加厚朴杏子汤之喘不同。此"汗出"是里有热，"喘"属麻黄汤证，阳明病法多汗，此热壅于里蒸发于外，故汗出。里热不能用桂枝，故"不可更行桂枝汤"。方用麻黄汤去桂枝加石膏。麻黄配桂枝必出汗，麻黄配石膏反能治汗出。"不可更行桂枝汤"，即不可用桂枝加厚朴杏子汤。阳明病里为大热，此虽里有热，但不到阳明蒸蒸发热的程度，故曰"无大热"。若属承气汤之热势，麻杏甘石汤亦不能用。此"汗出"较桂枝汤证的汗出不同，汗较多，汗臭味也重。桂枝汤证之汗出稀薄，无什么气味。故只用石膏即可，石膏能下气定喘，属内热作喘者，用之显效。

太阳病，外证未除，而数下之，遂协热而利，利下不止，心下痞硬，表里不解者，桂枝人参汤主之。（163）

桂枝人参汤方

桂枝四两，别切　甘草四两，炙　白术三两　人参三两　干姜三两

上五味，以水九升，先煮四味，取五升，内桂，更煮取三升，去

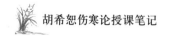

滓。温服一升，日再，夜一服。

【胡老授课笔记】

"外证"指桂枝证言。"协热而利"，邪热陷于内，协同泻药而为利。"心下痞硬"，数下胃虚使然。桂枝人参汤主之。

桂枝人参汤方析：人参汤理中以止下利，桂枝甘草汤解其外。人参治疗"心下痞硬"属胃虚者，于此可见。

伤寒，大下后，复发汗，心下痞，恶寒者，表未解也，不可攻痞，当先解表，表解乃可攻痞。解表宜桂枝汤，攻痞宜大黄黄连泻心汤。（164）

【胡老授课笔记】

"复发汗"此指麻黄汤。一方面由于大泻下而致"心下痞"，一方面由于大汗出病必不除，仍"恶寒者，表未解也"。治宜先表后里。临床上，若见里实证须用攻下药的情况，先看外，外有表证要先解表；若见里虚证须用温里法者，同时又有外证，则先温里，后治其表。此为定法。仲景《伤寒论》太阳病篇内容丰富，不但讲太阳本病及主方主治，且讲表证与半表半里证与里证的相互关系，治疗定法，全部言及。如前面讲的十枣汤，属里实兼表者，须"中风表证全除尽，里气未和此法程"（陈修园语）。因大下、发汗后，津液已被夺，故"解表宜桂枝汤"，不能再用麻黄汤。表解后再用大黄黄连泻心汤治痞之宜攻者。

伤寒发热，汗出不解，心中痞硬，呕吐而下利者，大柴胡汤主之。（165）

【胡老授课笔记】

此"心中"应改为"心下"。心中指心脏言，心下指胃言。形似"伤寒发热"，却不恶寒，故"汗出不解"。此"心下痞硬"不是人参证，属实证，即心下坚满。同时"呕吐而下利"。此条就是现在之急性痢疾，初起发热，若恶寒者则用葛根汤，"太阳与阳明合病者，必自下利，葛根汤主之"。葛根汤见证纯属太阳病，发热恶寒脉浮，且下利。若发热、汗出、恶风（或恶寒）、但脉缓弱，属桂枝汤证，"太阳病，脉浮者，可发汗，宜桂枝汤"。故临床上遇到痢疾而有表证，表实者用葛根汤发汗，表虚者用桂枝汤解肌。表解则痢疾亦大减其凶势，再依证治疗也比较容易。然此条不是，此无恶寒，心下痞硬，按之有痛，且上吐下利（痢疾），此"痞硬"是"心下急"的互词，义同。且"痞硬"属有形之邪，故用大柴胡汤。若有口舌干者，加石膏，治急性痢疾很好使。如果心下不痞硬，非实证拒按之形，可用小柴胡汤加石膏。所谓"噤口痢"，即呕吐甚，不能食物，死亡率高。痢疾用柴胡汤的机会较多，尤其大柴胡汤。

病如桂枝证，头不痛，项不强，寸脉微浮，胸中痞硬，气上冲咽喉不得息者，此为胸有寒也。当吐之，宜瓜蒂散。（166）

瓜蒂散方

瓜蒂一分，熬黄　**赤小豆**一分

上二味，分别捣筛，为散已，合治之。取一钱匕，以香豉一合，用热汤七合，煮作稀糜，去滓。取汁和散，温，顿服之。不吐者，少少加，得快吐，乃止。诸亡血、虚家，不可与瓜蒂散。

【胡老授课笔记】

"头不痛，项不强"，却"病如桂枝证"，乃指气上冲证也。病在上，故"寸脉微浮"。形似桂枝汤脉证，但似是而非。此病在胸中，"硬"者指胸中憋闷甚苦，此"不得息"成因有二：一是"胸中痞硬"，二是"气上冲咽喉"。此二因导致"不得息"。说明其病势由下往上，欲吐不得之见证，可知必有"温温欲吐"之症。"此为胸有寒也"是个判断，"寒"指水饮，治"当吐之"。在上者因而越之，顺其病势病机，而助其自然疗能。

瓜蒂散方析：瓜蒂苦寒，祛水治浮肿，有涌吐之能。赤小豆祛湿，与苦寒品同用亦可养正。香豉可解烦，不是吐药。心中温温欲吐定有烦症。言"不吐

113

者，少少加"是指加面儿药（散剂）。前面讲栀子豉汤，注家见有香豉即云有吐的作用，其实栀子豉汤不是吐剂，就治虚烦，"心中懊恼"。就这里注家是弄错了。

病胁下素有痞，连在脐傍，痛引少腹，入阴筋者，此名脏结，死。（167）

【胡老授课笔记】

太阳病下篇开始提出结胸与脏结，脏结没怎么讲，此条即正面言及。"素有痞"即有痞块；非心下痞，所言"病发于阴，而反下之，因作痞也"，即属此痞块。亦同太阴病不可下，"若下之，必胸下结硬"。"胁下"为两侧，肝脾所居，此不是由于下后而生是证，乃"素有痞"，且"连在脐旁，痛引少腹，入阴筋"（阴器），此描述颇似肝癌，古人对此亦无治法，故曰"死"。结胸证，书中屡言治疗，脏结却无治疗，或言"难治"，或言"死"。此条与太阳病下篇开始提出的脏结相呼应而设，不是心下痞的泻心汤证，要分清。

伤寒若吐若下后，七八日不解，热结在里，表里俱热，时时恶风，大渴，舌上干燥而烦，欲饮水数升者，白虎加人参汤主之。（168）

【胡老授课笔记】

太阳伤寒，若吐若下，皆属误治。误治里虚，邪热内入而"热结在里"，已有"七八日不解"；热实于里必蒸于外，故"表里俱热"；身大热，但尚未到蒸蒸汗出的程度，体温已高，不能与外界环境适应调节，故"时时恶风"；"舌上干燥而烦"属石膏证；有热就喜饮，若热盛伤津而"大渴"，必"欲饮水数升"，白虎加人参汤主之。

白虎加人参汤方析：因胃虚，津液不行，且食谷不化，饮食物不能化津来补偿人体的水分，原有津液不行，又断其来源，皆由胃虚使然，故加人参亢进胃气来复津液，非后世加麦冬、生地黄辈可比。于石膏、知母中加人参，对大热无害。从《伤寒论》《金匮要略》两书看此方适应证，一般口燥舌干渴不甚者，用白虎汤；见"大渴"均加人参。这对我们用药是个很好的启示。此方知母与石膏并用更能去烦热，但要照顾胃气，故加粳米、甘草。这种配伍体现中医治疗学上扶正祛邪、整体全面的原则。如果咱们治病用苦寒就只是苦寒，用辛温就只是辛温，是不行的。石膏大量用伤胃气，所以加粳米、甘草，米熟成汤有黏滑作用，促使胃黏膜以护胃，使他药尽祛烦热之能而无碍于胃。

伤寒，无大热，口燥渴，心烦，背微恶寒者，白虎加人参汤主之。（169）

【胡老授课笔记】

伤寒无汗，且外"无大热"。但里有热，见"口燥渴、心烦、背微恶寒者"，胃有热，背之当胃的部位也恶寒，此为辨证的一个重要见证。若胃有停水，其背寒冷如掌大；若胃有热，与胃相当之背位亦热，亦感觉该处有风来袭。临床辨其寒热要察口舌，有热者口舌燥渴，有寒者口中和。此方证属热，故用白虎加人参汤。

伤寒脉浮，发热无汗，其表不解，不可与白虎汤；渴欲饮水，无表证者，白虎加人参汤主之。（170）

【胡老授课笔记】

此即承前二条证中有"时时恶风""背微恶寒"，怕人误认为是表证，故特列此条明确之。有表证者不可与白虎汤，只有"渴欲饮水，无表证者"可用。可见石膏属甘寒除热之品。后世认为石膏辛寒，有解表作用，此谬。此条时时恶风、背微恶寒（程度很轻），属里热外发之反应，没有表证。其辨证要点在于口渴与不渴，喜凉与喜热。若表里同治，在解表药中加石膏是可行的，如葛根汤加石膏、麻杏甘石汤、大青龙汤等，解表兼清里热均可。方证关系很重要，

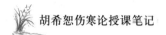

一个方剂有一定的使用范围，一定的适应证，不能滥用。

太阳少阳并病，心下硬，颈项强而眩者，当刺大椎、肺俞、肝俞，慎勿下之。（171）

【胡老授课笔记】

"心下硬"指心下痞硬，属柴胡证，亦是人参证。"颈"在脖子两侧，属少阳；"项"在脖后，属太阳；"眩"指目眩，属少阳证。此虽太阳少阳并病，但柴胡证不太完备，可宜刺法，"刺大椎、肺俞、肝俞"以祛胸腹邪热之气。此病太阳少阳，太阳禁下，少阳亦禁下，故曰"慎勿下之"，万万不可服泻药。此病服小柴胡汤亦可。

太阳与少阳合病，自下利者，与黄芩汤；若呕者，黄芩加半夏生姜汤主之。（172）

黄芩汤方

黄芩三两　芍药二两　甘草二两，炙　大枣十二枚，擘

上四味，以水一斗，煮取三升，去滓。温服一升，日再，夜一服。

黄芩加半夏生姜汤方

黄芩三两　芍药二两　甘草二两，炙　大枣十二枚，擘　半夏半升，洗　生姜一两半，一方三两，切

上六味，以水一斗，煮取三升，去滓。温服一升，日再，夜一服。

【胡老授课笔记】

此太阳病仅指有脉浮、发热而已。若见恶寒者，仍用葛根汤，太阳少阳合病。此少阳指口苦、咽干情况。太阳、少阳同属阳热，"自下利"一定有热，但此太阳证绝不明显，否则应用葛根汤，呕用葛根加半夏汤。此用黄芩汤，可知

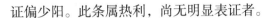

证偏少阳。此条属热利，尚无明显表证者。

黄芩汤方析：黄芩汤治热利腹痛，以腹痛为主，方用芍药。且有烦躁。白头翁汤之热利更重，肛门有灼热感。黄芩汤治热利腹痛为主，黄芩祛热解烦，芍药、甘草治腹痛，大枣安中。若下重者加大黄。白头翁汤治热利以里急后重为主。这是两方的不同。

伤寒，胸中有热，胃中有邪气，腹中痛，欲呕吐者，黄连汤主之。（173）

黄连汤方

黄连三两　　甘草三两，炙　　干姜三两　　桂枝三两，去皮　　人参二两　　半夏半升，洗　　大枣十二枚，擘

上七味，以水一斗，煮取六升，去滓。温服，昼三夜二。疑非仲景方。

【胡老授课笔记】

"胸中有热"指邪热在胸，"胃中有邪气"指水邪在胃。热邪与水气相互击动，故"腹中痛"。"欲呕吐"乃胃中停水，一般属胃中停水致吐者为多，无热稍好，若有热再一刺激，必吐无疑。前面讲小柴胡汤"胁高痛下，故使呕也"，即上有热邪击动里水，故呕。

黄连汤方析：黄连与黄芩比较，黄连可治腹痛，黄芩不治，故前方治腹痛因有芍药、大枣。同时治胸中烦热也比黄芩好，内热发烦而颜面潮红者用黄连，黄连清热偏于上焦。此方与前诸泻心汤相仿，加桂枝者，有镇冲降逆之义，胸中有热，此言呕吐而不言下利，可知冲逆较剧，其势上而不下，所以不下利。当然，如果下利，同时也呕吐，胸中烦热者，此方亦可用。前面讲泻心汤黄连量小（一两），黄芩用三两。此是黄连加量（三两），去黄芩，说明病在上焦，在上烦热较厉害，同时有气上冲（甘草泻心汤证），故用黄连汤。所不同者，此方有桂枝，彼无。泻心汤烦热较轻，故黄连用量少。此提出"胸中有热"，故黄

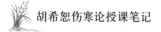

连加量至三两。

此条方后语有错，"温服，昼三夜二"，应改成"再煮，取三升，温服一升，日三服"，则与诸泻心汤方后语相符。

伤寒八九日，风湿相搏，身体疼烦，不能自转侧，不呕，不渴，脉浮虚而涩者，桂枝附子汤主之。若其人大便硬，小便自利者，去桂加白术汤主之。（174）

桂枝附子汤方

桂枝四两，去皮　　**附子**三枚，炮，去皮，破　　**生姜**三两，切　　**大枣**十二枚，擘　　**甘草**二两，炙

上五味，以水六升，煮取二升，去滓。分温三服。

去桂加白术汤方

附子三枚，炮，去皮，破　　**白术**四两　　**生姜**三两，切　　**甘草**二两，炙　　**大枣**十二枚，擘

上五味，以水六升，煮取二升，去滓。分温三服。初一服，其人身如痹，半日许复服之，三服都尽，其人如冒状，勿怪。此以附子、术，并走皮内，逐水气未得除，故使之耳，法当加桂四两。此本一方二法：以大便硬，小便自利，去桂也；以大便不硬，小便不利，当加桂。附子三枚恐多也，虚弱家及产妇，宜减服之。

【胡老授课笔记】

此条初起类似伤寒表实无汗，故貌似"伤寒"，至八九日时，风湿证候才明显发作。此病患者平素多湿，又感外邪，则"风湿相搏，身体疼烦"，即今之风湿性关节炎，疼的程度到"不能自转侧"；"不呕，不渴"，乃无少阳、阳明证，说明病未里传；"脉浮虚而涩者"，浮虚与实对，涩与滑对，血行不流利也；主血少体虚之病。可见，虽然有太阳表证，而病已陷入阴虚证，此指阴证加虚证。故单用桂枝汤不行，要用桂枝附子汤，即桂枝汤去芍药加附子，但药量有变化。

附子有亢奋作用，不仅回阳，且性温热，可祛寒湿。《本经》曰："主治风寒咳逆邪气，寒湿踒躄拘挛膝痛，不能行步。"凡风湿证属阴性者，必用无疑。此方桂、附量加重，附子三枚，桂枝四两，桂枝可通利关节，表证之身疼痛、关节痛还以桂枝汤为主。

此"其人大便硬"非承气汤之实证，乃丧失津液而来；"小便自利"即小便频数。由于小便频数而大便硬，脉浮虚而涩，有津液亡失的原因，故不能发汗，不能用桂枝汤，而是用"去桂加白术汤主之"。津液虚为何加白术利尿？茯苓、白术一类药，既能治小便不利，又能治小便利（频数）。尤其老年人膀胱失溲、尿频者，用附子配苓、术，如真武汤、金匮肾气丸等均宜。此乃机能沉衰，膀胱括约肌松弛，收摄不了水液，故有水即便。由于小便频数影响到大便硬者，不能发汗。《金匮要略》有言："渴而下利，小便数者，皆不可发汗。"发汗皆能使津液受损，属发汗禁忌之一。此用附子、白术使小便恢复正常，使小便不自利，大便即不能硬。同时，附子白术配伍可助除湿邪，解痹痛。

此方本无另立一个方名之必要，但因用量变化，故方名因之而变。可见药量不同，主治就不一样。桂枝附子汤是桂枝、附子、生姜、大枣、甘草五味药。重用桂枝四两、附子三枚，意在于治痹痛。桂枝附子去桂加白术汤，即去掉桂枝，另加白术四两。方后语中"其人如冒状"，即感觉头沉，头如驾雾谓之冒。"此本一方二法，以大便硬，小便自利，去桂也"，因桂枝有解肌发汗之能，有下气以治气上冲，利小便之用，故去。

观仲景治方，利小便方中皆有桂枝，如五苓散、苓桂术甘汤、苓桂姜甘汤等。白术不仅治小便自利，也治小便不利。犹如枣仁一味，既治失眠，又治但寐不醒。其实生熟枣仁皆治，不分。茯苓、白术也一样，关键看如何配伍。配桂枝治小便不利，配附子就治小便利（尿频属机能沉衰者）。故临床用药不能光看一面，如肾气丸，《金匮要略》言治妇人"转胞不得溺，以胞系了戾，故致此病，但利小便则愈，肾气丸主之"。转胞，即膀胱之输尿管有折叠扭转之情形，类似西医"肾下垂"一类。尿液由肾排送到输尿管，尿入膀胱受障碍，故小便不利。用八味肾气丸可治，使下垂的器官恢复到正常位置上来，输尿管一直，则小便即出。然此要先分清是虚是实，方可用药准确。

此条桂枝附子汤临床上用之可变化，即把桂枝汤与桂枝附子汤合用，将桂枝汤原方加术、附，治疗一般关节炎相当好使（术用苍术）。可以试用。附子大量用会有反应，"如冒状"属用过量之患。附子药量要逐步增加，开始3~4钱，再4~5钱，不要过一两。附子大量用（大概六七两）可中毒致亡。桂枝可用到四两，如骨刺一类疾病，脊椎、颈椎骨质增生压迫神经，如果是偏侧痛者，加大黄6克，很好使。即用桂枝汤加术、附，再加大黄，每每有效。痹证治方以此为多。

风湿相搏，骨节疼烦，掣痛不得屈伸，近之则痛剧，汗出短气，小便不利，恶风不欲去衣，或身微肿者，甘草附子汤主之。（175）

甘草附子汤方

甘草二两，炙　**附子**二枚，炮，去皮，破　　**白术**二两　　**桂枝**四两，去皮

上四味，以水六升，煮取三升，去滓。温服一升，日三服。初服得微汗则解。能食，汗止复烦者，将服五合，恐一升多者，宜服六七合为始。

【胡老授课笔记】

此条疼痛甚于上条。"掣痛"即牵引痛，不仅不能自转侧，且"不得屈伸"，即不能屈同时又不得伸。"近之则痛剧"，别人挨近他都害怕，疼得厉害，说明其痛甚敏感。"汗出"即自汗，"短气"属里有停饮，压迫胃则短气。《金匮要略·痰饮咳嗽病脉证并治》："凡食少饮多，水停心下。甚者则悸，微者短气。""小便不利"乃水不下行，属桂枝之用。"恶风不欲去衣"乃"热在皮肤，寒在骨髓也"，属少阴之阴寒虚证，故加附子。此条虽有表证，用桂枝、甘草；又有阴寒之"不欲去衣"证，故加附子。甘草附子汤，即桂枝甘草汤加白术、附子。前有桂枝汤加术附，桂枝甘草汤加术附，桂枝去芍药加术附，均为治关

节痛之常用方。关节疼得厉害，气冲明显者，用此方。

以上两条主要讲风湿一类的病，古人叫"风湿相搏"，即外感加湿痹者。

伤寒，脉浮滑，此以表有热，里有寒，白虎汤主之。（176）

白虎汤方

知母六两　　**石膏**一斤，碎　　**甘草**二两，炙　　**粳米**六合

上四味，以水一斗，煮米熟，汤成去滓。温服一升，日三服。

【胡老授课笔记】

"浮"主表热，"滑"主里热，其证应表里俱热。此"表有热，里有寒"，错误。注家改为"表有寒，里有热"，亦错。因表邪不能用石膏（白虎汤）。存疑。白虎汤证其渴不明显，若渴者加人参。

伤寒，脉结代，心动悸，炙甘草汤主之。（177）

炙甘草汤方

甘草四两，炙　　**生姜**三两，切　　**人参**二两　　**生地黄**一斤　　**桂枝**三两，去皮
阿胶二两　　**麦门冬**半斤，去心　　**麻仁**半升　　**大枣**三十枚，擘

上九味，以清酒七升，水八升，先煮八味，取三升，去滓，内胶烊消尽，温服一升，日三服。一名复脉汤。

【胡老授课笔记】

结代脉不一定要用炙甘草汤。但"心动悸"属阴虚血不足以养心者，则用此汤。抵当汤中有"脉沉结"者，属瘀血实证。但没有心动悸。"动悸"有惊恐之义。

炙甘草汤方析：此方即桂枝汤去芍药，加阿胶、麦门冬、麻仁、生地黄等滋阴品，同时加人参健胃，胃气健则能生津、血。且方名已启示我们，甘能养脾，名炙甘草汤。不用生地黄（一斤）、麦门冬（半升）名之，取健胃为方之本义。加桂以外调营卫、内滋阴液、健其胃气，为治血虚、脉结代证之正法。由

于阴虚过甚，故加滋阴品，但这不是重点。若不考虑胃气，遇到血虚则大滋其阴，反有徒伤胃气之弊，病必不除。"一名复脉汤"属错误，此方复不了脉。真正脉微欲绝者，只能用通脉四逆汤一类。脉结代是脉有间歇，不是无脉。何言"复脉"？若真正是心脏衰竭，机能沉衰者，寒性药（包括滋阴品）一点也用不得，只能救胃以扶阳。四肢厥逆即血液达不到四末。

脉按之来缓，时一止复来者，名曰结；又脉来动而中止，更来小数，中有还者反动，名曰结，阴也；脉来动而中止，不能自还，因而复动者，名曰代，阴也。得此脉者，必难治。（178）

【胡老授课笔记】

"脉按之来缓"，指脉按之无力、弱，脉道驰张称"缓"。"时一止复来者"，即脉跳动有止，马上又跳动者。"结"如绳之有结，即虽然有疙瘩，但前后都联系着。结者不关乎快慢，迟中一止或数中一止均谓之"结"。云数中一止谓之促，不对。"又脉来动而中止"，指脉来摇动、跳动摇摆，即动脉，指下脉不平静。"中止"即中间没有脉，不是时一止复来。"更来小数"即中止后无规律地又来，脉微小而快，疾数无度。此脉不好，属极不整之脉。"中有还者，反动"，即中止后又恢复跳动，但脉的幅度仍为动象（跳突摇摆）。总之，此脉一阵快一阵慢，时或摇摆，时不摇摆。此脉坏得很，所以"名曰结，阴也"。属怪脉（死脉），即一般所谓"如虾游，如鱼翔"之死脉，属虚极也。"脉来动而中止，不能自还，因而复动者"，即中止后脉无，良久才来，犹如出现另外一种脉来替代前一种脉者，"名曰代，阴也"。临床上见时一止而来者，叫"结"；终止良久而来者，叫"代"。脉来快慢不均，脉形跳动不已者，属怪脉。结脉较轻，代脉较重，若久病见此者，必难治。

太阳病篇小结

仲景《伤寒论》太阳病篇笔墨用得最多，全书共 112 方，太阳病篇占 74 方。这里仅据原文编排程序做寥寥说明：

1. 题目为"辨太阳病脉证并治"，即根据脉的形象和全身症状来辨证施治。

2. 太阳病呈何症？何脉？第一条开门见山明确做了回答："太阳之为病，脉浮，头项强痛而恶寒。"属太阳病之特征，提纲挈领地表明，教人判断。

3. 太阳病分为两大类型。"发热、汗出、恶风、脉缓者"加太阳提纲脉证，称为"太阳中风"，一开始就发热；"或已发热，或未发热，必恶寒，体痛呕逆，脉阴阳俱紧者"加太阳提纲脉证，称为"太阳伤寒"。

4. 另外还有一种要与太阳病做鉴别的温病："发热而渴，不恶寒者，为温病。"温病乃表里俱热之病（与太阳病不同），但虽热而不实，下之亦不可。此本意不是在讲温病，放在太阳病篇中是为告诫人们，不要把温病当成太阳病来治疗，否则就会引起他变，即"若发汗已，身灼热者，名风温"。温病叫"病"，与太阳"病"是并列对待。而伤寒、中风叫"证"。此是形似太阳病实则不是太阳病者，叫温病。

5. 另外讲，一般热性病初起之时，大概就发生太阳病。如"伤寒一日，太阳受之"即是。

6. 病初起，大概都是表证。但表证不都是太阳病一种，尚有一种少阴病。故曰："病有发热恶寒者，发于阳（太阳）也；无热恶寒者，发于阴（少阴）也。"可见表证有阴阳两种。

7. 太阳病在四五日或五六日时，常常由表传半表半里，而发生少阳病，我们讲的柴胡剂均属此，此就一般言；也有病二三日或病十余日，而见少阳病者，属特殊。但最常见在四五日或五六日。又太阳病在六七日或七八日时，常可由表直传入里而生阳明病。这些说明什么问题呢？即太阳病由表向里传之势，有个传经问题。此与《素问·热论篇》之六经不同，有由少阳病转属阳明，无由阳明转属少阳的。故表里定向相传。

8.病有并病、合病，如太阳少阳并病，太阳阳明并病，少阳阳明并病，三阴病亦有并病（后面详述）；太阳阳明合病，太阳少阳合病，太阳少阳阳明合病，属同时发作。并病有先后，一经未罢，一经又起，先得之病并于后得之病而发作者，谓之并病。

以上均为论述太阳病之形象与变化，另外，太阳病篇又讲到了治疗。施治是在太阳病基础上，又详细分辨寒热、虚实、阴阳、表里。所以从临床治疗的要求上讲，仅知道辨太阳中风、太阳伤寒两个类型是不够的。通过这两种带有指导意义的证型，还要往细辨。

中风型一定要用桂枝汤发汗法；伤寒型一定要用麻黄汤发汗法。但就太阳中风与太阳伤寒本身而言，其证仍是千差万别的。所以桂枝汤里有很多加减方，麻黄汤亦然。故仍要根据寒、热、虚、实往下辨，一直辨到方药与证（症）恰好相适应为止。如太阳中风属桂枝汤证，若见颈项尤强者，加葛根；若太阳病见脉沉迟，里虚有寒者，加芍药、生姜、人参新加汤。可见仲景辨证先从大纲目着眼，范围逐渐缩小，最后达到方证适应。故方证是辨证的最后一步，也是辨证的尖端。故此套辨证程序有很高价值，在临床上具体运用时，我们要先辨六经，再辨证型（同中找异），再据其他情况，辨到方证为止。

仲景此书在这个基础上（并病、合病），又讲了一些定法：

一是表里并病而里实便硬者，应先解表，而后攻里；若表里并病而里虚寒者，应先救里，而后解表。此为定法。

二是表证与柴胡证并见者，或里证与柴胡证并见者，其汗、下法均禁，治从少阳。亦为定法。

三是表证兼小便不利，内有停水者，当利小便，不能徒解其表。不利小便，表不会解。这也算一种定法。如桂枝去芍药加茯苓白术汤（整理者注：此"去芍药"是胡老见解，原文是桂枝去桂加茯苓白术汤），小青龙汤也是，心下有水气而表不解。

四是太阳病法当发汗，然发汗禁忌要知道（咽喉、淋、疮、衄、血、汗、寒七种），如临床上根据病情可以发汗，但有见此种之一者，属特殊情形，故要禁用汗法。

我们需要进一步研究，此书六经到底指的什么？仲景此书是以伤寒为线索，而论述辨证施治的方式方法的，研究此书要注意这一点。中医起初是从实践中来，不像西医，是在基础理论上演绎出来的一种医疗制度（体系），中医没有，只是从经验，所以讲辨脉辨证，却不能辨病。我们书上讲的这些都是通过大量实践而得出的结论，是客观存在，属于自然规律。但对这种规律的认识却限于科学发展，其认识不少是很成问题的，六经即属于此。仲景此书讲八纲辨证，搞出个六经，为何？首先要认识八纲问题，八纲加半表半里，本为九个。古人讲表里已包括了半表半里，执其两端，中间包括在内。

何谓表？表属部位，包括皮肤、肌肉、筋骨所组成的躯壳，病邪反应到这些部位，我们叫它表证；里指胃肠消化道，是胃中不和，病邪反应到胃肠之里，所呈现的各种证候，叫它里证；半表半里即表之内、里之外也，属胸腹腔间，为脏器深藏之所。故病邪反应到此，我们谓之"半表半里"。此表、里、半表半里，反应了一个疾病的病位问题。与西医所讲不同，西医的"病位"指病变在某部位，中医讲"证候"，即症状反应的病位，而不是疾病所在的部位。如"有诸内者，必形诸外"，外有疮疖，内多半都有大便难，故用泻药治其里。换言之，疾病万变，反应在人体上，不出此三个病位之范围，否则中医便无法治病。

另外，谈谈三阴三阳。所谓阴阳是指病性而言。病发作起来，人体机能要有反应和改变。首先是人体代谢机能的改变，其改变只有两个途径：太过与不及。如脉或大或小，或快或慢，或滑或涩，或实或虚，血压或高或低。总之，太过者，其证候反应均太过；不及者，其证候反应均不及。太过者病性属阳，不及者病性属阴，故有发扬或抑制、亢奋或消沉的不同。所以病万变不外两大类：不是阴就是阳。若阴阳不偏者即为无病（阴阳平衡）。寒、热、虚、实均据阴阳归类。寒热虽然隶属于阴阳，但并不等于阴阳。它是阴阳在人体病理反应上的特性之一，故疾病没有不阴不阳的病型，却有不寒不热的病型。虚实亦然，虚为正气虚，实为邪气实，即人虚病实，亦属于阴阳特性之一。寒热、虚实可错综互见，寒热有常，虚实无常。所谓寒热有常，就是不论何种情况下，是寒即属阴，是热即属阳；所谓虚实无常，是指其与寒热交叉互见时，随着寒热或为阴或为阳，虚实本身则反其阴阳。如实热证（又热又实）属阳性病，但虚热证（又热又虚），其虚与热在一起，仍属阳性病；虚寒证（又虚又寒）属阴性病，而寒实证（又寒又实，实随其寒而变），其实与寒在一起，仍属阴性病。故虚实无常。所以，阳性病里有阳热证、阳实证、阳实热证、阳虚热证，也有只是阳而不寒不热、不虚不实证五种；阴性病有阴寒证、阴虚证、阴虚寒证、阴寒实证，也有一般的阴证（不寒不虚）五种。

如若发汗不如法，或大下后丧失津液，再解表则不能用麻黄汤，而用桂枝汤。阴阳寒热虚实统于阴阳。然此属病情，需要通过病位反应出来（要有着落），如寒热，何处寒或热？在表者属表，在里者属里，故病情必须反应到病位上。同样，病位亦必然依病情的性质变化而变化，因之便产生了六经。故我们见到一个证，必然由两方面组成：既有病位，也有病情。六经便是。言六经就等于先有病位，于病位上再分析病情之阴阳属性，故表有阴阳，里有阴阳，半表半里有阴阳。此三个病位，每一个病位均有阴阳两大类，因而便产生了六个基本类型。可见所谓六经，仲景此书便是表里半表半里，各有阴阳两种病型。这是自然存在，始终不变的。不是什么"经络受邪"，经络发病有可能吗？古人认为大血管为经，小血管为络，经络发病提法值得研究。中医辨证，指六经证候的发现不外是八纲问题，病位是固定在表、里、半表半里，此与人体有关，一切疾病不出八纲、六经范围。为什么？就是人体结构相同。疾病尽管病因、病种、表现形式不一，但有其共同的一般的反应，即所谓"正邪分争"。六经病是正邪分争在不同阶段的反应。这种认识角度与方法很宝贵，很有效，很有临床价值。故六经的治法，正好适应了六经的病理机制，根据八纲的分析，自然而然地形成了六种病型。可见，仲景此书就是以八纲辨证为体，讲八纲辨证。

此书原序是假的，因皇甫谧是晋朝人，与王叔和时代差不多，《伤寒论》是王叔和撰次的，若撰次此书时就有此序，皇甫谧对此不会视而不见，而云此书从《汤液经》来，序中明明写道："撰用《素问》《九卷》《八十一难》……"云云，可见皇甫氏之时代不会有此序，可能伪造于南北朝时期。然而此序对后世迷惑不浅，历代注家据此而言，此书是在《内经》基础上发展而来。我认为这是毫无根据的。此书六经与《内经》六经根本不同，据推断，《汤液经》中可能有此六经病型。《内经》之六经认为，太阳、阳明、少阳均在表，可发汗。三十日入脏腑属阴病，可下。且六经排列顺序也不一，不是先太阳，后阳明，再少阳。而是四日太阴、五日少阴、六日厥阴。厥阴之后又反过来太阳。谁见过此种怪病？没有！仲景书六经讲递传，表里相传，与《内经》绝不一样。

仲景此书就是讲八纲辨证，三阳三阴篇就分为阴阳两大类，太阳病篇就讲表证，外证不解、表不解云云；阳明病、少阳病均讲里；三阴亦同。阴阳两类同时讲表、里、半表半里，同时也讲寒热、虚实，八纲具备，具体落实到六经病位，有纲，有目，有着落，有病型。我认为：先有六个基本类型，在六种类型上已具备了表里阴阳；继而再辨寒热虚实，最后辨到方证，以及治疗。这就是《伤寒论》的体系。这是我的认识，尚未见到别人这样认识。他们都是求深，到头来却是反浅。徐大椿讲"仲景此书不是循经发病"，但徐氏未说出所以然。

非太阳病篇所言全是太阳病，而是以太阳病为主线，讲全书的精神。如讲表证，又根据病理规律，兼而涉及半表半里证和里证；讲阳证又涉及阴证。太阳病法当发汗，凡以发汗为主的方剂均为太阳病范畴，其他则不是。同时有表证与里证、与半表半里证的关系及其规律，证治法则全都言及。故其他诸篇则

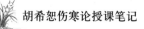

言略，但不等于没有，而是话不重叙。如第 160 条："伤寒吐下后，发汗，虚烦，脉甚微，八九日心下痞硬……"此条发汗导致心下痞硬，并未说明。因前第 67 条苓桂术甘汤证已明，故此不重叙。

所以，学仲景此书务必要完整地学，不可断章取义。

辨阳明病脉证并治

问曰：病有太阳阳明，有正阳阳明，有少阳阳明，何谓也？答曰：太阳阳明者，脾约是也；正阳阳明者，胃家实是也；少阳阳明者，发汗利小便已，胃中燥烦实，大便难是也。（179）

【胡老授课笔记】

表证有太阳与少阴病的不同，里证有阳明与太阴病的不同。阳明病就是里阳证，太阴病即里阴证。病邪反应在里而呈阳性症状者，谓阳明病；病邪反应在里而呈阴性症状者，谓太阴病。

此条先讲"病有太阳阳明"，即由太阳表病传里而发生阳明病，但太阳病还存在者，即太阳阳明并病；"少阳阳明"，即由少阳病传入里而并发阳明病；还有就是单纯的"正阳阳明"。

"脾约"者，古人认为胃经过消化后，脾为胃行津液。饮食入胃所形成之营养成分（胃肠作用而来），经过血管吸收而为血，气的形成亦是源于胃进而到肺，呼吸，受之于天之气，水谷化合物在肺上来吸收天之气（《内经》注解说是"先天之气"），由胃达肺要靠脾的输送（脾气散精归肺）。这是古人的认识。故有"脾为胃行津液"之说，即脾为胃输送津液到肺，再与天气接触而成。为何叫"脾约"？胃中干燥，无津液运输，因之脾受制约，所反应出的证候即是脾约证。太阳病以发汗为治疗原则，由于发汗亡失津液，导致大便硬者，叫"太阳阳明者，脾约是也"。有由太阳转属阳明而成里实证之义。太阳证未罢而见大便不通者，故称"太阳阳明"；"正阳阳明者"，即专就阳明病来看，无太阳、少阳证，就是"胃家实是也"，即病邪充实于胃肠，症状是腹证如心下满、拒按，且按之痛，

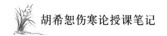

此是专就"胃家实"而言;"少阳阳明者",在少阳阶段,由于误发其汗(少阳禁汗),或利小便,而呈津液亡失,"胃中燥烦实",即胃中水分被夺而胃燥,因燥生烦,烦亦为阳明病的一个证候,同时里亦实而大便不通,此为少阳阳明。

阳明之为病,胃家实是也。(180)

【胡老授课笔记】

研究阳明病就是研究里阳证,即病邪充实于胃的疾病,实热均属阳。上条言阳明病的几种来路,此条为阳明病提纲,属关键证候。此"实"应这样理解,即邪实于胃肠而呈阳性证候者。总之,所谓阳明病即邪充实于胃肠之里证发病者。

问曰:何缘得阳明病?答曰:太阳病,若发汗、若下、若利小便,此亡津液,胃中干燥,因转属阳明,不更衣,内实,大便难者,此名阳明也。(181)

【胡老授课笔记】

此条好理解。在太阳病阶段,经过汗、下、利小便等法,使津液大量亡失,胃中水分被夺,进而"不更衣"(大便不下也),胃肠"内实",呈"大便难者",而成阳明也。

问曰:阳明病外证云何?答曰:身热,汗自出,不恶寒,反恶热也。(182)

【胡老授课笔记】

阳明病亦有但热不实者,属白虎汤证。不实,即无心下满硬、按之痛的腹证,此属于里;与此相对言,若但热不实者属于外,故云"阳明病外证"。太阳病之热是合而不开,"翕翕发热",笼罩于身而不去;阳明病之热是从里向外发而汗自出,"蒸蒸发热",外身热而汗出,犹如火催蒸笼也。"不恶寒,反恶热",

不同于太阳，似温病，阳明之热较太阳之热甚强，由于阳明之热对身痛刺激特别强烈，故恶寒受到了抑制，这是大脑皮层关系，人体对刺激的反应，常常因一种过强的刺激反应，其他刺激便因此受到抑制。临床上遇到胃家实者，当然属阳明病。即便无胃家实这种明显证候，而有"身热，汗自出，不恶寒，反恶热"者，亦为阳明病。属于但热不实者，为阳明外证。

问曰：病有得之一日，不发热而恶寒者，何也？答曰：虽得之一日，恶寒将自罢，即自汗出而恶热也。（183）

【胡老授课笔记】

"不发热"应改为"不恶热"。此属病传。太阳病基础上是发热恶寒，"尚微恶寒者，外未解也"。病始传，未全入里，还有表证，故还是恶寒。属于刺激程度未达到，但很快恶寒将自罢，而马上恶热。阳明病初起有此情形。

问曰：恶寒何故自罢？答曰：阳明居中，主土也。万物所归，无所复传。始虽恶寒，二日自止，此为阳明病也。（184）

【胡老授课笔记】

太阳病恶寒不自罢，阳明病"恶寒何故自罢"？古人认为，阳明主土，土为万物所归，寒一到阳明，便从其所化，化热而为恶热不恶寒也。为寒入阳明经，随经而变也。古人认为热病全是伤于寒，"今夫热病者，皆伤寒之类也"。寒就是邪，在太阳病，寒邪能传到半表半里，见少阳之往来寒热。唯独到阳明病，寒邪没有，乃归土而无所复传也。此种认识不一定对。其实就是上言之大脑皮层刺激。

本太阳，初得病时，发其汗，汗先出不彻，因转属阳明也。伤寒，发热无汗，呕不能食，而反汗出濈濈然者，是转属阳明也。（185）

【胡老授课笔记】

"不彻"是病不除，不是不彻底。真正的太阳病重者，即便治疗得法，也不会一汗而愈，只能减弱其凶势。此条即是。伤寒病愈一般均在少阳病末期、阳明病初期，如白虎汤、调胃承气汤证。"因转属阳明"，乃太阳病按其发病规律传经；"呕不能食"，由太阳传少阳也。发热而呕，呕不能食，均为少阳病；但少阳当不出汗，此"反汗出濈濈然者"，为传入阳明。阳明病，法多汗，"濈濈然"即绵绵不断义。此条承前，讲阳明病可从太阳转属，亦可从少阳转属。

伤寒三日，阳明脉大。（186）

【胡老授课笔记】

"阳明脉大"即脉洪大。伤寒二三日每每有其先兆，证未现而脉先呈。此条也是应太阳病篇开卷之"伤寒二三日，阳明少阳证不见者，为不传也"。此条特别把阳明病之典型脉象提出，以与其证互见。

伤寒脉浮而缓，手足自温者，是为系在太阴。太阴者，身当发黄，若小便自利者，不能发黄，至七八日大便硬者，为阳明病也。（187）

【胡老授课笔记】

伤寒表实，津液充斥于体表，所以脉应浮紧。此是"浮而缓"，缓者缓弱，精气不足于外也。说明病有留湿为饮之情况。此言"伤寒"，知无汗，脉反浮而见"缓"。脾为胃行湿，这个湿输送到表，则脉紧。此胃虚不汗出，不能输布其津液，而为湿停留于内，故脉见缓弱。前讲大青龙汤，有"伤寒，脉浮缓，身不疼，但重，乍有轻时"，此句隐含着这种意思：留湿于内，而精气反不充于表，故虽无汗（伤寒证候），但脉浮缓。"手足自温者"，寒热验之于手足。阳明病之热为"一身手足俱热"，此仅"手足自温"，说明里是有热，但又有停湿停水情况，故曰"系在太阴"。里证有两种：一为内里停水且不能收摄，而为吐利的太阴病；另一种为胃肠过燥而发生胃家实的阳明病。此条原本是太阳伤寒，且病势传里，只是手足温，脉有停湿之象。"系在太阴"，就因太阴属脾为湿土，能行湿。这种有湿有热，若热郁湿，属太阴停湿在内者，即"太阴者"，湿热相郁，"身当发黄"。"若小便自利者，不能发黄"，因小便自利，湿得以下行，湿祛热留，则不能发黄。为何小便自利？我们讲水火进退，邪陷入胃肠之里，若火进而湿退，则为阳明病。火进者，湿自然退，故阳明病汗出就是这个道理。阳明病大便硬、小便自利，同样是这个道理。"自利者"，尿频多也。前为热郁湿，此为热盛湿。

此条甚好，说明一个病位（胃肠之里）有两种病发生。同为太阳病传里，但可为阴、可为阳，若火进水消则生阳明；若水进火衰则生太阴。若病处于水火互相进退之时，水留火存，则易发生黄疸。

伤寒转系阳明者，其人濈然微汗出也。（188）

【胡老授课笔记】

阳明病主要是热盛津虚，阳明病致死亡者，属津虚火旺。故有急下存阴之治法。阳明病不死人，但就怕热实而津亡，为难治。攻则人不胜药，人扛不住；补则愈助火势。此条设"伤寒"，意在强调，太阳伤寒本无汗，若转系阳明则汗出不断，"濈然"者，绵绵不断也。

阳明中风，口苦咽干，腹满微喘，发热恶寒，脉浮而紧，若下之，则腹满小便难也。（189）

【胡老授课笔记】

此条即前大青龙汤证换个提法。大青龙证本是里热，但热不盛，有太阳并发阳明之义。"太阳中风，脉浮紧，发热恶寒身疼痛，不汗出而烦躁者，大青龙汤主之。"太阳中风本应有汗，却"不汗出"，确切讲是不得汗出，且人烦躁，属里热问题。此条由于"口苦咽干，腹满微喘"，较大青龙条热重，并且有些实象，故曰"阳明中风"，不曰"太阳中风"。但同出一理。且看下文："发热恶寒，脉浮而紧"属太阳伤寒，属不汗出之脉。此时虽已并发于里，但里不会实，法当先解表。由后观前，此条即为大青龙汤证，虽未重叙，但此条一定有烦躁、不汗出等，且又加上口苦咽干、腹满微喘，证型偏于阳明。但腹满尚未成实，要注意这一点。病实于里，向上压迫，亦能生喘，需用泻药攻之。此"腹满微喘"，腹满属气不舒畅之自觉症，非有实物，其喘仍属麻黄证之"无汗而喘"，正因如此，"若下之，则腹满小便难也"。即误当里实证而下之，便呈腹满小便难证候。此"腹满"为虚满，由于下后胃虚，水谷不别，故小便亦难。古人说"下不厌迟"，虽然并发阳明，但里热不实，外有表邪，误下则表邪内陷，且虚其胃，反生胀满。进而水谷不别而小便难，均从大便而走。

阳明病，若能食，名中风；不能食，名中寒。（190）

【胡老授课笔记】

能食为有热，所谓"热化食"。阳明病，其人能食，为里多热，风为阳邪，故"名中风"；若胃虚停水则不能食，水性寒，故"名中寒"。此条据能食与否来辨为风热、为寒湿之证，但不能绝对化，有不成立的情况。如腑气不通到一定程度，人便不能食。这时的不能食，属内有燥屎使然。不一定不能食者全由虚寒造成。

阳明病，若中寒者，不能食，小便不利，手足濈然汗出，此欲作固瘕，必大便初硬后溏。所以然者，以胃中冷，水谷不别故也。（191）

【胡老授课笔记】

阳明中寒，若小便不利，水不下行而停于上，故不能食。手足濈然不断汗出，大便当硬，因小便不利，故大便虽硬而水谷不别，必大便初硬后溏，即"固瘕"证。固者，坚固也；瘕者，时聚时散也。此"胃中冷"非胃寒，而是胃中有冷饮，故小便不利。

此条大意是：阳明病手足汗出，本应胃中干而大便硬，然因有水饮停于胃，在小便为不利，在大便为初硬后溏（水谷不别，水走大便），属固瘕之变。于此承前条"名中寒"，知胃中停食停水，则不欲食。

阳明病，初欲食，小便反不利，大便自调，其人骨节疼，翕翕如有热状，奄然发狂，濈然汗出而解者，此水不胜谷气，与汗共并，脉紧则愈。（192）

【胡老授课笔记】

"初欲食"，即开始由太阳转属阳明，里有化热之势，故想吃东西，有热化阳明者。小便应自利，此"反不利"，大便不稀不硬而"自调"。观"其人骨节疼，翕翕如有热状"可知，太阳伤寒表仍未解。

此条即讲太阳伤寒初传于里而并发阳明。虽能食而小便不利，仍属水谷不别表现。本条总而观之，虽有阳明之势，然犹以太阳病明显，因而正邪交争，欲从外解，呈忽然间发狂之瞑眩状态，遂汗出而解。此本属太阳病，然内热已有，故能食。能食说明胃气较强。此阳明病仅具能食而已，未见他症。精气实于表要有胃气强的前提条件，麻黄证即是。此条以"阳明病"冠之，意在强调胃气强而不虚，病仍属太阳病阶段，因能食胃气愈强，达到一定程度，则忽然间祛邪于外，所谓"水不胜谷气，与汗共并"。"脉紧"不是汗出解之后的脉，乃是"其人骨节疼，翕翕如有热状"加上"脉紧"，即太阳伤寒证。不同者在于人能食，似乎病有热化转属阳明之兆，但病性仍属于太阳。故虽小便不利，却不为便溏腹泻之症。"水不胜谷气，与汗共并"，即不但表解，且小便不利等有停水者均愈。"奄然发狂"不是坏现象，乃病愈之兆。伤寒脉紧、骨节疼痛、翕翕发热，此外热不太甚，因初与阳明并发，故云"如有热状"。不像太阳中风之外热明显。可见病理渗透于字里行间中。此条也在强调表解要重视胃气，胃气作用很大。

阳明病，欲解时，从申至戌上。（193）

【胡老授课笔记】

此根据地支，附会运气之说。属照例文章，六经全有。"申至戌"为土旺之时，故为阳明病欲解时，火生土之义。

阳明病，不能食，攻其热必哕。所以然者，胃中虚冷故也。以其人本虚，攻其热必哕。（194）

【胡老授课笔记】

病至不能食，则虑其胃。不可再彻热，否则必哕。这是由于"胃中虚冷故也"，即胃中虚而有冷饮，当用温中祛饮之法。泻药或苦寒之品在此均忌。此条告诫人们，阳明病若见不能食，要详细审证，不可见其一二热实证候便施攻下法。

阳明病，脉迟，食难用饱，饱则微烦，头眩，必小便难，此欲作谷疸。虽下之，腹满如故。所以然者，脉迟故也。（195）

【胡老授课笔记】

"脉迟"，有寒也；"食难用饱"，胃虚有饮则不能食，人强与之，若饱则"微烦，头眩，必小便难"，烦为里有郁热，里有停饮则头眩，水不下行"必小便难"。"谷疸"者，消化不良也。《金匮要略·黄疸病脉证并治》："谷疸之为病，寒热不食，食即头眩，心胸不安，久久发黄为谷疸，茵陈蒿汤主之。"胃虚，湿不能运，谷不能消，滞于胃中而变热则烦，热与湿郁则发黄，属于胃虚不能化谷，故名"谷疸"（注：古人对黄疸分谷疸、酒疸、女劳疸三种）。虚者不可攻，攻下则虚气胀满如故，原因是"脉迟"虚寒故也。

阳明病，法多汗，反无汗，其身如虫行皮中状者，此以久虚故也。（196）

【胡老授课笔记】

阳明病里热，法当多汗。若"反无汗"，无汗原因很多，此属精气虚。热往外蒸，欲汗却无，"如虫行皮中状"，无津液，属津液久虚故也。即便兼有大便硬，亦不可用承气汤，宜脾约之治法。

阳明病，反无汗，而小便利，二三日呕而咳，手足厥者，必苦头痛。若不咳不呕，手足不厥者，头不痛。（197）

【胡老授课笔记】

此由少阳病传来。虽初病阳明，却"反无汗而小便利"，说明阳明之热尚未到汗出程度，而小便利又说明里有阳明之热。"二三日呕而咳"，此少阳证尚明显，"二三日"指全段而言，即病二三日由表传半表半里，且里有热但不甚。"呕"属少阳病，热壅于肺则"咳"，"手足厥"属热厥（四逆散证），此厥而不甚，不会大厥。因少阳病津液丧失，津液亏虚不能旁达，而手足厥，内热是因。柴胡证治后有"上焦得通，津液得下，胃气因和"云云。由于有热，且往上攻，"必苦头痛"。故呕而发热、头痛，属柴胡证。若不是少阳病，而热又不甚，则头不会痛。此条示人临床要讲究辨证，后面有"呕而头痛者，小柴胡汤主之"，说明热在里，有上亢或下陷的分别。若上亢必造成头痛，但并没有到阳明里热实的程度，故不汗出。此无汗不是精气虚，而是病浅。

阳明病，但头眩，不恶寒，故能食而咳，其人咽必痛。若不咳者，咽不痛。（198）

【胡老授课笔记】

"头眩"有多种，一为停饮致眩，一为贫血性之昏冒眩者。此为热上壅致眩，故"但头眩，不恶寒"，属纯热攻冲于上所致。胃热则"能食"，热亢于上涉及肺则"咳"，又热又咳，咽因咳而伤，则"必痛"。若热未涉及肺则不咳，自然也不会咽痛。

阳明病，无汗，小便不利，心中懊憹者，身必发黄。（199）

【胡老授课笔记】

阳明病，热不得越则"无汗"，湿不得下行则"小便不利"，湿热郁蒸，身必发黄。心中懊憹者，确有里热也。

阳明病，被火，额上微汗出，而小便不利者，必发黄。（200）

【胡老授课笔记】

病在阳明，误以火攻，火更助热，且只"额上微汗出"，余处无汗，热仍不得越，且"小便不利"，水留于内，所以也必发黄。

阳明病，脉浮而紧者，必潮热，发作有时；但浮者，必盗汗出。（201）

【胡老授课笔记】

言太阳伤寒转属阳明。"脉浮而紧"，伤寒证很明显。即便转属阳明，也只能是"潮热，发作有时"而已。属伤寒乍传阳明，虽热却发作有时，有间断。脉"但浮"而不紧者，津液有所丧失，言外之意即浮而缓也。为何？太阳病仍在，脉但浮而不紧，必有丧失津液之处，故"必盗汗出"，一定有盗汗情形。盗汗多由于里热，故小柴胡加石膏亦治盗汗，不能动辄用黄芪。有汗且多，则太阳病不会明显。病若真正传入阳明，脉应沉实、沉大，不会脉浮。

阳明病，口燥，但欲漱水，不欲咽者，此必衄。（202）

【胡老授课笔记】

阳明病里热是要渴，此"口燥"而不渴，"但欲漱水不欲咽者"，说明热不在气分，而在血分。热在血分，迫血妄行，则"必衄"。

阳明病，本自汗出，医更重发汗，病已差，尚微烦不了了者，此必大便硬故也。以亡津液，胃中干燥，故令大便硬。当问其小便日几行，若本小便日三四行，今日再行，故知大便不久出。今为小便数少，以津液当还入胃中，故知不久必大便也。（203）

【胡老授课笔记】

此"本自汗出"更是表证也，属本自汗出之病，不是真正的阳明病。因阳明病忌汗，再重发汗不会病好。此"病已差"，说明原本为表证，经用桂枝汤再发汗以解表而病瘥。表解后不应烦，此"尚微烦不了了"，乃由于汗多亡阳，胃中干也。所以"必大便硬故也"。因此下面解释道：此是汗不得法，重发汗而"亡津液，胃中燥，故令大便硬"。不是阳明病，所以要问其小便次数，以推断津液是否还于胃中。若小便次数少，津液可以积蓄而还入胃中，故恢复津液后"不久必大便也"。此条不是阳明病，阳明病不能用汗法。此用了汗法而"病已差"，且大便硬由于津液亡失，而不是由于热结。

那么，为何冠以"阳明病"？此乃从汗出多考虑。如果汗出太过，"太过则阳绝于里"，要得脾约证。所以本着这一点而言"阳明病"，用意似是而非也。因阳明病法多汗，此条就"自汗出"而联想，让人细细分析。病在表，所以发汗。因汗不得法重发其汗，本有汗又发汗（仲景言"发汗"一般是指用麻黄剂），病随其性而已解。但仅仅是"尚微烦不了了者"。若真是阳明病，汗后会急剧变躁，"昏不识人，循衣摸床，惕而不安，微喘直视"。此书类似此条冠首的条文很多，如病本不是太阳伤寒，但无汗，便据此以"伤寒"谓之，而云如何如何，乃形似伤寒而不是伤寒。此条写法也是这样，以"阳明病"冠首，而内容不是阳明病。

伤寒呕多，虽有阳明证，不可攻之。（204）

【胡老授课笔记】

"呕多"，病在少阳。一个"多"说明不仅呕，且以呕证为主，确认病在少

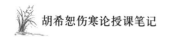

阳。故虽有阳明证候，也不过是阳明少阳并病而已。应治从少阳，不可攻之。

阳明病，心下硬满者，不可攻之。攻之利遂不止者死，利止者愈。（205）

【胡老授课笔记】

此要注意，病只是"心下硬满"，无其他热实之象，属人参证。乃胃虚，邪气水气入胃而生硬满，非阳明病胃家实也。故应用补中健胃的人参一类药，万不可"虚以实治"而施攻下法。若攻下则杀人于反掌间，"利遂不止"而死。幸而利止，言胃气有恢复的希望，故"愈"。

阳明病，面合色赤，不可攻之，必发热。色黄者，小便不利也。（206）

【胡老授课笔记】

颜面红"面合色赤"，即缘缘正赤状。为阳气怫郁在表，欲汗不得貌。属小汗法，不可攻之。若攻之，虚其胃，邪热内陷，水谷不别，小便不利，热邪与水郁蒸，会发黄。此条连同上两条属阳明病泻下之禁忌，即心下硬满、阳明呕多、面合色赤。故临床上要对证候全面分析，阳明病以攻下为主，但不可攻者要知道。

以上（第179～206条）属阳明病各个方面概论。其中亦有辨证的条文，如"呕而咳，手足厥者，必苦头痛"条，"但头眩，不恶寒"条，均为辨证条文。

以下诸条（第206条以后）为阳明病证治方药分析。

阳明病，不吐不下，心烦者，可与调胃承气汤。（207）

【胡老授课笔记】

此条是针对栀子豉汤"发汗吐下后，虚烦不得眠"而言。彼为虚烦，此为

"不吐不下，心烦者"，为实烦。所谓实烦，指既有阳明病之外观，又有胃家实的阳明腑证，且未经误下而烦者。调胃承气汤为三承气汤之最轻泻下剂，以胃不和为主，甘草起主要作用。古人云："大黄无芒硝配之，犹如快刀无刃也。"二者合之则力猛峻。加甘草可缓解症情的急迫，同时甘草可缓其药性。用泻下剂配合甘草，则人不致虚脱，故云"调和胃气"。若是大泻下、大利尿剂，甘草则不宜用，如五苓散、猪苓汤，还有大承气汤、小承气汤，都没有甘草。

调胃承气汤方析：此方用甘草"调胃"，即缓以调之。大黄四两（古代一两约现在的3钱）、芒硝半升（约现在半茶杯）。临床用量，大黄用4钱（12克），不可再多；芒硝用12克（两煎，一次6克）；甘草6克。用调胃承气要"少少与之"，一般用量如此为宜。

阳明病，脉迟，虽汗出不恶寒者，其身必重，短气，腹满而喘。有潮热者，此外欲解，可攻里也。手足濈然汗出者，此大便已硬也，大承气汤主之。若汗多，微发热恶寒者，外未解也，其热不潮，未可与承气汤；若腹大满不通者，可与小承气汤，微和胃气，勿令至大泄下。（208）

大承气汤方

大黄四两，酒洗　厚朴半斤，炙，去皮　枳实五枚，炙　芒硝三合

上四味，以水一斗，先煮二物，取五升，去滓，内大黄，更煮取二升，去滓，内芒硝，更上微火一两沸，分温再服。得下，余勿服。

小承气汤方

大黄四两，酒洗　厚朴二两，炙，去皮　枳实三枚，大者，炙

上三味，以水四升，煮取一升二合，去滓，分温二服。初服汤当更衣，不尔者，尽饮之；若更衣者，勿服之。

【胡老授课笔记】

"脉迟"与数对，为不及之脉。阳明病见此脉，要当心其虚。"汗出不恶

寒",外证已备。但里由于脉迟,不会热结太甚,故"身必重",外有湿也;"短气",内有饮也。诚如《金匮要略·痰饮咳嗽病脉证并治》:"食少饮多,水停心下。甚者则悸,微者短气。"此"腹满而喘"为热壅之象,即有饮有热之证,不可攻下。

以上诸言,妙在一个"虽"字,属否定口气,暗示平素有多饮多湿者得阳明病,若湿盛于热,则生太阴病;热盛于湿,则伤津(出汗、小便数)。此"身重"说明内湿较显,相对于热结不会过甚,故不可下。"潮热者"其热如潮,言其来势汹涌,非"潮之有信也",言其热势重也。宜用下法(方剂是何还需进一步观察)。下文"其热不潮"可证明意是如此,即热的程度尚未到汹涌之势。如果不但身有汗,且"手足濈然汗出者",此为大便已硬之候,大承气汤主之。阳明病为热盛,使津液尽量外泄,不但津伤,且身燥无润,此时为何也见脉迟?"不及之脉也常主有余",有余到一个相当程度,人之津液要大伤也,故脉亦见迟,"营气不足,血少故也"。而此时脉迟,确属可下之脉。开始一见脉迟,要当心其虚。此"身必重、短气"绝非里实。仲景《伤寒论》《金匮要略》二书,是"身重"者,都停湿,与"有潮热者"之后文不是一事。"腹满而喘"后为句号,"有潮热者"之后属另一段,不是一事。"微发热"即其热不潮,与"恶寒"并见,则"外未解也",当解其外,未可与承气汤。小承气汤消胀力甚强,故宜于"腹大满不通者"。仲景辨病,先辨病型六经(表里阴阳),再分析八纲(寒热虚实),其主要精神就是方剂的适应证(方证)。

大承气汤方析:大量用枳实、厚朴,意在行气消胀。于芒硝、大黄中配此二味,其力最大。故此方治大实、大满、大痛(热甚亦痛)。芒硝可祛热,潮热者均用,软坚通便,配大黄泻下就够重。大黄四两、芒硝三合(茶杯1/3量)、厚朴半斤、枳实五枚。今临床用量较此稍小,芒硝、大黄3~4钱,枳实、厚朴4~5钱即可。

小承气汤方析:于上方去芒硝,意在减弱泻下之力。《金匮要略》有厚朴三物汤,厚朴、枳实加重,单独通便消胀,以治胀满为主者。调胃承气汤较小承气汤通便作用强，但消胀不及小承气汤。

阳明病，潮热，大便微硬者，可与大承气汤；不硬者不可与之。若不大便六七日，恐有燥屎，欲知之法，少与小承气汤，汤入腹中，转矢气者，此有燥屎也，乃可攻之。若不转矢气者，此但初头硬，后必溏，不可攻之，攻之必胀满不能食也。欲饮水者，与水则哕。其后发热者，必大便复硬而少也，以小承气汤和之。不转矢气者，慎不可攻也。（209）

【胡老授课笔记】

此段很好。大便硬为用大承气汤的一个火候，但不是大承气汤就专攻大便。即热实于里的阳明病，必须大便硬才可用。进一步观察，此"不大便已六七日"，究其实，大便是否已硬？换言之，此无明显的大便硬的证候，但已六七天不见大便，估计"恐有燥屎"。如何知道？先"少与小承气汤"。此非以药试病，而是治疗。即于大、小承气汤间之证候判断，则先服小承气汤。于此过程中可以推知：若屎已成硬的大承气证，徒以小承气汤则不会便下，与人亦无害，仅"转矢气"而已。然而转矢气者，说明"有燥屎也"，可用大承气汤攻之。倘若不转矢气者而下大便，形状先干后稀，说明不是大承气证，尽管六七日不大便。若开始见"不大便六七日"，属"初头硬，后必溏"之情形，用大承气汤攻之，则"必胀满不能食也"，攻后胃虚胀满，因大下后津伤得厉害而"欲饮水者"，但"与水则哕"，胃太虚了。可见此条用小承气汤，既是试之，也是治之。即病至六七日不大便者，无明显的大便硬证候，应该用小承气汤。"其后发热者"，指服小承气汤而见初硬后溏之后，又有潮热者；"必大便复硬而少也"，一定是大便又硬了，又硬也是指初硬后溏而言。"而少"指因已服小承气便出后，故再便不多。仍用小承气汤和之。

此段用大、小承气的对比使用，告诫人们，该放胆一定要放胆，该慎重一定要慎重。"不转矢气者，慎不可攻也"，不能冒失地给服大承气。临床上属判

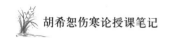

断不准的情况，要从轻治，再逐步从重治。汗、吐、下均如此。

夫实则谵语，虚则郑声。郑声者，重语也。直视谵语，喘满者死，下利者亦死。（210）

【胡老授课笔记】

谵语者，狂言乱道也，属实；郑声者，频言重复也，属虚，较实为重。"直视谵语"，阳明死证均为津液虚极，直视者，精气不能荣于目也。目系枯燥，则直视不能眴。"喘满者死，下利者亦死"，证见直视谵语，若加喘满者，气脱于上也，故死。加下利者，津竭于下也，亦死。虚极，则病由阳入阴也，故难治。可见，当大夫实属不易，该谨慎的切不可放胆。若病发展到邪实正衰地步，于治疗已无所措手。补虚，越补越实；祛病，人不胜药也。

发汗多，若重发汗者，亡其阳。谵语，脉短者死，脉自和者不死。（211）

【胡老授课笔记】

反复发汗者，谓之"发汗多"；大量发汗，为"重发汗"。"阳"指津液，仲景书中所说的阳主要指津液。津液大量亡失，胃中干，则谵语，属误治导致。"脉短"为上不及寸、下不及尺，属津血虚竭之象，故死。"脉自和者不死"，指上下脉匀调，为未虚极，仅为谵语不要紧。要注意，凡病没有反复发汗而愈的，古人规矩不可不循，频发其汗绝不会好病。若人发汗致虚羸少气，瘦如焦柴，且脉浮而无力，虚数无度者，非大量白虎加西洋参者不足以法。即便如是法，亦不一定保命。

伤寒若吐、若下后不解，不大便五六日，上至十余日，日晡所发潮热，不恶寒，独语如见鬼状。若剧者，发则不识人，循衣摸床，惕而不安，微喘直视，脉弦者生，涩者死；微者，但发热谵语者，大承

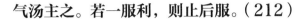

气汤主之。若一服利，则止后服。（212）

【胡老授课笔记】

此条前为概言，太阳伤寒，法当用汗，"若吐若下"均属误治。一方面丧失津液，一方面虚其里而外邪入之，发生阳明病。症见不大便五六日，上至十余日，且午后发潮热，"独语（谵语）如见鬼状"。

"若剧者"，指如果谵语重者，"循衣摸床"，险恶之候；"惕而不安"，无故惊恐而不安宁；"微喘"，尚不到喘满的程度。前第210条有"直视谵语，喘满者死"，此条是微喘，属气欲上脱还未脱之时；"弦"为有余之脉，说明病尚未虚极，尚有抵抗力，尚可用大承气汤背水一战；"涩"属血液虚竭之象，人已不堪任药，故死。

以下承前"如见鬼状"言，"微者"，指较轻微者，即只是如上"不大便五六日，上至十余日，日晡所发潮热，不恶寒，独语如见鬼状"，较"剧者"为轻，可用大承气汤主之则好。

上"剧者"一段纯属误治耽误造成，纯属治坏的。可见医关人命！切勿一遇热病就断为阴虚而乱用滋阴品，六味地黄丸一类就上来了，坑人啊！继而一见谵语，便断为扰乱神明，而用局方至宝、安宫牛黄一类，这是看家本领，过去就没招了，最易误人。其实，大凡热病均为内实。仲景此段很明显是给大夫看的，告诫不要误病、误人。"若一服利，则停后服。"峻攻剂没有连续用的。此类急性热性病，药若对症，会立竿见影。不是连续用不连续用的问题，且大承气汤没有连续用的。

阳明病，其人多汗，以津液外出，胃中燥，大便必硬，硬则谵语，小承气汤主之。若一服谵语止者，更莫复服。（213）

【胡老授课笔记】

此条辨证尤细。此证不是先由热来，而是平素多汗，津液外出，胃中燥，大便硬，进而谵语。仅谵语一症不可妄服大承气汤。此谵语是阳（津液）竭于

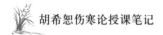

里，故没有用大承气汤的必要，"小承气汤主之"。此证热并不甚。若真属大承气证，腹满实痛拒按，且"近之则痛剧"，不仅有燥屎，且食物积于心下，变成燥结，按之剧痛。

此条告诫我们，如果仅为大便硬、谵语，而无潮热、拒按等典型证候，不可服大承气汤。换言之，仅由于汗多（非热蒸使然），亡失津液而大便硬者，大承气汤要慎用。

阳明病，谵语，发潮热，脉滑而疾者，小承气汤主之。因与承气汤一升，腹中转气者，更服一升，若不转气者，勿更与之。明日又不大便，脉反微涩者，里虚也，为难治，不可更与承气汤也。（214）

【胡老授课笔记】

"阳明病，谵语，发潮热"属大承气证；"脉滑而疾"，疾者数之甚。脉滑主实，此乃实热之象。数者为热，滑中见数乃热实，应大承气汤主之。数而无力者为虚，如肺结核的脉数，是虚数无力。此条"小承气汤主之"不对。

以下从"因与承气汤一升……不可更与承气汤"诸句为衍文。因与前面不衔接，疑有传抄之误。如上之热实证，服小承气汤不会有这个情形的。这个就是"阳明病，谵语，发潮热，脉滑而实者，大承气汤主之"。

阳明病，谵语，有潮热，反不能食者，胃中必有燥屎五六枚也。若能食者，但硬耳，宜大承气汤下之。（215）

【胡老授课笔记】

"谵语、有潮热"里有结实，本里有热，热能化食，应能食，此"反不能食"，为何？乃不但肠有燥屎，胃中必有"燥屎"，并非胃中有屎，此指食物燥结有宿食，故不能食。假如能食（胃热使然），胃无燥结只是大便硬，因有"谵语、潮热"，无论能食与否，其大便硬均宜用大承气汤。此条亦证明上条不是"小承气汤主之"。

阳明病，下血谵语者，此为热入血室。但头汗出者，刺期门，随其实而泻之，濈然汗出则愈。（216）

【胡老授课笔记】

此条为蓄血证见于阳明病，属平素有瘀血的潜伏证。人站立液体就下，故瘀血常居少腹的部位。得阳明病，热邪乘虚入于下而成。此"但头汗出"，身上不汗出，胃中热，热不得旁出而下入血室。期门穴泻心下热结，故刺之。热入血室，甚则如狂。

此病，个人临床认为，宜用大柴胡合桂枝茯苓丸加石膏。祛瘀药中加石膏很好。此非病在膀胱，教材讲"太阳腑证"云云，甚谬。

汗出谵语者，以有燥屎在胃中，此为风也，须下者，过经乃可下之。下之若早，语言必乱，以表虚里实故也。下之愈，宜大承气汤。（217）

【胡老授课笔记】

由"此为风也"可知，此"汗出谵语"之汗出，为太阳中风的汗出，属病在太阳进程中见谵语者，其来势之猛暴，属太阳中风期间，并发阳明病而谵语。太阳中风发热尤快，且迅速传里而谵语、便硬，故"须下"。但"过经乃可下之"，下之若早则外邪全部内陷，故"语言必乱"。病进入于里，表无病，是为"表虚"；病聚在里为"里实"。表不解仍用桂枝汤解表。表解之后，再"宜大承气汤"。

可见，病若迅速急猛者，亦不要死守常规，要急救。"此为风"句，点出病在太阳阶段，但没有经过白虎汤证而剧变为谵语（承气证），故用大承气汤。

伤寒四五日，脉沉而喘满，沉为在里，而反发其汗，津液越出，大便为难，表虚里实，久则谵语。（218）

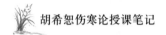

【胡老授课笔记】

上条言太阳中风，此条言太阳伤寒。"沉"主里，里实病，压迫横膈膜呼吸困难，故"喘满"；此不是表证的喘满，"而"字注意。"反发其汗"为错，脉沉不浮，已无表证。因汗而"表虚"，夺汗更加"里实"，"久则谵语"为必然。

三阳合病，腹满身重，难以转侧，口不仁，面垢，谵语遗尿。发汗则谵语；下之则额上生汗，手足逆冷；若自汗出者，白虎汤主之。（219）

【胡老授课笔记】

同时发病者，名"合病"。"三阳合病"即三阳同时有病。"腹满""谵语遗尿"，属阳明；"身重，难以转侧"，为体有湿，应列于太阳病篇，属湿热情况，在表也；"口不仁"即口不知五味，"面垢"即视面如垢，属少阳。此表、里、半表半里症状交错互见，故曰"三阳合病"。病一来就如此。

此病近乎湿温，以阳明为主，乃水火之属。此里有热，热盛耗津见自汗出、小便数，里热将湿大量向外排斥，由于内热没到阳明蒸蒸汗出的程度，湿排斥到表层尚没有大汗出，故"身重"说明有停湿。此条行文当是："腹满身重，难以转侧，口不仁，面垢，谵语遗尿。自汗出者，白虎汤主之。"此一般用白虎汤，虽然有热（谵语），但里未结实。"身重"乃里未结实的一个证候，说明湿尚存，里热不会结实，故不可下。《金匮要略·痉湿暍病脉证治》："湿家下之，额上汗出，微喘，小便利者，死；若下利不止者，亦死。"湿家可汗，可利小便，但不能用下法。此条"下之则额上生汗"，属虚阳上浮也，不是自汗，而是"生汗"。究其因，乃胃因下之而大虚，里本不实。胃虚，水谷不布，故"手足逆冷"。少阳不可汗吐下，故治疗只能用白虎汤清肃内外之热。

此条犹似后世所言湿温一类，不是外面受湿，纯属里热迫湿外出，若外见汗出且多，小便亦利，则身重可逐渐解除，进一步结实于里，方可下之。此主要是内热造成，以白虎汤为主的三阳合病。方中知母一味，《本经》曰其"主治消渴热中，除邪气，肢体浮肿下水"。桂枝芍药知母汤主治脚肿如脱。白虎汤中不要加苍术，因苍术属温性药，不利于因热迫湿的病。《金匮要略》中湿与水气分两章论述，湿不成肿，含于内也；形于外而肿者，为水气。

总之，此条由于内热以阳明为主，其热已炽盛，但尚不燥，外且停湿，此湿乃热排斥体液留于表而成。在有湿的阶段，胃绝不会实，大便不硬，故不可下。下则虚其胃而病变百出。此条"下之则额上生汗，手足逆冷"均对湿而言。

二阳并病，太阳证罢，但发潮热，手足漐漐汗出，大便难而谵语者，下之则愈，宜大承气汤。（220）

【胡老授课笔记】

"二阳并病"，即太阳阳明并病，若有太阳病不罢，还应解表。此简言之"太阳证罢"，即已无表证。只发潮热，属阳明之象。一个"但"字，说明病在阳明。只此一症尚不能下。且"手足漐漐汗出"，乃大便成硬之象。"大便难而谵语"，胃实之象十分充足，故用大承气汤下之则愈。潮热兼见谵语，也是大便成硬之象，前已述及。

阳明病，脉浮而紧，咽燥口苦，腹满而喘，发热汗出，不恶寒，反恶热，身重。若发汗则躁，心愦愦，反谵语；若加温针，必怵惕烦躁不得眠；若下之，则胃中空虚，客气动膈，心中懊憹，舌上胎者，栀子豉汤主之。（221）

【胡老授课笔记】

"脉浮而紧"，太阳伤寒脉；"咽燥口苦"，少阳也；"腹满而喘，发热汗出，不恶寒反恶热"，阳明也；"身重"，有湿也。此亦为三阳合病，但重在阳明，阳明证尤其明显。在此阶段，不能用承气类泻药。可与第208条合参："阳明病，脉迟，虽汗出不恶寒者，其身必重，短气，腹满而喘。"此阶段不可服承气类，加"虽"字应细细品味，言外之意不能用下法。此热证已有，但湿较第219条

"身重，难以转侧"为轻，此仅"身重"而已。此里热不能发汗，若发汗夺津"则躁"；"心愦愦"，闷乱、昏愦也；热攻头则"反谵语"。至此有用承气汤的机会。发汗前的症状，可用白虎汤。阳明病本有津液不能内守之羔，此一发汗，病会迅速发展，胃中干，谵语。"躁"乃扰乱也，较热烦为甚。此未明说，用承气汤旨在酌用。不一定就是大承气汤，调胃承气汤和小承气汤，少量用亦可，此条注重在下。温针较发汗为甚，属以火济热也。"若加温针必怵惕"，即惊恐状，属桂枝去芍药加蜀漆龙骨牡蛎救逆汤证，或桂枝甘草龙骨牡蛎汤证。胃不实若下，则"胃中空虚，客气动膈"，下后胃虚，客热邪气动于胸膈，"舌上胎者"，舌上可能是白苔了，属发汗下后之虚烦热证，用栀子豉汤主之。

若渴欲饮水，口干舌燥者，白虎加人参汤主之。（222）

【胡老授课笔记】

若下之后，见"渴欲饮水，口干舌燥者"，故用白虎加人参汤主之。白虎汤证仅为口舌干燥，其渴不甚。此因下后津伤，故加人参，健胃滋液。

若脉浮发热，渴欲饮水，小便不利者，猪苓汤主之。（223）

猪苓汤方

猪苓去皮　**茯苓　泽泻　阿胶　滑石**碎，各一两

上五味，以水四升，先煮四味，取二升，去滓，内阿胶烊消，温服七合，日三服。

【胡老授课笔记】

若下之后，虚其胃，胃虚停水而致小便不利，废水不得排出，水不化气，津液不布，故亦呈"渴欲饮水"（此病理详见五苓散条文）。小便不利，内里停水影响外热，故"脉浮发热"，此渴因小便不利而成，方用猪苓汤。

猪苓汤方析：此方与五苓散同中有异。五苓散因有桂枝治气上冲、头晕、心悸，有苍术治胃有停水，故所治偏于有表证者。猪苓汤属寒性利尿药，利小

便中兼可解热，但不治气上冲，故此方治小便不利兼有炎症疾患者。尤其对泌尿系感染，此方加生薏苡仁效果好，兼大便稍干者，加生大黄3克。大黄一味，重用通大便，少用走前阴。淋病、急性肾盂肾炎者，均可用此方加味，如薏苡仁、赤小豆。猪苓利尿中有解渴作用，滑石亦为寒性利尿药，阿胶养血止血，热伤阴络小便带血者，此方可用。

阳明病，汗出多而渴者，不可与猪苓汤，以汗多胃中燥，猪苓汤复利其小便故也。（224）

【胡老授课笔记】

阳明病法多汗，"汗出多而渴"，此渴由内热来。猪苓汤之渴因小便不利使然，不是因热所致，故"不可与猪苓汤"。"汗出多而渴者"纯属热盛津虚。此条与阳明病本无关系，意在比较，不要见渴就用猪苓汤。

脉浮而迟，表热里寒，下利清谷者，四逆汤主之。（225）

【胡老授课笔记】

太阳病篇有"脉浮滑，表热里寒，白虎汤主之"（恐怕是白通汤），脉浮滑，证应表里俱热，非表热里寒。此属"表热里寒"，指少阴病，且下利清谷，此表里同时有病而里虚寒者，当舍表救里。此为定法。用"四逆汤主之"，我认为用白通汤更宜。"脉浮而迟"，浮属表，迟为里寒，故似应用白通汤两解其表里。此方干姜、附子、葱白，属温性发汗药，少阴病下利用此方。下利现表证，有用解表以治利的一种手段，如葛根汤治太阳阳明合病自下利者即是。疾病的反应就是这样，病下利，呈表证，说明其病欲从表解，故服葛根汤则愈，热除里病则愈；若陷于阴证，宜用白通汤，温里解表。此作为研究，属个人见解。此条本不是阳明病，因阳明病可祛热攻下。但要知此不可攻，不可祛热。

若胃中虚冷，不能食者，饮水则哕。（226）

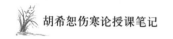

【胡老授课笔记】

此条同上两条一样，不是讲阳明病，而是讲可攻可祛热的反面。胃虚必然停水，停水必然不能食。胃虚有寒，故曰"胃中虚冷"；饮水胃拒而不纳，则哕。所以更不能吃泻药。

脉浮发热，口干鼻燥，能食者则衄。（227）

【胡老授课笔记】

"脉浮发热"，外有表也；"口干鼻燥"可以说是津液枯燥，热盛所致。也可以说是少阳病，少阳病均为官窍反应者多。"能食"属里有热；如此表里内外俱热，势必伤其脉络"则衄"。

阳明病，下之，其外有热，手足温，不结胸，心中懊恼，饥不能食，但头汗出者，栀子豉汤主之。（228）

【胡老授课笔记】

此条"阳明病"本属白虎汤证，医下之过早，因里未实，下后不但热不除，反而耗津伤正。"手足温"言里有热，下后热并不除。换言之，"其外有热，手足温"，说明服药下之不当。"不结胸"句是对栀子豉汤言，前有"胸中窒，心中懊恼"属该汤见证，胸中窒塞不等于结胸。此条"不结胸"三字义含蓄，即仅是"胸中窒，心中懊恼"，而不是结胸（结胸亦有心中懊恼）。意是让你将栀子豉汤证与大陷胸汤证做对照鉴别：实者拒按属结胸，且心下痛；与"不结胸，心中懊恼"之胸中窒者不同。此"饥"为客邪之热所致，属"胃中空虚，客气动膈"之热，不是胃气强，故有热能饥，但"不能食"；热上攻，故"头汗出"。此条中心意思是：虽病阳明，但不该下而下，热必不除。而此最易致变者，就是栀子豉汤证，虚热不去。此方治"虚热"，不是"虚劳之热"，要注意。此虚热仅限于外感热病误下热不除者，仅限于此范围。是具体相对阳明病胃家实而言，莫认为栀子豉汤治"虚"。

阳明病，发潮热，大便溏，小便自可，胸胁满不去者，与小柴胡汤。（229）

【胡老授课笔记】

此条甚好。对于治疗痢疾是个启示。由潮热观"大便溏"，乃痢疾之属。同时，小便正常的"大便溏"可知，不是水谷不别所致。若小便不利之便溏，则属水谷不别之利。此"胸胁满不去者"，不是由少阳转属阳明的过渡症状，而是与上面症状一起发作。此即痢疾若现柴胡证，必有胸胁满。若无，则不能用柴胡剂。此"与小柴胡汤"，可见柴胡汤祛热作用甚强。

临床所见，某患者一有痢疾就高热，什么东西都不吃（噤口痢），其痢无度，腹按之不硬，呕恶甚，所下为赤痢，我根据"嘿嘿不欲饮食，心烦喜呕"等，用小柴胡汤加石膏，七剂而愈。此类尤以小儿痢疾为宜，腹痛加芍药。可见，热痢有用柴胡剂的机会，但必须得现柴胡证。

阳明病，胁下硬满，不大便而呕，舌上白胎者，可与小柴胡汤。上焦得通，津液得下，胃气因和，身濈然汗出而解。（230）

【胡老授课笔记】

"胁下硬满"，即胸胁满不去；"不大便而呕"，少阳阳明同病。但胸胁满、呕统属柴胡证；"舌上白胎者"属有热而不实之象，若见黄苔则为成实之兆；此柴胡证为何见"不大便"？我们说柴胡证病理是正邪交争结于胁下，胁有所结，则影响上焦津液不下，故服柴胡汤解胸胁之结，则上焦得通，津液得下，此半表半里者，可从里解，亦可从表解。此"身濈然汗出而解"是从表而解，接近于表。但不能据此认为柴胡汤为发汗剂，这是错误。还是和解剂也，这是解其所结而表里通畅的表现，不是什么发汗作用。

阳明中风，脉弦浮大，而短气，腹都满，胁下及心痛，久按之气

不通，鼻干不得汗，嗜卧，一身及目悉黄，小便难，有潮热，时时哕，耳前后肿，刺之小差，外不解。病过十日，脉续浮者，与小柴胡汤。（231）

【胡老授课笔记】

"阳明中风"，指病偏于热而能食者，与不能食名中寒相对言。"脉弦浮大"，少阳脉弦，太阳脉浮，阳明脉大；此亦为三阳合病脉象。热与湿方可为郁，热与液体的东西，如血如水，均可相郁而发黄。凡属三阳合病，里实大都不很重。"短气"，里有停水；"腹都满"即腹全满，属阳明；"胁下及心痛"，属少阳；"久按之气不通"，言阳明病状；"鼻干不得汗"，鼻干为阳明症，不得汗为太阳症；"嗜卧"，为少阳病，前第37条："太阳病，十日已去，脉浮细而嗜卧者，外已解也。设胸满胁痛者，与小柴胡汤。"病到由表传里之状，人要困倦。表证期人不困乏，表证期一过，人会有困乏状。"一身及目悉黄"，属湿与热郁使然。此为三阳合病又并发黄疸。"小便难"，言湿无去路；"时时哕"，言里有停水；"耳前后肿"，属少阳，少阳经脉"从耳后入耳中出走耳前"，犹今之腮腺炎，故小柴胡汤加生石膏，治疗大头瘟、腮腺炎尤其好使。"小差"，即耳前后肿稍好。但"外不解"，言上边一系列的证候不解。三阳合病，热重者服白虎汤。若热不重，仍宜和解之法。"脉续浮者"，指前还是脉弦浮大之意，小柴胡汤不止能除热，同时亦能治黄疸。

脉但浮，无余证者，与麻黄汤。若不尿，腹满加哕者，不治。（232）

【胡老授课笔记】

此"脉但浮，无余证者，与麻黄汤"似乎与上文没什么联系，因病理变化不会有服麻黄汤的道理。若单看此一句，当然是与麻黄汤。尤其下句更明，不会与麻黄汤证发生联系。"若不尿，腹满加哕者，不治。"临床证明，黄疸型肝炎，或肝硬化并发黄疸，同时有腹水，大多不可治。若利尿而仍旧不尿，腹满加胃败之哕者，必死。用治腹水方加大量茵陈，也只是缓解一时，西医认为多是肝脏内之肝胆管已坏。

此段大意是：其病热甚，有三阳合病的外观，同时并发黄疸、腹水。腹水不可攻。由此观之，"腹都满"即此"腹满加哕"之腹水，且"小便难"即此"不尿"，"哕者"为胃败之象，多属呃逆。腹水万不可攻，攻之必死。唯用茯苓导滞汤可试，不一定有把握。

阳明病，自汗出，若发汗，小便自利者，此为津液内竭，虽硬不可攻之，当须自欲大便，宜蜜煎导而通之。若土瓜根及大猪胆汁，皆可为导。（233）

蜜煎导方

食蜜七合

上一味，于铜器内，微火煎，当须凝如饴状，搅之勿令焦著，欲可丸，并手捻作梃，令头锐，大如指，长二寸许。当热时急作，冷则硬。以内谷道中，以手急抱，欲大便时，乃去之。疑非仲景意，已试甚良。

猪胆汁方

大猪胆一枚，泻汁，和少许法醋，以灌谷道内，如一食顷，当大便出宿食恶物，甚效。

又用土瓜根，削如指状，蘸猪胆汁纳入谷道中亦可用。

【胡老授课笔记】

人体液夺于外，内脏器（胃肠）水分亦被夺，故叫"津液内竭"。其大便硬，不是因阳明病热结所致，故不用承气汤攻之，叫"虽硬不可攻之"。此通便法类似西医灌肠法：蜜煎导方、土瓜根及猪胆汁方。此条承第203条而言："阳明病，本自汗出，医更重发汗，病已差，尚微烦不了了者，此必大便硬故也。以亡津液，胃中干燥，故令大便硬。当问其小便日几行，若本小便日三四行，今日再行，故知大便不久出。今为小便数少，以津液当还入胃中，故知不久必大便也。"可见，彼是小便数渐少，言津液恢复；此是小便反"自利"，亦为津液内竭。

蜜煎导方析：食蜜七合。把一味食蜜置于铜器内，用微火煎，"当须凝如饴状"，即软乎乎的。"搅之勿令焦著，欲可丸"，即频频搅动不要焦干，火候到做成丸子即可；"并手捻作挺，令头锐，大如指"即两手把药捻成条状，一端稍尖，如大拇手指大小；"当热时急作，冷则硬。以内谷道中"，即趁着蜜还温热时做成坐药，纳入肛门，以导便通下；"以手急抱"，即用手按住。"疑非仲景意，已试甚良"句，成无己本和《玉函经》均无。是后人搞的，这几个字当删。

猪胆汁方析：以猪胆一枚，将汁倒出加醋，此法很好。一为把猪胆汁倒出少许，后将醋倒进胆囊内，用毛笔管插入猪胆后绑紧，另一头涂蜡，取润滑作用，入肛门内，后挤压胆囊，汁入肠内，少顷便出。此较肥皂灌肠为好。

又一法是用苦瓜根，有黏滑性，削根蘸蜜，纳入肛门。与蜜煎导法类同。此条重点在于，不能仅据大便硬而妄用下法，要看如何成硬。无大实、大满、大痛、壮热情形，则不可攻。

阳明病，脉迟，汗出多，微恶寒者，表未解也，可发汗，宜桂枝汤。（234）

【胡老授课笔记】

"脉迟"为营虚血少之脉，津液不足。且"汗出多"，津更虚。此有阳明病之外观，但"微恶寒者，表未解也"。此里热表不解，当先解表，用桂枝汤。此条是，病在阳明，表若不解有汗出、脉缓弱（或迟），属桂枝证。

阳明病，脉浮，无汗而喘者，发汗则愈，宜麻黄汤。（235）

【胡老授课笔记】

上条讲兼中风表证，此条言阳明病兼伤寒表证。"脉浮，无汗而喘"属表实

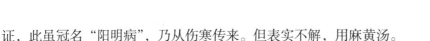

证，此虽冠名"阳明病"，乃从伤寒传来。但表实不解，用麻黄汤。

阳明病，发热汗出者，此为热越，不能发黄也。但头汗出，身无汗，剂颈而还，小便不利，渴引水浆者，此为瘀热在里，身必发黄，茵陈蒿汤主之。（236）

茵陈蒿汤方

茵陈蒿六两　**栀子**十四枚，擘　**大黄**二两，去皮

上三味，以水一斗二升，先煮茵陈，减六升，内二味，煮取三升，去滓。分三服。小便当利，尿如皂荚汁状，色正赤，一宿腹减，黄从小便去也。

【胡老授课笔记】

"发热汗出"乃热越于外，故不能发黄。但"身无汗"，热不得外越；"小便不利"，水不得下泄；热郁于里，水湿同郁于胃肠之里，且"渴引水浆"益增其湿，湿与热蒸，"身必发黄"。发黄一证，古人认为属胃肠疾患，乃湿热郁于胃肠之里而成。现在认为，此病离不开肝胆疾患，尤其胆（如胆道受阻）。茵陈蒿汤主之。

茵陈蒿汤方析：茵陈苦寒，为利尿药，且解热。栀子、大黄均为苦寒祛热之药，故此方祛热利湿。言"瘀热在里"，治疗手段与所言相符。瘀热在里不一定全发黄疸，但黄疸必有瘀热在里的因素。临床黄疸证常有里热、小便不利见证。但此病不一定纯为瘀热在里造成。中医的规律法则是对的，通过实践得来。但认识则不一定全对，这是学习中医需要明确的。此即如是。认为是湿热相郁，脾受热蒸，脾胃属土色黄，故发黄疸，这是幼稚的认识。但治疗确当。

阳明证，其人喜忘者，必有蓄血。所以然者，本有久瘀血，故令喜忘。屎虽硬，大便反易，其色必黑者，宜抵当汤下之。（237）

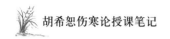

【胡老授课笔记】

"喜忘"即善忘，与脑系有关，"如狂"亦是；"蓄血"者，久蓄之瘀血也；便本硬，但有血之润，故"屎虽硬，大便反易"；"其色必黑者"，瘀血也。此条言两点：一是脑系精神的异常，常伴瘀血；二是出血症，此是大便潜血。凡出血症，多有瘀血，瘀不去，则出血不止，故止血药要慎用。《金匮要略·妇人妊娠病脉证并治》曰："妇人宿有癥病……所以血不止者，其癥不去故也，当下其癥，桂枝茯苓丸主之。"属实证者，祛瘀药要多用。此用抵当汤。

阳明病，下之，心中懊恼而烦，胃中有燥屎者，可攻。腹微满，初头硬，后必溏，不可攻之。若有燥屎者，宜大承气汤。（238）

【胡老授课笔记】

大承气汤之用是多方面的，每一节条文都要细细体会。此条是阳明病下后见"心中懊恼而烦"，属承气汤与栀子豉汤共有之候，要细辨。若判断出"胃中有燥屎者"，可用大承气攻之；怎样判断？要根据证候，如发潮热、谵语，或发潮热、手足漐漐汗出，均可断为有燥屎。此条又有一个证候，即"腹微满"与大实大满拒按的实证。《金匮要略·腹满寒疝宿食病脉证治》有："病者腹满，按之不痛为虚，痛者为实，可下之。"此条大下后心中懊恼，乃胃无实物之虚烦。若内有燥屎亦见心中懊恼者，怎样判断其实？只有腹诊。其胀满甚至拒按又疼者，为有燥屎。否则，只是"腹微满，出头硬，后必溏，不可攻之"。只宜用栀子豉汤。但又叮嘱一句："若有燥屎者，宜大承气汤。"可见方证之辨必须注意，方不会致误。

病人不大便五六日，绕脐痛，烦躁，发作有时者，此有燥屎，故使不大便也。（239）

【胡老授课笔记】

燥屎与大便硬有不同之处：燥屎者，乃屎居肠中，日久成燥，横结在内而不下；大便硬者，乃应自欲大便而不出，属在下，而燥屎相对居上。此条亦言大承气汤之适宜范围，患者不大便已五六天之久，围绕肚脐发痛，且烦躁有热也；"发作有时"，即时痛时不痛，此属燥屎横在里而不通。欲通不能，燥屎在肠管内涩滞，一动则痛甚。换言之，动则带肠下垂故痛，欲便则动，动则痛甚又不能便，不便则暂时不动亦不痛，故"发作有时"。此乃有燥屎的一个证候。故用大承气汤。

病人烦热，汗出则解，又如疟状，日晡所发热者，属阳明也。脉实者，宜下之；脉浮虚者，宜发汗。下之与大承气汤，发汗宜桂枝汤。（240）

【胡老授课笔记】

"又如疟状"应为"复如疟状"，"复"当"反"讲。"烦热"指大青龙汤证言，故曰"汗出则解"。大青龙证是"不汗出而烦躁"，汗出则烦消热解。此即指该条说的，即患者不得汗出而"烦热"，达到"汗出则解"。病虽解，但"复如疟状"，即反而发热且有定时，且天将暮时发热，即"日晡所发热者，属阳明也"。"脉实者"由表传里无疑，应下之。若"脉浮虚者"，宜发汗。此是根据"时发热汗出者，宜桂枝汤"，属定时发热。脉浮为病在表，"虚"乃经大发汗（用大青龙汤）而津液不足所致。故"脉浮虚者，宜发汗"，用桂枝汤。为何"下之与大承气汤"？用大承气者，就是根据"病人烦热，汗出则解"，此大青龙证来势猛峻之至，方用大青龙后，表将罢，遂迅速传里。此病急剧变化，稍有缓急则变证百出。可见，对病不但要辨证，且还要详审当时病情。此条就是一般说仅见日晡所发热，还未见潮热，不能用大承气汤。但在此种情况下，用完大青龙汤后反而急剧传里，变化之迅速，当马上遏制病势，用大承气汤迎头痛击。此病来势猛暴，"脉实者"为跳动有力，"虚"为无力，相对而言。

大下后，六七日不大便，烦不解，腹满痛者，此有燥屎也。所以

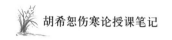

然者，本有宿食故也，宜大承气汤。（241）

【胡老授课笔记】

"大下后"一般不会再不大便，此"六七日不大便"，且"烦不解，腹满痛者"，腹中既满且痛，大下后本不应见此。说明内里有实，故曰"此有燥屎也"。此大下后为何还会有燥屎？曰"本有宿食故也"。说明其人平时不忌口，胡吃乱餐而成。肠中仍存留着燥屎，同时有热"烦不解"。

总之，大承气证有燥屎之证候很多：绕脐痛、发作有时，此宿食见证亦是。故与大便硬同中有异，属蓄积已久之物（燥屎）。

病人小便不利，大便乍难乍易，时有微热，喘冒不能卧者，有燥屎也，宜大承气汤。（242）

【胡老授课笔记】

此又是燥屎的一种证候。"病人小便不利"，属水谷不别，要走大肠，应见下利或溏泄。此反"大便乍难乍易"，即一阵困难，说明有燥屎之情形；一阵容易，由于水在肠间，有时反容易便。"时有微热"，即不经常，时有时无。可见热结于里而不现于外，只是隐隐而现。热尽管隐隐作现，但上攻之势头相当凶猛，以致"喘冒不得卧"。冒者，昏冒也。此喘为热上壅逆，压迫横膈膜导致。昏冒亦为热上攻头脑使然。此亦是有燥屎的一个证候，用大承气汤。此汤实为猛峻，重病非它不行，轻病用它就坏了，不可不慎。

食谷欲呕，属阳明也，吴茱萸汤主之。得汤反剧者，属上焦也。（243）

吴茱萸汤方

吴茱萸一升，洗　人参三两　生姜六两，切　大枣十二枚，擘

上四味，以水七升，煮取二升，去滓。温服七合，日三服。

【胡老授课笔记】

"属阳明也"是指"属胃"，不是属阳明病。此胃虚有寒，故食而不纳，见"食谷欲呕"，用吴茱萸汤主之。"属上焦"指小柴胡汤言，上焦不通，热结于胁下。此条主要言吴茱萸汤与小柴胡汤对于治呕的一个鉴别点，一为虚寒，一为热与饮搏。小柴胡证有"喜呕"，吴茱萸汤有"烦躁呕吐"，属胃寒疾患，为躁多而烦少之阴寒证。个人认为，此条当放在太阴病篇较宜。吴茱萸证不仅治"食谷欲呕"，因胃虚有寒饮冲逆头脑，而致头痛头晕者，此方均宜。如梅尼埃病，头一晕就吐者，此方甚好。也治胃痛。

太阳病，寸缓关浮尺弱，其人发热汗出，复恶寒，不呕，但心下痞者，此以医下之也。如其不下者，病人不恶寒而渴者，此转属阳明也。小便数者，大便必硬，不更衣十日，无所苦也。渴欲饮水，少少与之，但以法救之。渴者，宜五苓散。（244）

【胡老授课笔记】

此条分三段：

第一段：本是太阳病，"寸缓"者，津液不足于外，古人有"寸缓则为中风"（太阳中风），"寸缓则为亡血"（血少）；"关浮"者，关以候胃，浮亦主热，此即心下热痞之脉，下有"但心下痞者"句；"尺弱"者，弱相对弦脉而言，弦脉上下绷直，弱是上下松弛。缓也指脉道松弛，与紧脉相对。此缓与弱的分别，理论上有不同，但指下辨别很难。故仲景书缓与弱是通用的，云太阳中风是"发热、汗出、恶风、脉缓"，太阳中风又云"阳浮而阴弱"（即缓）。此脉"寸缓关浮尺弱"，总而言之就是"脉浮缓"。"其人发热汗出，复恶寒"，为太阳中风证；"不呕"，未传少阳半表半里，没有胸胁苦满；然"但心下痞"，心下部位痞塞不通。这是因为"医下之"，表未解，外邪内陷而成心下痞证。此条未出治疗，个人认为，先用桂枝汤以解外，后用泻心汤以治痞，即第154条："心下痞，按之濡，其脉关上浮者，"就是"关浮热痞按之濡"，大黄黄连泻心汤或三

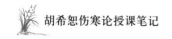

黄泻心汤均可用。

第二段："如其不下者，病人不恶寒（上言"复恶寒"）而渴者"，只是心下痞而又渴，此为内里有热之兆，故曰"此转属阳明也"。此痞证不是大实大满，只是稍有点内实之状，"转属"是并病互词，即太阳转属于阳明而太阳病尚未罢，或者说但太阳病欲罢而阳明病已显。"小便数者，大便必硬"，此是前面津液内竭而造成的大便硬，只是由于小便数，并无谵语等阳明内实之证，故虽然"不更衣十日，无所苦也"。言外不可攻下，只能用润大便的方法，或用治疗脾约证的办法，当观其轻重。若多少有点热，可用麻子仁丸（麻仁滋脾丸）；无热者，可用导法。假若"渴欲饮水"，可少少与饮之。饮多则喘，此无什么热，只因小便数，丧失津液，少少与之，令胃和则愈。但以法救之。

第三段：此"渴者"是承上两段而言。第一段是下之后表尚有热而未解，同时见心下痞证。此心下痞有停水的因素，有五苓散证。但由于下而气上冲，造成小便不利。此绝不是小便频数，要留意。是小便不利、微热而渴，此心下痞正是水气逆于心下，为五苓散证。此不详细说，仅言"渴者"，此为简文。因前面诸条已讲过，故不再重复。第二段亦然，言若不下，亦可发生此证候：患者微热，不恶寒而渴。此也没转属阳明，但见小便不利。此渴亦为停水不行，亦用五苓散。此段就"渴"上发挥，不是说转属阳明小便数还服五苓散，这是不对的。因已丧失津液，怎可服五苓散？前言猪苓汤的情况均属此。此外前面讲过，津液已伤，便不能用麻黄汤，解表只宜桂枝汤。大下后表不解，亦应用桂枝汤。

前讲六经八纲，阴阳寒热虚实，统言之就是阴阳。然此六个（指阴阳寒热虚实）均属病情的反应，病情必须反应到病位上，要有着落，病位就是表、里、半表半里，故见到一个证，同时要具备两种，既有病位，也有病情。

前面第174条讲风湿相搏的桂枝附子汤，"若其人大便硬，小便自利者，去桂加白术汤主之"。大便硬者去桂加术，彼加术治小便利，但不是让利小便。白术与附子配伍（如真武汤），能使泌尿机能沉衰松弛不收者恢复机能，再加上祛

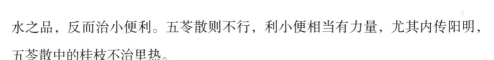

水之品，反而治小便利。五苓散则不行，利小便相当有力量，尤其内传阳明，五苓散中的桂枝不治里热。

此条很有争论。我认为，此"渴者，宜五苓散"为另起一段，与前"渴欲饮水，少少与之，但以法救之"句绝不可能相接。因已经大便硬、小便数，再服此汤复利其小便，岂不荒诞？故此是简文，因前五苓散诸条已详及。

脉阳微而汗出少者，为自和也。汗出多者，为太过。

阳脉实，因发其汗，出多者，亦为太过。太过者，为阳绝于里，亡津液，大便因硬也。（245）

【胡老授课笔记】

"脉阳微"即浮而弱之脉。前讲太阳中风"阳浮而阴弱"，即轻取浮，沉取弱。此即浮取脉较微，"微"当缓弱讲，非微细义。太阳中风自汗出，此是脉与证协调，故"为自和也"，此自和不是当没病讲；"汗出多者，为太过"，如太阳中风证，汗出多为太过也；"阳脉实"即浮紧脉，指太阳伤寒证。此条就是讲津液亡失太多，而"阳绝于里"，"阳"指津液，汗丧失于外，内里津液被夺。结果是"亡津液，大便因硬也"，与上条"不更衣十日，无所苦也"意义相同。言外告诫人们不可攻下。可见，承气汤是攻病热实于里，不是攻大便。它是以大便硬为证候，兼有实热者方可用。

脉浮而芤，浮为阳，芤为阴，浮芤相搏，胃气生热，其阳则绝。（246）

【胡老授课笔记】

"浮而芤"即有外无内之脉。芤脉外浮而中空，指下里边没有东西，"似捻葱"，就是有外无内，亦不是边实而中间空，主津血虚。浮为在外，为阳有热；芤为阴（里阴虚），二者同见，则为阴虚生热之象。热与津搏，结果是"胃气生热"，津绝于里。言外指大便硬，但不是热邪实于里所致。

163

趺阳脉浮而涩，浮则胃气强，涩则小便数，浮涩相搏，大便则硬，其脾为约，麻子仁丸主之。（247）

麻子仁丸方

麻子仁二升　芍药半斤　枳实半斤，炙　大黄一斤，去皮　厚朴一尺，炙，去皮　杏仁一升，去皮尖，熬，别作脂

上六味，蜜和丸，如梧桐子大，饮服十丸，日三服，渐加，以知为度。

【胡老授课笔记】

"趺阳脉浮而涩"，"趺阳"指胃脉，浮主热，涩为津虚。"涩则小便数"，即小便数而使得津虚。如此津虚胃热，故"大便则硬"。"其脾为约"，古人认为脾为胃行津液，即胃消化水谷要上蒸于肺，这一过程是脾的运化作用。脾属运输津液，此胃热、小便数，已无津液可运，因而脾的功能受到制约，"约"者穷也，亦可称穷约，为津液枯竭所制约也，故为脾约。此条与上两条通为脾约证，故用缓下之麻子仁丸。

麻子仁丸方析：此丸以小承气汤（枳实、厚朴、大黄）为基础，另加滋润缓下之麻子仁、芍药、杏仁，且用大量蜜（甘能补脾，与甘草同类），为何用丸？取其缓也。此适用于一般习惯性便秘者，不可用攻下，但是要通大便，不通不行。为何？因大便虽然干燥，但胃肠仍继续吸收，因而应及时排除废物，废物不得排除，再吸收便容易中毒（糟粕中的毒素）。临床见很多大便干燥兼头痛者，故要通大便。此丸缓下不伤人，不像大承气之猛暴。临床上，若见大便硬，未有潮热、谵语等实热征象，便不可妄攻。

太阳病三日，发汗不解，蒸蒸发热者，属胃也，调胃承气汤主之。（248）

【胡老授课笔记】

此病来势凶猛迅急，太阳病仅三日，发汗热不除，且变为"蒸蒸发热"，属阳明证候，由内向外，其热如蒸。此貌似急迫，但仅为热也。阳明病发潮热，大便为硬者，用大承气汤，不硬者不可与，仅有热不行。大承气汤有其证候：大便硬兼潮热、谵语者，兼潮热、手足溅然汗出者，或兼烦躁、绕脐痛者。此条均无，故只以祛热为主，芒硝、石膏均祛壮热，故用调胃承气汤（无消胀疏气药），临床见实热证而无大实大满者，用此汤。

伤寒吐后，腹胀满者，与调胃承气汤。（249）

【胡老授课笔记】

"吐后，腹胀满"为胃不和，乃吐后津伤所致。可见，吐后胃不和，以调胃承气汤为治疗定法。一般凡吐后胃气上逆者，均可与之调和胃气，不一定局限于腹胀满。加"与"而不言"主之"，即少少与之意。反过来讲，若不是因吐而胀满者，不可用此汤。前第120条"关上脉细数者，以医吐之过也。一二日吐之者，腹中饥，口不能食"，就是用吐药后留下的后遗症，老想吐，胃气上逆也。"三四日吐之者，不喜糜粥，欲食冷食"，且也是"朝时暮吐"，老是想吐，想倒出来。可见服吐药后出现此情形，一定是胃不和，故用此汤。但法应少少与。

太阳病，若吐、若下、若发汗后，微烦，小便数，大便因硬者，与小承气汤和之愈。（250）

【胡老授课笔记】

太阳病，吐、下、发汗，均可亡失津液，且有小便数，则津液亡失之甚可知。此条即由于津液亡失而"大便因硬者"，不能用大承气汤。且没有多少热邪，仅是"微烦"而已，亦不能用调胃承气汤。烦者热，躁者乱。此条为何用小承气汤？就在于"微烦"。前脾约证条亦为津失便硬，但他是"十日不大便，

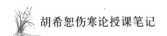

无所苦也"，并不难受。此是不大便且难受，尽管没到烦躁不安的程度，亦为有所苦，故与小承气汤和其胃。

得病二三日，脉弱，无太阳、柴胡证，烦躁，心下硬，至四五日，虽能食，以小承气汤，少少与，微和之，令小安。至六日，与承气汤一升。若不大便六七日，小便少者，虽不受食，但初头硬后必溏，未定成硬，攻之必溏。须小便利，屎定硬，乃可攻之，宜大承气汤。（251）

【胡老授课笔记】

此条尤其好。

伤寒三日，阳明脉大。今"脉弱"，当虑其虚。但因里实，津液丧失太多，也可以见弱。如太阳中风见缓弱脉，均因汗出丧失津液，脉道松弛之故。此脉弱有两个问题，一个虚证，一个实证。此条主要提示人们要审病，治不可以虚当实。脉弱见"心下硬"，形是大虚证。"心下硬满者，不可下，下之则死"。前讲过甘草泻心汤，由于胃虚，邪气水气均乘虚入胃，故心下硬。治用人参健胃，邪不自存。此条心下硬且脉弱，虽然烦躁是个热象，但要小心。"至四五日，虽能食"，热则消谷，"能食者，名中风"，但因脉弱，心下硬，故"以小承气汤，少少与"，不要重用。先于或虚或实中观察。"令小安"指烦躁而言。

此"二三日""四五日"均没有大便，药后"至六日"，仍病状如前，证明胃中乃有所结（燥结宿食），则"与承气汤一升"，小承气可增量到一升（一茶杯）。

若不大便六七日，"虽不受食"，较前"虽能食"为热，胃有宿食燥结。阳明热盛应小便数，汗出多，今"小便少"，尽管胃有所结，但水谷不别，未成硬也，"攻之必溏"。"小便利"者，频数也。由此判断"屎定硬"，乃可攻之。

此条讨论的问题是疑似证，似是而非。心下硬若属里实证，则脉本应见实，但无大便硬的明显证候，形虚。虚则不可攻，故一步一步观察。"三四日""四五日""至六日""六七日"，一直到"屎定硬，乃可攻之"。用药亦非常谨慎："先与小承气汤少少与，微和之"；再一步，"与承气汤一升"继续观察，已"不受食"（"虽能食"进一步发展），胃有所结。但仍不可贸然攻之，况且"小便少者"，攻之必溏。不过是初硬后溏而已。还需要观察，如果"小便利"加"不能食"，此方可攻。若人体质素日多寒少燥者，得阳明病会有此情形。治大病，需要有见识。疑似病更须详审，不可疏忽粗心大意。

伤寒六七日，目中不了了，睛不和，无表里证，大便难，身微热者，此为实也，急下之，宜大承气汤。（252）

【胡老授课笔记】

"伤寒六七日"病可传里，一般四五日、五六日，多传半表半里。患者突然视物不清，"目中不了了"，"睛不和"指瞳子昏暗无光，此津、血不能上注于目，故目不能为用也。津血到哪哪可为用，内经所谓：谷气至手手能握，至足足能行，至目目能视，至耳耳能闻。伤寒到六七天，一传里迅速呈此，可见病来得猛暴，且无明显的"表里证"，仅是"大便难，身微热者"而已，此病里热如焚，烧灼津液，上攻目系与脑，看似不重，稍一弛缓，则恶候蜂起，欲救而不能。唯有釜底抽薪一法，放胆用大承气汤急下之。

阳明病，发热汗多者，急下之，宜大承气汤。（253）

【胡老授课笔记】

"发热汗多"指蒸蒸发热，大汗如流，此火盛水消之热，必须釜底抽薪，急下救阴（津液），用大承气汤。

发汗不解，腹满痛者，急下之，宜大承气汤。（254）

【胡老授课笔记】

此条与第248条对照，彼用调胃承气汤，此言大承气汤急下，"发汗不解"

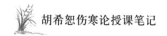

不一定是发汗错误，而是病来迅速，不及于解即剧变于里，"腹满痛"乃津液有立竭之势，大满大痛之候，脉一般为数疾，当急下，用大承气汤。

此三急下（第252、253、254条）证，貌似平常，但内里潜伏着病来猛暴、传变迅速的证候，稍有延误，祸变立至，故须大承气急下（急下共六条，尚有少阴病篇三条）。

腹满不减，减不足言，当下之，宜大承气汤。（255）

【胡老授课笔记】

腹满有虚实之分，此条就胀满形态上言，腹胀满，满而不减，有所减亦不足道。"当下之"较"急下"为缓，但属大承气证，里实有物，故下。"减不足言"，即有所减，亦微不足道。

阳明少阳合病，必下利，其脉不负者，为顺也；负者，失也。互相克贼，名为负也。脉滑而数者，有宿食也，当下之，宜大承气汤。（256）

【胡老授课笔记】

此条附会五行之言，无大意义。阳明属土，少阳属木，木来克土，故"必下利"。阳明属"胃家实"，本不应利。今下利，乃少阳木克之过，言"阳明少阳合病"即指此。其实，此条无关少阳，行文应这样："阳明病，下利，脉滑而数者，有宿食也。当下之，宜大承气汤。"加五行文字，意在解释阳明病为何有下利。脉大而不弦者，土胜木也；反之，脉见弦不见大者，木胜土也。"负"者，克制也，为逆，起"克贼"作用。"脉滑而数者"，阳明脉也，属有宿食之脉。若见弦细脉为虚。此条大意如此。

其实，中医讲辨证，"下利"是一个症，在太阳病中见，实者用葛根汤，虚者用桂枝汤。要根据适应证来治疗。"太阴病，脉浮者，可发汗，宜桂枝汤。""太阳与阳明合病者，必自下利，葛根汤主之。"要研究规律、提法，不要死于句下。古人硬要解释，往往生误。受社会历史条件限制，拿不出科学的解释，便附会于时说，这是要认清的。

此条是指痢疾一类病，不是下利症需要用大承气汤，或葛根汤或桂枝汤，就看它以什么病出现。出现于太阳病中，便用治太阳病的方法治疗。具体言，现于葛根证，用葛根汤；现于桂枝证，用桂枝汤表解发汗便好。

此条是现于阳明里证，云"脉滑而数者，有宿食也"，故用大承气汤。中医就是辨证。言"胃家实"要活看，即病实于胃叫胃家实，不一定是大便成硬。换言之，即热而不寒，实而不虚。此条就是指阳明病脉滑而数，宿食兼下利者，用大承气汤。若不到大承气汤的程度，便不用。普通有白头翁汤治热利，里急后重者，加大黄亦可。关键看里热见实，还是里热不实，治疗程度上有别。当然，使用大承气汤，在燥结这方面，不但要见热，亦要见大便硬。否则不行。

病人无表里证，发热七八日，虽脉浮数者，可下之。

假令已下，脉数不解，合热则消谷善饥，至六七日不大便者，有瘀血，宜抵当汤。（257）

【胡老授课笔记】

此病常见。发热而无他症，且经久不愈者，大凡瘀血居多。"无表里证"，指无明显的太阳证和阳明证。仅"发热七八日"无他证。"脉浮数"为表热，浮亦主热。此日久烧不见退者，一般为里热，服泻药便可。另一种日久不退的发热，有瘀血且无明显证候（无"如狂"等）。开始无法判断是否有瘀血，只宜根据情况而用一种适应的泻下方剂，最常用的是大柴胡汤，热甚者加石膏。若下后脉仍浮数，即"脉数不解"，且热仍不退，由此判断病非单纯的里热，有瘀血也。"合热则消谷善饥"，此为有瘀血的事实证候。瘀血能够蕴热，前面讲抵当汤的时候说过，伤寒发热不解的原因有：停水者不解，瘀血者不解。里气不通，外热不会解除，用抵当汤。"至六七日不大便"，为里实于瘀血者。

我个人体会，据此治疗很多高热日久不退者，最多高热可达50余天，40℃

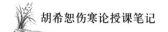

上下，用大柴胡汤加石膏，一剂热退。这样的患者舌苔一定黄，且胸胁满、恶心、不能食，用此汤则愈。这个"脉数不解"是针对上边整个"脉浮数"而说的，即脉还是浮数，而且热没退。此"脉浮数"不是表证，要注意。

若脉数不解，而下不止，必协热便脓血也。（258）

【胡老授课笔记】

此句应与上条合为一条，承上。假若服抵当汤后，见"脉数不解，而下不止"，是接前句"假令已下"而呈现两种问题：一是脉数不解，合热则消谷善饥；二是假令已下，脉数不解，而下不止，属协热利（热随泻药下注大肠而为协热下利）便脓血。前"虽脉浮数者，可下之"，知热不在表，浮亦主热。浮数者就是有热，其热一般在里。加"虽"字，意在告诫人们不要认为是表热，而是里热。下后脉数还是存在，数为有热，便产生两种问题（下后的情况）：一为消谷善饥，不大便，乃瘀血合热的反应；一为病虽在里，但已变成协热利，热久，下后随泻药而出。

伤寒发汗已，身目为黄，所以然者，以寒湿在里不解故也，以为不可下也，于寒湿中求之。（259）

【胡老授课笔记】

太阳伤寒，以法应发汗。然发汗之后，"身目为黄"（黄疸），为什么呢？前已述之，在太阳病阶段，"心下有水气，表不解"，要先祛水气或利小便，否则表不会解。此即同理。发汗而热不退，与"寒湿在里"有关，所以说"不解故也"。

黄疸为病，一般可下。若据其寒湿在里，则"不可下也"。古人认为，发黄者，为有湿有热而相郁，热与水郁，或热与血瘀，均为郁热（瘀热）。此是热郁于水，水与热相恋。王孟英医案常有"水以热为潮，热以水为聚"。这是个现象，有水，若不利水则热不去。其实，湿热二者，湿盛于热，则热随湿化，也叫阴黄，不可下也。阴黄属太阴，甚至溏便。当"于寒湿中求之"，此即指茵陈五苓散证。若热盛于湿，湿随热化，则发生阳黄，属阳明病。见大便燥结、腹满、身黄，即茵陈蒿汤证。

此条究其实，说明什么问题？现在看来，颇似黄疸型肝炎。黄未发作前，症状很像伤寒感冒，无汗。古人言湿热，与治疗是一致的。茵陈五苓散或茵陈蒿汤均是祛湿祛热的治法，证候的反应有湿有热，但黄疸不一定就是湿热造成的，或者说不是主要因素。中医是先有治疗，后有理论（用来解释治疗），它不是在科学的理论基础上演绎出来的治疗手段，而纯粹是通过临床经验的总结，故属于经验医学。人就是这样，有人就有疾病，疾病就得对付疾病。

整理者注：胡老此论涉及到现代医学对于黄疸病的认识，西医认为黄疸分为三类：肝细胞性黄疸、阻塞性黄疸、溶血性黄疸，不论何种类型都与肝脏对血清胆红素的摄取、结合、运输、弥散、排泄五个环节有关，其中任何一个环节受损都会引起血清胆红素浓度升高。当然，引起黄疸发生的这五个环节有着不同的发生机制。（详见汪承柏主编《中西医结合诊治重度黄疸肝炎》）

伤寒七八日，身黄如橘子色，小便不利，腹微满者，茵陈蒿汤主之。（260）

【胡老授课笔记】

此条与上条同一道理。起首不言阳明病，而是言"伤寒"，黄疸病在未出现黄疸前，症状类似一般的伤寒感冒，所以此病初起极易误诊当感冒治。"七八日"常常由表传里，此书的日数不可不究，据一般常规，表证四五日或五六日，大概传入半表半里。此是言其常。六七日、七八日乃去表传里，包括表证传里，或少阳传里，均在七八日之时。病由表先传半表半里者为多，亦有由表直接传里的。如感冒没几天，现身无力，"脉浮细而嗜卧者"，此为病已传半表半里，此时伴见呕恶、往来寒热等一系列柴胡证出现，故用小柴胡汤。又几天，由少阳传里，证见舌苔黄、大便干，此时即使有柴胡证，也是半表半里偏于里，所

谓 "少阳阳明并病"，故用大柴胡两解（加大黄、芍药、枳实）。此 "身黄如橘子色"，色泽鲜明，说明湿少热多。黄疸病若只有热，则为纯粹的阳明病，兼湿则发黄。此种情形，小便一定不利，水不得泄于外，则留于内。同时，表热又传里（转属阳明），故热与水结，郁热在里。"腹微满者"，一方面是里实证，大小便均不利，但是 "微满"，不像大承气大实大满，但毕竟热较盛，故用茵陈蒿汤祛黄利湿，同时用大黄通便去实。此病开始是伤寒，七八日后呈身黄。

伤寒，身黄发热，栀子柏皮汤主之。（261）

栀子柏皮汤方

肥栀子十五个，擘　**甘草**一两，炙　**黄柏**二两

上三味，以水四升，煮取一升半，去滓。分温再服。

【胡老授课笔记】

"身热" 与表证之热型不一样。太阳病之热是笼罩体表，合而不开，故称 "翕翕发热"。此条 "身黄发热" 是热从里生，说明不是一般的太阳表热。此类的表证若发黄者，用栀子柏皮汤。此证只是身热，既无 "腹微满" 之内实，也无寒湿在里，故用此方。临床上用此方兼烦躁甚者，人见烦躁不安，大便正常。有热无寒，故用此一派苦寒解热之品。

栀子柏皮汤方析：栀子、黄柏是苦寒解热的药，凡苦寒解热药（包括大黄）均祛黄。此汤以黄柏为主。

伤寒，瘀热在里，身必黄，麻黄连轺赤小豆汤主之。（262）

麻黄连轺赤小豆汤方。

麻黄二两，去节　**连轺**二两，连翘根是也　**杏仁**四十个，去皮尖　**赤小豆**一升　**大枣**十二枚，擘　**生梓白皮**一升，切　**生姜**二两，切　**甘草**二两，炙

上八味，以潦水一斗，先煮麻黄再沸，去上沫，内诸药，煮取三升，去滓。分温三服，半日服尽。

【胡老授课笔记】

此条"伤寒"不言日期，即指在表。若"瘀热在里"，虽然有表证，亦"身必黄"。此不是传里，而是里本有瘀热，故用麻黄连轺赤小豆汤解表祛黄。总之，临床见黄疸病，在表者要发汗；在里者要根据阳明法论治，如《金匮要略》栀子大黄汤、茵陈蒿汤；在半表半里者，用小柴胡汤配合茵陈蒿汤，或配茵陈五苓散。单用小柴胡汤亦可，如《金匮要略·黄疸病脉证并治》："诸黄，腹痛而呕者，宜柴胡汤。"

麻黄连轺赤小豆汤方析：祛黄即祛湿清热。赤小豆祛湿，生梓白皮、连轺均解热，麻黄、杏仁解表宣肺。此条主要是发黄病兼表证无汗者，兼太阳伤寒者用此方。此方是麻黄汤去桂枝，加生姜（应有呕），再加祛黄解热之品，祛湿热以退黄。若身黄，太阳中风有汗者，用桂枝汤加黄芪（黄芪亦祛黄）。

所以，黄病有见表证，如太阳中风桂枝汤加黄芪、太阳伤寒麻黄连轺赤小豆汤；有见里证，如茵陈蒿汤、栀子大黄汤、栀子柏皮汤；有见半表半里证，于大柴胡汤、小柴胡汤等柴胡剂求之。

阳明病篇小结

阳明病用八纲分析，就是里阳证，即阳证在里。阳明病（三阴三阳一样），古人病名都是一般的证。任何病都可呈阳明病，故阳明病不是单独的一种病，有其特征。此篇分两部分：一是腑证，胃家实也。此是病实于胃肠之里，按之心下部位有抵抗、有压痛；再是只热而不实，所谓"阳明病外证"：身热、汗自出、不恶寒、反恶热。换言之，不论何种病，只要有胃家实或阳明外证，即可认为是阳明病。故此可以说是阳明病的特征，也是临床判断阳明病的标准。

阳明病的来路有这样几个方面：一个是太阳病不解，转属阳明；再一个是太阳病治疗不当，误治转属阳明；第三个是太阳病即便以法发汗，往往不是在太阳病阶段好病（轻者可以好），尤其是真正的伤寒大病，仅减缓病的来势而已，多在少阳末期或阳明初期病好，即在大柴胡汤、白虎汤或调胃承气汤阶段病好。故此书辨证非常严密，不仅辨六经、八纲，且最后要辨方证。

假若传里之后，阳明病已发生，太阳病还存在，叫太阳阳明并病，即所云"太阳阳明者"是也。少阳阳明也是，病在少阳，少阳禁汗吐下，本肠胃不虚，汗吐下后虚其胃肠之里，则邪乘虚而入，亦可生阳明病。亦有因少阳病重者，尽管没有治错，也有传为阳明者。阳明已经发生，少阳尚未解，也叫少阳阳明并病。无论是太阳传入阳明，还是少阳传入阳明，太阳、少阳证已罢，只现阳明者，为"正阳阳明"即胃家实是也。

关于阳明病的治则：一是里实者当攻下，里热而不实者当清热。总之，凡是热结于里须攻者，都认为是阳明病，如太阳病篇中的结胸证即是。观承气类方，偏于食积者，配合厚朴、枳实等祛宿食燥屎；配合大戟、芫花、甘遂者下水；配合血分药，如桃仁、丹皮者下血。故我认为，太阳病篇中的结胸证、桃核承气汤证、抵当汤证等，均属阳明病。不同的是有其他因素，如兼发瘀血证者，或水热互结而成的结胸证等。再有，三黄泻心汤证也是里证，主要是下火，里热当清。大黄配合苦寒药便能下火。此虽未结实，但热已陷入心下，属下火的一种手段，应属阳明。此外，瓜蒂散证也是里证。

为何会发生里证？人体妙不可言，有病就有抗病，《内经》云，表证阶段为"邪气交争于骨肉"。邪是病邪，气是精气。中医讲"正邪分争"，如柴胡证，机体本欲从肌表解除疾病，然限于自然疗能，欲解不能解，便退却改变了愈病的机制，而发生少阳病，"血弱气尽腠理开"。所谓撤于外而自卫于内，入于胸腹腔间之半表半里。半表半里乃人身脏腑功能的聚集之地，抗病力退却后借助于此而抗邪，"邪气因入，与正气相搏，结于胁下"而呈半表半里证。此若再退却一步，便是人体正气利用消化道来抗邪，故呈里证。治疗一为吐出，一为泻下。此是疾病万变有其一定的规律，或表，或半表半里，或里，这是人体解除疾病的三大防御线：一为汗腺除病，外围作战，属最良之道；二为借助诸多脏器的协同力量除病；三为涌吐、泻下除病。故中医治病讲究顺其病势，因势利导。如瓜蒂散证，是温温欲吐而不能吐，故在上者因而越之则愈。又如"伤寒呕多，不可下"，乃病势往上走，故应顺其势，导之而出才对。阳明病同理，病邪全聚集在胃肠之里，因而不大便。此是应该大便而不能，故通大便而病愈。我认为，攻下、涌吐之剂，均为祛里实的手段。人体有他抵御病邪的机制，故疾病万变，不会出此三个病位，万人皆通。不仅伤寒病，万病均有六经，六经即三个病位，归为两大类型：太过之阳与不及之阴。此就阳明病的治则方面，我们把它扩展开来，探究其内在规律。

治则是个治疗原则的东西，如何用诸临床？这就要求我们辨到具体的方证上。故此书讲辨脉证并治，如泻下有三承气，有麻子仁丸，用错了就是不行，足以害人。病属非用不可而不用，则足以误人。故大承气，既要有潮热，又要有燥屎，方可用。它是以燥屎为用大承气的标准，不是专为大便硬而设，此必须搞清。故由于汗出多而大便硬，没有发热情形则不能用。当用蜜煎导诸法。因津液亏而便秘的，用麻仁滋脾足矣。所以，用大承气汤要大热大实，实到大便硬的程度。同时，用此方不要守常规，故又提出三急下症："目中不了了，睛不和"；"发热汗多者"；"发汗不解，腹满痛者"。可见，为医之道，既要谨慎，又要放胆。

再讲一讲三承气汤：调胃承气汤主治胃不和有热，芒硝属寒性泻下药，泻热为主，兼治大便干；小承气汤治胀满为主（厚朴、枳实），兼治大便干；大承气汤既治大热，又治大满大实，故称大，其力猛峻。此外，不是阳明病篇中的方剂均治阳明病，有它一定的治疗方法。阳明病有表证在者，不可攻里，当先解表。表解乃可攻里。又如猪苓汤属利小便方，其渴一症是与阳明病之渴做比较，阳明病渴与猪苓汤渴不一样。与太阳病篇一样，彼不全是讲太阳病，此不全讲阳明病。

总结大致如上。

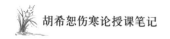
辨少阳病脉证并治

少阳之为病，口苦、咽干、目眩也。（263）

【胡老授课笔记】

少阳属半表半里之阳性疾患，即阳热在半表半里胸腹腔间部位。既不能入里也不能出表，热邪只能循孔道往上走，故口苦、咽干之孔窍部位发生热象，尤以口苦最能准确反应少阳之疾，临床见此肯定属柴胡证。阳热上亢，故咽干、头昏目眩。换言之，半表半里部位要充斥热邪，"口苦、咽干、目眩"为见证，故以此为纲，为辨少阳病的一个特征。

少阳中风，两耳无所闻，目赤，胸中满而烦者，不可吐下，吐下则悸而惊。（264）

【胡老授课笔记】

"少阳中风"，即太阳中风一类病传入半表半里而发为少阳病，与"阳明中风"同理。或者说，由太阳中风而转属少阳证的曰"少阳中风"。"两耳无所闻"，即耳聋，与前之口苦咽干目眩同理，属热甚者。即少阳热甚，不仅是表现口苦咽干目眩，耳热甚要聋，目热甚要赤。此在少阳病会常遇到。柴胡剂对于五官证候有常用的机会（加石膏较好）。"胸中满而烦者"，即"胸胁苦满"之互文，柴胡证喜烦，即少阳之热上冲，上及口、咽、耳、目，过胸中而烦。此亦为柴胡证候，因前已述及，故此寥寥一提。"胸中满而烦"即"胸胁苦满""心烦喜呕"之简文。柴胡证是病初传少阳而发生，少阳病不在里，在里实于上则吐，实于下则下，此不在里，故曰"不可吐下"。病不在里，若吐下只能虚其胃肠。"悸"指心下悸，寒饮乘吐下之虚所致；"惊"即躁，较烦为甚，属病陷于里之证。亦可这样讲：吐下伤气，气虚则悸，吐下伤津伤血，不足养心则惊。总言之，吐下里虚，邪乘虚而内入，"则悸而惊"。

伤寒，脉弦细，头痛发热者，属少阳。少阳不可发汗，发汗则谵语，此属胃，胃和则愈，胃不和，烦而悸。（265）

【胡老授课笔记】

"头痛发热"为太阳病，脉应见浮紧。今"脉弦细"，属少阳。讲三部九候，一部三候，浮取候表，沉取候里。"弦"属中取之候，不浮不沉，指力不轻不重，且比较直，故为少阳脉。不能只根据弦而断为少阳，要讲究三候：脉浮弦即浮紧者，属表实；沉弦主里，腹痛多见，或拘急；中取之，不浮不沉之弦脉，为在半表半里。"细"为津虚血少之脉，"脉浮细而嗜卧者，外已解也"。少阳病机是"血弱气尽，腠理开，邪气因入，与正气相搏，结于胁下"。表证时，脉浮紧，在表之血气充实；少阳证时，正气已向里退却，血弱气尽腠理开，故在表之脉已细，故"脉弦细"，反应了少阳病机及病传，肯定为少阳脉。

此句大意是：本为"伤寒""头痛发热"，脉必浮紧。今头痛发热，脉弦细，故曰"属少阳"。此是让人就太阳、少阳之相似点加以鉴别，以"伤寒"冠首，可能是传经少阳而来，既转属少阳，故"不可发汗"。病不在表，发汗只能徒伤其津而谵语，故属阳明胃，此时得治阳明，使"胃和则愈"，用调胃承气汤或小承气汤。若不这样，则不但"胃不和"谵语，且烦躁不宁，悸动不安，内热甚也会波及心。

此前后两段均从原则上言。临床上有时尽管病已传少阳，然可能有与太阳证候相似之处，前面讲过，柴胡证"但见一证便是，不必悉具"。虽头痛发热，但必伴见胸胁满、心烦呕证候，故治从少阳。由此可知，柴胡剂治头痛非常重要，临床常可遇到。如一般所言之病毒性感冒、乙型脑炎、三叉神经头痛、原因不明之头痛等，头痛欲裂，人难以忍受，此时若伴见柴胡证，用小柴胡加石

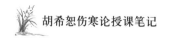

膏极灵。若伴见大柴胡证，用大柴胡加石膏。

本太阳病不解，转入少阳者，胁下硬满，干呕不能食，往来寒热，尚未吐下，脉沉紧者，与小柴胡汤。（266）

【胡老授课笔记】

此条总结前两条。即太阳病不解，传入少阳后，首先发生柴胡证，仲景形容胁下的状态，前"苦满"是以满为苦。此是"胁下硬满"，沿着肋骨下按而有抵抗，故称。"脉沉紧"属里实之脉，此即虽脉沉紧之里实证候，也不能够吐下。"尚未吐下"即还没到可吐可下的程度，故仍可与小柴胡汤。此因脉沉紧，医者容易误治，对柴胡证弄不清，一见干呕不能食，胁下当心下之硬满，便施以泻药，故提出来要人们分辨。

以上四条，主要是讲原则，至于治法前已述及，此不再重复。用药如小柴胡汤、柴胡加芒硝汤、大柴胡汤、柴胡桂枝汤、柴胡桂枝干姜汤等。所谓半表半里即胸腹腔间，偏于外者有表证，如柴胡桂枝汤；偏于内者，如大柴胡汤。一为太阳少阳，一为少阳阳明。此少阳之部位涉及于表，表未罢，则为太阳少阳并病；已经传里，少阳证仍存在，则为少阳阳明并病。故少阳为权变之法。少阳禁汗、吐、下，但在一个方剂里，同时两解太阳少阳，或两解少阳阳明，是没问题的。可是若不用柴胡剂，徒用汗法或下法是不行的。所以，虽然讲一个表里两解之合方，如柴胡桂枝汤，可以举一反三，比如柴胡合麻黄剂，如麻杏石甘汤、葛根汤合柴胡汤等，都很适合。此书好就好在可以根据同理引申发挥。

若已吐、下、发汗、温针，谵语，柴胡汤证罢，此为坏病。知犯何逆，以法治之。（267）

【胡老授课笔记】

接上条。"坏病"指误治之变。中医治病要据现有症状辨证。"知犯何逆"，有解释成"逆"指"已吐、下、发汗、温针"等，我认为，"逆"指病变的结果。属于哪种逆治的结果，便以该法治之。

三阳合病，脉浮大，上关上，但欲眠睡，目合则汗。（268）

【胡老授课笔记】

"合病两三经同病"，没有先后。"脉浮大，上关上"，三阳脉。"上关上"即关位往上一点，此上关上用以候心下之疾。寸候心，关上寸下则候心下。《金匮要略·五脏风寒积聚病脉证并治》："关上，积在脐旁；上关上，积在心下。"少阳病主胸胁部位，此部位从上下来说，与心下相当，故上关上以候少阳之邪。此即浮大之脉显现于上关上之部位。此部位浮大，说明少阳有邪热。此就脉而言，属"三阳合病"，阳性属亢奋热性之疾，此三阳均热，即表里内外皆热。《内经》有"气实少火""壮火食气"，三阳同时有热，热盛耗伤少火之气，故见"但欲眠睡"及盗汗。同时有热蒸之象，故盗汗出，所谓"目合则汗"。

伤寒六七日，无大热，其人躁烦者，此为阳去入阴故也。（269）

【胡老授课笔记】

"六七日"为去表传里之期，"无大热"指表无大热，言外热已去表传里。"其人躁烦"，热在里故躁烦，为入里之证候。躁者乱也，躁扰不宁也；烦者热也。"阳去入阴"即"去表入里"之互词。此条讲病传，讲太阳病直接传里，与少阳无关，不应放在此处。

伤寒三日，三阳为尽，三阴当受邪。其人反能食而不呕，此为三阴不受邪也。（270）

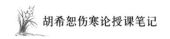

【胡老授课笔记】

此段属王叔和杜撰。一日太阳、二日阳明、三日少阳均过，四日当传太阴。此条据《内经》病传而言，太阴病是"食不下，自利益甚"。此"反能食而不呕"，说明未传太阴，更不会传少阴、厥阴了，故曰"此为三阴不受邪也"。此据《内经》六经传递言，与仲景原意不符。观此书，太阳病有传阳明的，"病有太阳阳明，有正阳阳明，有少阳阳明，何谓也？"可见，有从太阳转属阳明，亦有从少阳转属阳明。只有从外向里传，从阳向阴传，没有倒传的，《内经》却有，而《伤寒论》没有。今各家据《内经》注解《伤寒论》，源于王叔和，为第一个。其实不对。《伤寒例》为王叔和所写，与仲景《伤寒论》一点都不一样。今一般认为此书是在《内经》基础上发展而来，其说始于王叔和。

伤寒三日，少阳脉小者，欲已也。（271）

【胡老授课笔记】

"伤寒三日"理应传少阳，少阳脉当弦，今"少阳脉小者"，只小而不弦，乃邪已衰也，故"欲已也"。

少阳病，欲解时，从寅至辰上。（272）

【胡老授课笔记】

少阳欲解时，从寅至辰上。此属照例文字，每篇均有一条，无研究意义，属约略之词。

少阳病篇小结

此就原则上讲，少阳病有从中风、伤寒传来的。从中风来者，多热也；不止口苦、咽干、目眩，甚至耳聋、目赤。但既已传少阳，不论中风、伤寒，均有"胸胁苦满而烦"。从伤寒传来，意思就含蓄得多，一方面就"头痛发热"与少阳做鉴别（辨脉），治法仍用小柴胡汤。后面合病仅寥寥一提，但无论合病、并病，以法应主治少阳，用合方。偏于表者，用柴胡剂与解表的方剂合治，可以；偏于里者，用柴胡剂兼合攻里之剂，可以。若仅是发汗或攻里不行，需要前后看，不能仅限于少阳病篇名目的内容。表指皮表、肌肤，里指消化道，二者均属代谢器官。而其他胸腹腔间之一切脏器均属半表半里。

辨太阴病脉证并治

太阴之为病，腹满而吐，食不下，自利益甚，时腹自痛。若下之，必胸下结硬。（273）

【胡老授课笔记】

此为太阴病提纲。古人辨证有一定的病型，胃虚停饮故"腹满"，此为虚满；胃里有水，故"吐"；胃虚，客热邪气聚于胃，腹虚满，有水，故"食不下"；此不只是有饮，由于胃虚，机能沉衰，不能收涩，故"自利"；且"益甚"，越来越甚。寒水刺激胃肠，故"时腹自痛"。此虚寒在里，自然下法当禁。若误用攻下，"必胸下结硬"。下后胃气更虚，因而寒饮更向上冲逆，故胸下部位更硬满，而为结硬之变。此段说明太阴病特征，与阳明病热实于里者相对。

太阴中风，四肢烦疼，阳微阴涩而长者，为欲愈。（274）

【胡老授课笔记】

"太阴中风"，即太阳病中风证传里而为太阴病。太阳本阳性证，太阳传里以传阳明为常。但也兼有传为太阴者，只是少而已。少阴病传里，大凡都传太阴，但也有传阳明者，为少。"四肢烦疼"指太阳表病，中风证在表未已的一个证候。脉浮而见微者为"阳微"，乃外邪已衰之象。脉"阴涩"里虚也，涩为血少。此由于转属太阴下利，丧失津液之象。虽然阴涩，但脉不短而"长"，乃胃气恢复之象。此条从脉象告诉人们，病表邪已微，里气恢复，故"为欲愈"。此条为太阳转属太阴。

太阴病，欲解时，从亥至丑上。（275）

【胡老授课笔记】

属五行推算的方法，照例文字，没太大意义。

太阴病，脉浮者，可发汗，宜桂枝汤。（276）

【胡老授课笔记】

此指下利而言。虽形似"太阴病"，实非太阴病。与前之"太阳与阳明合病者，必自下利，葛根汤主之"统属一个问题。但为何以"太阴病"冠之？因与此比较有虚实之分，虚实在表不在里。若属真正之太阴病，即便有表证，也不可解表发汗。此条指下利而说，即下利证兼太阳脉浮，实者用葛根汤，虚者用桂枝汤。此条临床很有用，这里的"下利"，本质上指痢疾。痢疾这种病，若显现表证，说明有表解之机，故用解表剂。此即太阳太阴合病之意，偏虚，与太阳阳明合病偏实者相对。后面有"少阴病下利"用白通汤，亦为发汗药。属阴性病下利，故用温散药，但一定要有表证。观此，对仲景行文要掌握其规律、习惯。这几条本属同一道理，下利虽病属里，但以表证反应出来，所以还要适应这个表证，用发汗药。没有表证是不行的。所现病证不同，故用方亦不一样。

自利不渴者，属太阴，以其脏有寒故也，当温之，宜服四逆辈。（277）

【胡老授课笔记】

此段最重要。太阴病自下利而不渴。渴与不渴是临床辨病性寒热的证候。三阴病均口中和，此属太阴。"四逆辈"是概括之词，指理中汤、四逆汤、通脉四逆汤、附子汤、真武汤等，要因证而施。临床上要具体分析。故我们对方剂所属之适应证，必须要搞清楚。由此段可以看出，太阴病纯粹是里虚有寒之"自下利"，唯有"温之"一法。

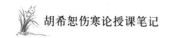

伤寒脉浮而缓，手足自温者，系在太阴。太阴当发身黄，若小便自利者，不能发黄。至七八日，虽暴烦下利日十余行，必自止，以脾家实，腐秽当去故也。（278）

【胡老授课笔记】

此条很重要。前阳明病已提过，夫里证之发生，当然凡是证候，不是疾病自己在起作用，而是病邪与人体抗御疾病的机制交互作用下的一种反应。这一点前已详述。无论在表，或半表半里，不足以祛邪，便把病尽量地包围到胃肠里边，进而或者涌吐，或者泄下，把病祛除。此条即是。伤寒脉浮紧，此却"浮而缓"，乃津液不充于外而退于内，再往里则沉。伤寒表实证，津液本当充斥于表，此脉浮而缓，说明气不充于外，而有内传之势。若内传阳明，则一身手足俱热，阳明外证"身热、汗自出、不恶寒、反恶热"，此仅为"手足自温者"，说明里面达不到阳明病的证候，故曰"系在太阴"，还有虚的一面。系在太阴，言外此"伤寒"将呈脉浮缓，尚未到阳明便硬程度，里有湿也。若热郁于湿，则"当发身黄"。我认为，临床遇到太阳伤寒，见脉浮缓、手足温的情形，往往是发黄的一个先驱证。用现在的话说，即急性黄疸性肝炎常有此前兆。但也有病刚传里处于里头蕴热阶段。

此段是讲病将传里所要发生的几种情况：一种情况可以发黄。另一种情况小便自利。说明湿少热多，湿越于外，单纯热不会发黄。前阳明病篇讲过："至七八日，大便硬者，属阳明也。"此却不然，曰"虽暴烦下利日十余行，必自止"。第三种情况即使没大便硬之时，呈暴烦下利，其病则愈。这就是我们说过的，病之所以为里证，其生理一定要达到这个目的。若胃气强盛而不虚，则能达到祛邪目的。尽管"暴烦下利日十余行"，病一定是要好的。什么道理？曰"脾家实"，与胃气强同义。此段是讲太阴病，那么阳明病里证也是这个理。人身这种抗病的机制，为良能。良能不等于万能，常常把病包围到胃肠之里，而达不到自愈的目的，反而大便不通，而形成阳明病。虽然大便通，由于脏器虚衰，达不到祛除疾病的目的而本身自病，这便形成太阴病。如果脏器不衰，且又达到下利，最为理想，其病一定好。

此段相当好，是讲病理问题。阳明病篇也讲此问题，但没讲到自愈这方面。只说若不发黄，小便自利，内在水分干枯，只有热，进而转属阳明。即"至七八日大便硬者，属阳明也"。太阴病提纲证，属脏器虚衰，虽然下利，不足以祛邪。假若脏器不衰而下利，正是机体达到目的。此较前阳明病篇条，意思发挥得很完美。据此，我们可以说，不能一见腹痛下利就认为是太阴病，此是明证。

本太阳病，医反下之，因尔腹满时痛者，属太阴也，桂枝加芍药汤主之。大实痛者，桂枝加大黄汤主之。（279）

桂枝加芍药汤方

桂枝三两，去皮　**芍药**六两　**甘草**二两，炙　**大枣**十二枚，擘　**生姜**三两，切

上五味，以水七升，煮取三升，去滓。温分三服。本云桂枝汤，今加芍药。

桂枝加大黄汤方

桂枝三两，去皮　**大黄**二两　**芍药**六两　**生姜**三两，切　**甘草**二两，炙　**大枣**十二枚，擘

上六味，以水七升，煮取三升，去滓。温服一升，日三服。

【胡老授课笔记】

此段是腹痛，但用意不在此。"本太阳病"以法当汗解，"医反下之"属误治，下后胃肠致虚，"因尔腹满时痛"。此不是太阴病。太阴病不可下，若下之，必胸下结硬。此为何叫"属太阴也"？意在让人鉴别。因太阴病有"自利益甚""时腹自痛""腹满"，就证候言，属太阴也。

此条正是让人把真正的太阴病证同本方证，即桂枝加芍药汤、桂枝加大黄汤之腹满痛做鉴别。告诫人们临床上不要以片面证候下结论。此本太阳病，误

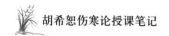

下引邪内陷而腹满，此为实，非太阴病之虚满，痛为实痛，满为实满。故此二方不是治太阴病，要注意。由于表未解，故下后仍然以桂枝汤为主。由于腹满时痛，芍药治腹满，又治挛痛，故治腹急痛，大凡都加芍药。芍药苦而微寒，治热不治寒，治实不治虚。"大实痛"即腹痛拒按满甚且不大便者，不但加芍药，且要加大黄。意在言外，上句"腹满时痛"也是实痛，只是不大而已。

仲景此书是有语病的，要承认。此条不应列到太阴病篇，一个"属太阴"就认为是太阴病，这就错了。不能因词开义。若真是太阴病，用芍药、大黄，命殆顷刻！读仲景书要学会抓规律，全面认识。

太阴为病，脉弱，其人续自便利，设当行大黄、芍药者，宜减之，以其人胃气弱，易动故也。（280）

【胡老授课笔记】

此条针对上条言。讲真正的太阴病，"脉弱"。概括言之，泛指沉微、沉弱之脉。"续自便利"即继续自下利。假若腹满时痛症，像上条之情形，则大黄、芍药者"宜减之"，不是减量，是减去除去不要用。因脾胃虚弱，误用动犯脾胃之气故也。

太阴病篇小结

太阴与阳明互为表里，阳明为里阳证，太阴属里阴证，即同在里位，有阴阳两种不同的证候反应。如果为热为实者，叫阳明病；为寒为虚者，叫太阴病。太阴病此篇内容没能包括像四逆汤等，其均属太阴病，全是从表或半表半里转属而成。太阴病的死证放在少阴病篇，道理是少阴病在表，与太阳病同，乃因气血素虚的体质（如老年人）得外感，病一发作就成少阴病，脉微细，人困倦、发热、无力，尽管发热，然体力衰象毕露。少阴病传里以传太阴为常，表证"邪（病）气（精气）交争于骨肉"，但体力虚衰，陷入少阴病，支持在表的时间最短，少阴病"二三日无里证"，时间最短。此不同于太阳表证，甚或十余日不解。几天便可并发里证，一并发里证便成太阴病，见呕吐、下利、四逆等，死亡率很高。故把太阴病的死亡证全放到少阴病篇，目的是告诫医生，临床上真正见"脉微细，但欲寐"这种表证，不可轻视，转瞬即可死（传至太阴）。本有虚衰，且又转为太阴病，胃气一败，马上死亡。所以此书要详读。此篇只是正面言其太阴证候，又有似是而非的"太阴"，做鉴别比较。而太阴病的一切病机、证治，用一句话概括为"宜服四逆辈"。少阴病下利，只用四逆汤。后面若见"四逆辈"，均是太阴病，无疑问。此示法以循之。故太阴病篇条目虽少，但无一不备。会读这本书的，容易读出这些问题。

《伤寒论》六经为病，六经即六个病型，不能与针灸的经络之说混同。后世不少注家想到针灸经络，就用"六经"名之，这个六经的名字又来自《内经》，就拿《内经》的六经来附会解释《伤寒论》。此始于王叔和。当然，叔和采集仲景遗论，乃功垂千古也。但他对此书实无认识，就认为是《内经》上所说的伤寒而来，故作《伤寒例》一文，开首便言"《阴阳大论》曰……"，把《内经》上论伤寒的内容全抄录在里，后世注家受此影响很大，现在教材中也认为仲景此书是在《内经》基础上发展出来的。这不可能！《内经》不是方书，一个人通过《内经》便发挥出一部价值如此高明的方书，临床又是如此正确，怎么可能？除非圣人！但事实上又无圣人。今一提《伤寒论》，便扯出经证、腑证、脏病云云，对书中真正的辨证体系、精义，反倒晦而不彰，实为憾事！乃至于研究伤寒者，对此书的辨证方法、体系说不出来。原因是路子偏了，误入歧途不能自拔，重蹈前人覆辙。这是认识错误。连张仲景也不例外，他的医学史地位，不过是杰出的传承者，用经络认识也是他的不足。

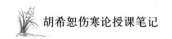
辨少阴病脉证并治

少阴之为病，脉微细，但欲寐也。（281）

【**胡老授课笔记**】

后世注家将此条作为少阴病提纲证，提纲者提其纲领，乃是对一种病的概括说法。我向来把这认为是一个特征，太阳病之特征，太阴病之特征等。此条相对太阳病言，一般少阴之表证，也类似太阳病，脉虽然浮但较微细，即此微细脉见之于浮。因病属阴，故"但欲寐"，即人喜温欲卧、困倦。此表阴证临床上较少遇到，还是太阳病为多。少阴表证多发生在身体素虚之人，或老年气血俱衰，偶有外感便带少阴之征象，脉浮偏微细，其人身体虽疼痛，也"但欲寐"。应该这样理解。

少阴病，欲吐不吐，心烦，但欲寐，五六日自利而渴者，属少阴也。虚故引水自救。若小便色白者，少阴病形悉具。小便白者，以下焦虚，有寒，不能制水，故令色白也。（282）

【**胡老授课笔记**】

此条关照很多方面。少阴病若里有停水者，人就要吐（太阳病亦有此情形）而又不得吐，故"心烦，但欲寐"，说明少阴病形悉具，即在少阴病存在之时，表现出"欲吐不吐"而"心烦"。就是说，外具少阴病之形，同时内里有停饮。少阴本虚，传里日数非常短，"五六日"即可。太阳之表传里，需六七日、七八日，且里有寒饮，更加剧传里。少阴病传里不像太阳，多传太阴而发生呕吐、下利之形。而太阳病传里多传阳明，也有时太阳传太阴，少阴有时也传阳明之里，这是特殊情况，很少。"自利而渴者，属少阴也"，前有一条"自利不渴者，属太阴，以其脏有寒故也"。虚寒在里，大都不渴，因无热，渴者为有热，此即也有渴属于少阴的。一般病传太阴，发生虚寒在里之"自利"，本不应渴。今渴者与少阴有关，因少阴本津虚血少，且又下利，体液更加丧失，故呈"渴"。然而此渴，仲景自注曰"虚故引水自救"，可见不是里热之渴，乃"引水自救"之虚渴，即因体液丧失之虚所造成的渴。那么，如何证明是虚渴呢？曰"若小便色白者"，属于"下焦虚，有寒"的问题。肯定不是热，故属少阴之渴（虚渴）。

前太阳病篇第 56 条："伤寒不大便六七日，头痛有热者，与承气汤。其小便清者，知不在里，仍在表也，当须发汗……宜桂枝汤。"此条与彼相同。真正里热，小便要红赤。若小便清白，不是里热问题。此乃因其虚而渴（虚渴），故其利肯定是阴寒下利。此条是以小便查验病性，进一步，"小便白者，以下焦虚，有寒，不能制水，故令色白也"。此"水"已非生理之体液，乃病理物质，与正常人体"水"的成分不一样，正常"水"的成分多少含胆汁，经过水液代谢之尿素等，一般不会白。此小便色白说明机能沉衰，没有得到正常的消化。

总之，此段很重要，概括言之即：少阴病，若是内有停饮，是绝对要传里（太阴）而发生自利的。一般阴寒下利，本应不渴。但也有渴者，其渴属阴寒下利纯虚性质，渴而不甚。怎样断验？查小便是黄赤还是清白。此是讲辨证问题。黄赤肯定是里有热，既不是少阴，也不是太阴，也不是少阴病转属太阴。即便以前发生过少阴病，也要转属阳明了。若小便色白者，说明以上的辨证是对的。

可见，此书必须整体看，死守着某一条注解，断章取义便取不出"真义"。少阴本虚，常常见到"引水自救"之渴。

病人脉阴阳俱紧，反汗出者，亡阳也。此属少阴，法当咽痛而复吐利。（283）

【胡老授课笔记】

"脉阴阳俱紧"，太阳伤寒也；伤寒本无汗，今"反汗出者"，乃表虚不固，津液外亡。"亡阳"指津液，津液亡失见表虚，故曰"此属少阴"。少阴病一般脉微细，也有浮紧的。仲景脉法中，"阳"或指寸，或指浮取；"阴"或指尺，或指沉取。仲景脉法也以浮沉候表里，浮取候表，沉取候里。有以寸尺来候的，寸以候表，尺以候里。故《金匮要略》云："病人脉浮者在前，其病在表；沉（应"浮"）者在后，其病在里。"以"关位"划分，此条即是，寸尺虽紧，但病非属实，因"汗出"。故不同于太阳伤寒之"阳气重"于表，此是亡阳。由于寸脉紧，此紧为外邪盛，外邪甚又亡阳（津液虚），故"当咽痛"；阴脉紧，乃里有寒饮，故"复吐利"。所以，"法当咽痛而复吐利"是对上句"病人脉阴阳俱紧"而言。此条是讲少阴之特殊情况，"脉阴阳俱紧"而"反汗出者"。这种情形是"亡阳"，故"属少阴"。又因寸以候表，表之邪热甚（脉紧），又亡失津液，故"咽痛"；尺脉亦紧，里有寒饮，故当"吐利"。所以，既咽痛（后面治疗有猪肤汤）而又复吐利，病一开始就见"汗出""脉紧"，紧者有余之脉，乃邪盛也。若内传，有传少阳者为多。此咽痛为虚热，不属太阴。"吐利"也不是真正的太阴病。咽痛近乎少阳病（孔窍炎症）。

少阴病，咳而下利，谵语者，被火气劫故也。小便必难，以强责少阴汗也。（284）

【胡老授课笔记】

少阴津液本虚，以火劫迫使大汗，病在表用汗法，但要微发其汗，不像太阳病，更不能火攻致汗。今"被火气劫"，火邪击动里饮，逆于上，波及肺，必咳；迫于下，必下利。火气入胃一定谵语。少阴病津本虚，再迫使大汗，"小便必难"。如此治疗势必"强责少阴"发汗。太阳病不能火攻，少阴病尤其不能火攻。

少阴病，脉细沉数，病为在里，不可发汗。（285）

【胡老授课笔记】

细数之脉，乃虚而有热也；见之于沉，乃里虚热也。津虚有热且病在里，当然"不可发汗"。意在言外，若见于浮，当然可汗。故我认为，少阴病就是表阴证，尽管这一点历来注家不承认。所以，不能用治太阳病的发汗方法治疗少阴病，只有微发汗才可。

少阴病，脉微，不可发汗，亡阳故也。阳已虚，尺脉弱涩者，复不可下之。（286）

【胡老授课笔记】

此"脉微"，寸脉微，似有似无也，乃脉微欲绝之义。非少阴病"脉微细"之微，此是"亡阳"之微，故"不可发汗"。在外"阳已虚"，"尺脉弱"属里虚，"涩者"血不足也，故更"不可下之"。

少阴病，脉紧，至七八日，自下利，脉暴微，手足反温，脉紧反去者，为欲解也。虽烦下利，必自愈。（287）

【胡老授课笔记】

此段承第283条言。少阴病脉紧，"至七八日"传里，而发生"自下利"之太阴病。其脉骤然间由紧变微，届时病有两种变化：若手足逆冷，乃胃气已衰，为坏；今手足不逆冷"反温"，说明胃气尚好，同时"脉紧反去"，邪作罢也，乃为欲解之候。烦躁下利本不好，烦躁属病变化莫测之进行证候，此"烦"属正与邪争，故"必自愈"。在太阴病篇亦有类似条文，如第278条："至七八日，虽暴烦下利日十余行，必自止。以脾家实，腐秽当去故也。"此不仅是少阴病，太阳病亦然。病邪气实于表，传里后，胃气亢盛，病邪反倒由传里而去，这是生理机能，将病自然排除，所谓"正邪交争"矣。

古人是通过人体机能与病交互作用的反应，即证候来认识疾病的。六经之所以形成，亦与此有关。人的机能本身就有抵抗疾病作用，然自然疗能有时解除不了问题，故反应出病状。人体构造万人皆同，但抵抗疾病的能力不是无限的，它是被自然的生理构造制约的，即有一定的规律，不外以下几种：一种是

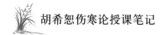

从大面积的体表出汗，用汗法解除疾病。太阳病就是这样，本身是要解除，解除不了，阳气充斥于表，血管达到饱和程度，故脉浮紧，呈血液凝滞性的头痛、温差加大而恶寒等症状。

这说明什么呢？我们查解剖生理学可知，人在发汗前，首先血管扩张，尤其是毛细血管，进而体液大量向体表输送，毛孔一开，汗出热除。若达不到汗出，症状便产生，如太阳伤寒证候，准备汗出的条件已具（证候），故称表证。

另一种是人体构造决定的，表若不解除，便迫使病从里解，里即消化道之里，上吐下泻乃祛邪之道路。但限于机体结构，在欲自解不能时，便外加辅助以祛邪，即施以吐、下之治法。若抗病机能更有限，不但欲解不能，且反被邪中，本身受病，于是形成太阴病。故治疗要扶正。

除以上说的表、里两方面外，人体还有半表半里，即利用一切脏腑（如呼吸系统、泌尿系统等）的机能。

可见，人体排除病邪只能有此三个方面。从而规定出疾病的反应形态：表、里、半表半里三个部位。要注意，此不是疾病使然，是人体与病交争而形成，人体起主导作用。故凡病不离开表、里、半表半里。同时，疾病反应亢奋者，属阳性证；反应虚衰者，属阴性证。此是病性的反应，不外阴阳两大类。故表有阴阳，里有阴阳，半表半里亦有阴阳，于是形成六种基本类型——六经。

这是长期实践中发现总结出来的客观规律，用此临床实践每每有效。于是古人便要解释，朴素地探讨其"奥妙"，用经络学说解释便是其一，并言经络受邪而发病。于是把本来很有科学价值的内容，罩上"太阳""阳明"等经络学说的名目。更有甚者，以此来解释《伤寒论》，这种认识是错的。后世注家对此大做文章，越注越乱，误入歧途。对真正辨证的规律反倒隐而不彰。问《伤寒论》的体系、方法是什么？答不上来。

中医的体系就是规律性的反应。反应什么？就是人体与疾病斗争，故曰"正邪交争"。可惜人们习而不察，做了口头禅，并未进行深入的研究。我认为，这个不搞清楚，中医理论没法提高。此书六经与《内经》的六经没有丝毫相同之处：一个讲表里相传，一个讲六经传递；且《内经》讲少阳、阳明可以发汗，此书是绝不能发汗。原则尚且如此，又怎可用《内经》来解释《伤寒论》？

少阴病，下利，若利自止，恶寒而蜷卧，手足温者，可治。（288）

【胡老授课笔记】

"蜷卧"即蜷腿躬腰也，乃恶寒之甚。阴寒至极，阴虚而寒至极。"下利"乃病入太阴也，若津液亡失脱尽，可见"利自止"。不过此利止若与"手足温者"同见，虽然恶寒而蜷卧，但手足不厥而温，说明胃气尚存，胃气存则生，亡则死，故曰"可治"。若四肢厥冷，乃胃气已败，必死。

少阴病，恶寒而蜷，时自烦，欲去衣被者，可治。（289）

【胡老授课笔记】

此承上条"少阴病，下利"而言。言少阴病转入太阴，少阴病没去，太阴病发生了，都在这个阶段。阴病见阳则生，"时自烦，欲去衣被者"即属此，烦属热象，正邪交争也。正不能与邪争则躁，躁者乱也。此只是"烦"，说明还能相斥，故"可治"。少阴病下利可从两方面看：一是合病，即少阴与太阴同时发病，也称少阴病下利；一是并病，即少阴病传里而发生下利，也称少阴太阴并病。此意仲景未明言，但证候具备。

研究此书，无论是合病，还是并病，只要存在这种情况，还是可治的。生死主要看胃气。

少阴中风，脉阳微阴浮者，为欲愈。（290）

【胡老授课笔记】

"少阴中风"与太阳中风一样，治用桂枝加附子汤。此病在表，"阳微"即寸脉微，表邪已衰矣；"阴浮"即尺脉浮，里气方胜矣。此乃邪衰正复之象，故

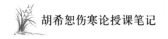
"为欲愈"。

少阴病，欲解时，从子至寅上。（291）

【胡老授课笔记】

此不可信，属照例之词。

少阴病，吐利，手足不逆冷，反发热者，不死。脉不至者，灸少阴七壮。（292）

【胡老授课笔记】

少阴病入里而为太阴病，故"吐利"。胃气尚在，故"手足不逆冷，反发热者"；少阴病本虚，假如由于吐利，津血更虚，以致"脉不至者"，只要胃气在，就不要紧。"灸少阴七壮"，仲景此书凡针灸者，基本上不提穴道。为何？汉朝针灸大发展，针灸书相当多，但汤液没有，可见汤液遂衰落。故仲景不言穴，读者也可以望文而知。

少阴病，八九日，一身手足尽热者，以热在膀胱，必便血也。（293）

【胡老授课笔记】

此条讲少阴（表阴证）传阳明，曰"八九日，一身手足尽热者"，属阳明热盛。阳明病便血，属热入血室，故曰"热在膀胱"。此为倒装句，此段与第216条"阳明病，下血，谵语者，此为热入血室"一样，并不是"一身手足尽热"必便血，不入血室则不会便血。此即由"一身手足尽热"而知少阴病转属阳明，热一入里，加之在下本有瘀血证，"邪之所凑，其气必虚"，热邪下入血室而成便血。热邪入里后，哪里虚上哪里去。

少阴病，但厥无汗，而强发之，必动其血，未知从何道出，或从

口鼻，或从目出者，是名下厥上竭，为难治。（294）

【胡老授课笔记】

少阴病本虚（津血虚），若"厥"，乃血不充于四末，虚极也。血液虚损到如此地步，故"无汗"，即夺血者无汗；本无汗，"而强发之"，必动其血。汗出不来，必伤及血。"下厥"者，四肢厥于下；血从口鼻目出者，名"上竭"；血竭于上，此为难治。

少阴病在表支持的时间非常之短，正邪交争于少阴，在表位交争的力量非常薄弱。没几天就传里，传里常并发太阴病，甚至发生死亡。故在太阴病篇一言以蔽之："宜服四逆辈。"即主治阴寒下利。而在少阴病篇就是要论述这些，此是有深意的。不在太阴病篇讲，而是在少阴病篇论述，主要用意即在此。

故我们在临床上遇到少阴病表证，一点儿都不能大意，否则病一传里，胃气一败，性命立殒。故老年体弱者感冒多死，就是这样，抵抗力甚弱，且病一发生便呈一种很虚衰的表证，一传里便坏。

少阴病，恶寒，身蜷而利，手足逆冷者，不治。（295）

【胡老授课笔记】

少阴病已入太阴而为下利，若"恶寒身蜷"，为阴寒太甚；"手足逆冷"，为谷气不达于四末；"逆冷"即从外向里冷。此为胃气衰败，津血达不到四末的反应，正气已败，不能胜邪，故曰"不治"。

少阴病，吐利，躁烦，四逆者，死。（296）

【胡老授课笔记】

以下均为少阴病入里，或入半表半里发生的死证。此条是病入里而为太阴病。"吐利"即上吐下泻，"躁烦"者以躁为主，突出乱也。前有循衣摸床、躁扰不安等，属正不胜邪者。烦躁者，烦重而躁轻；躁烦者，躁重而烦轻；躁而不烦属最重。此条是说，假如躁多烦少再四逆者（本有吐利），必死。后面有吐利、四逆、烦躁，吴茱萸汤主之。而此为"躁烦"，故曰"死"。

少阴病，下利止而头眩，时时自冒者，死。（297）

【胡老授课笔记】

少阴病入太阴而"下利"，"下利止"本为吉兆，属正复邪退而下利止。但若属"脱水"无可下而"止"，则凶。太阴病本下利不止，今不仅"止"，且虚极而"头眩"。可以想想，水气上冲之头眩，可辨证选用苓桂术甘汤、真武汤、吴茱萸汤等。若属热盛向上冲击脑系而头眩，可选用白虎汤（石膏证）、小柴胡汤加石膏等。此条头眩，既不是水气上冲，也不是阳热上亢，纯属脑贫血，"下利止"即据此而来，津液枯竭至极，达不到头部而眩，甚则"时时自冒"，即昏冒（休克）。且不是一次，而是"时时"如此。由于下利无度，津血枯竭之象已现，故"死"。

少阴病，四逆，恶寒而身蜷，脉不至，不烦而躁者，死。（298）

【胡老授课笔记】

此属少阴病传半表半里（厥阴）。"恶寒而身蜷"属阴寒之甚；由于血虚，影响心气衰竭，故"脉不至"；"不烦而躁"属脏厥之形，还是津血虚极，尤重在脱血，故"死"。

少阴病，六七日，息高者，死。（299）

【胡老授课笔记】

"少阴病六七日"，为病传半表半里至里的时间。突然间"息高"，属脱气。息高者，突然间呼吸短促，息粗、高、声大，乃气脱于上之凶兆也，故"死"。

上二条，一为脱血，一为脱气。均属少阴病传厥阴的死证。

少阴病，脉微细沉，但欲卧，汗出不烦，自欲吐，至五六日自利，复烦躁不得卧寐者，死。（300）

【胡老授课笔记】

此条当在第 301 条之后，好理解。"脉微细沉，但欲卧"，属少阴本脉本证。然微细脉不见于浮，而是见于沉，乃有寒饮之故。少阴病外观本虚，加里有寒饮，一定要传里而为太阴病。若此时一样发汗，须用麻黄附子细辛汤。细辛祛寒饮，前太阳病篇小青龙汤里治停饮可知。此证因里有停饮，可加速其传里而并发太阴病。此时病亦在表（表证很明显），虽脉微细沉，仍可发汗，只能用麻黄附子细辛汤。"汗出不烦"，指服麻黄附子细辛汤之后而汗出不烦，由此推之服药前有烦。但胃有停饮，故"自欲吐"（不等于吐）。病至自欲吐阶段，可知表虽解而饮未除，当用附子汤温阳逐饮本可向愈，却没有用，这是大夫的失职。待"至五六日"传里，胃虚无力收摄并发太阴病而"自利"。此时"复烦躁不得卧寐者"必死。"不得卧寐"属躁扰不宁，仍以躁为主。此属耽误治疗，尤其见"脉沉"更不可忽视。因少阴病本虚，传太阴更快，要注意。此前当用附子汤温中逐饮，病传太阴至"自下利"，则晚矣。

此条亦告诫医家，注意治未病。

少阴病，始得之，反发热，脉沉者，麻黄细辛附子汤主之。（301）

麻黄细辛附子汤方

麻黄二两，去节　细辛二两　附子一枚，炮，去皮，破八片

上三味，以水一斗，先煮麻黄，减二升，去上沫，内诸药，煮取三升，去滓。温服一升，日三服。

【胡老授课笔记】

"无热恶寒者，发于阴也"。少阴病当"无热恶寒"，少阴病在表，脉当浮。此条"始得之，反发热，脉沉"，前面讲太阳病篇时说过，假如里有停水，会

影响表热不出，停水在里，里气闭塞，表气也不会通透。此虽然是少阴病，亦"反发热"，因"始得之"，故还是要发汗，唯发汗中须加温中逐饮之法，故用麻黄附子细辛汤。上条"汗出不烦"即据此而来，否则无法解释。意在言外，开始就有热，当然有烦。故此书必须学原文，"选读"要不得。

少阴病，得之二三日，麻黄附子甘草汤微发汗。以二三日无里证，故微发汗也。（302）

麻黄附子甘草汤方

麻黄二两，去节　　**甘草**二两，炙　　**附子**一枚，炮，去皮，破八片

上三味，以水七升，先煮麻黄一两沸，去上沫，内诸药，煮取三升，去滓。温服一升，日三服。

【胡老授课笔记】

少阴病，得之二三日以内，全可用麻黄附子甘草汤。少阴病津血虚，发汗全不宜大发，二三日病纯在表，故当以汗。用"微"字，指不可过汗，尤其少阴病。"以二三日无里证"，此已明确证明少阴病病在表。今人将此条解释成太阳病，认为是太阳病传少阴，纯属错误。"少阴病二三日"，请问传意何在？后人把经络看得太死，就认为是肾经无所谓表证，其实此属少阴表证，已是明明白白的。既"无里证"，且治疗也是汗法，只是加用振兴机能之药，因属少阴表证。此段亦明示少阴病的本来面目就是表证。但少阴病在表的时间很短，仅二三天，故决不可误治。稍有延误，至五六日，便有并发太阴病而死亡的可能。

麻黄附子甘草汤方析：此方在《金匮要略》中即是麻黄附子汤。属麻黄汤最简单的方剂。因病在少阴，故加附子。据此方剂和其论述可知，太阳病篇中，桂枝加附子汤、桂枝去芍药加附子汤，也都是治少阴。如桂枝加附子汤，就是误治虚极而转变成少阴病，阴阳本是互变的。故根据太阳病篇的有关论述及其治疗手段来看，若属体液已经丧失而有自汗的这种表证者（性质属少阴），临床上可用桂枝汤方加附子。无汗之少阴表证者，即用麻黄甘草汤加附子。由此观

之，桂枝加附子汤不是治太阳病的。可以认为，第301、302两条，属少阴病的正治之法。

少阴病，得之二三日以上，心中烦，不得卧，黄连阿胶汤主之。
（303）

黄连阿胶汤方

黄连四两　黄芩二两　芍药二两　鸡子黄二枚　阿胶三两，一云三挺

上五味，以水六升，先煮三物，取二升，去滓，内胶烊尽，小冷，内鸡子黄，搅令相得，温服七合，日三服。

【胡老授课笔记】

二三日无里证，"二三日以上"为即将传里之开始。少阴为表，传里以传太阴为常，传半表半里以传厥阴为常，但也兼有传阳明之里，或传少阳之半表半里的。此条即传少阳之半表半里。从"以上"可知，或四五日，或五六日不等。"心中烦，不得卧"为虚热之象，属半表半里证，用黄连阿胶汤清肃半表半里之虚热。

黄连阿胶汤方析：方以黄芩、黄连治烦，以鸡子黄、阿胶、芍药养阴补虚。少阴病本虚，由此传变少阳，亦不存在柴胡证的情况，此属虚热。此方能治疗失血，若见烦为主，兼诸失血证，此方用之临床好使。上焦有热（少阳），阿胶能止血。若以烦为主，兼有痢疾血便者，芩、连二味加芍药好使。芩、连、柏苦寒中有收敛之用（与栀子有别）。凡胃肠不固属热性者用此，即古人"苦以坚之"之意。

总之，临床以"心中烦，不得卧"为证候，兼失血或下痢便血者，均用此方。

少阴病，得之一二日，口中和，其背恶寒者，当灸之，附子汤主之。（304）

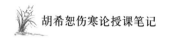

附子汤方

附子二枚，炮，去皮，破八片　茯苓三两　人参二两　白术四两　芍药三两

上五味，以水八升，煮取三升，去滓。温服一升，日三服。

【胡老授课笔记】

"得之一二日"为始得之，"口中和"为里无热，有寒；"其背恶寒者"为有寒饮。《金匮要略·痰饮咳嗽病脉证并治》："夫心下有留饮，其人背寒冷如掌大。"属胃有停水，同时现少阴病的外观，最易并发太阴病而下利。故急宜温中除饮，附子汤主之，乃至当不易之手段。因不发热，故表证不明确，寒饮为显，故不用麻黄附子细辛汤。同时"当灸之"，各家一般认为是膈俞、关元穴。我认为当是足三里，以防传里下利也。

仲景此书关于灸刺之穴基本不提。观《汉书·艺文志》，汉朝针灸盛行，应用普遍，甚至凡是医者，均懂针灸。灸刺何穴在当时是不成问题的，可到了后世却成了问题。相比之下，汤液较差，《汉书·艺文志》仅录有"《汤液经法》三十二卷"。"背恶寒"有两种：胃有热见背微恶寒者，白虎汤；胃有寒见背恶寒者，附子汤。胃有停饮之背恶寒者，其部位十分明显，即背寒冷如掌大（指胃）。白虎汤为"背微恶寒"，指里有热，在外感觉凉气刺激状。同时，白虎汤见脉洪，附子汤见脉沉，当区别。

附子汤方析：茯苓、人参、白术健胃祛水，加附子祛水力量尤强，加芍药治下利腹痛。此方与真武汤相似，仅差人参，而有生姜（真武汤治呕）。此方胃很虚，故加人参。甚至心下痞硬，时或小便不利，欲吐不吐，胃有停水之明显见证者，此方均宜。附子汤方属防止下利于未然，不服此方，便可传入太阴而自利。此外，附子汤临床上可治疗下肢关节痛，拘急不得屈伸者。治下痹，附子用二枚。

少阴病，身体痛，手足寒，骨节痛，脉沉者，附子汤主之。
（305）

【胡老授课笔记】

少阴病在表，亦可见"身体痛""骨节痛"，但病性属阴，故见"手足寒""脉沉者"。此未见发热，且又未提"始得之"，故此条的身痛骨节痛属湿痹。病不在表，故脉沉，当用附子汤。若脉浮，则用麻黄附子甘草汤以解表。关节疼始发作，常以表证的形式出现：有以太阳伤寒为外观者，如太阳病篇"伤寒八九日，风湿相搏，身体疼烦"；有以少阴为外观者，此条即是。治法不同，脉浮属太阳病，用桂枝附子汤主之；若脉沉，下肢拘急、屈伸不利者，用此方主之。

少阴病，下利便脓血者，桃花汤主之。（306）

桃花汤方

赤石脂一斤，一半全用，一半筛末　　**干姜**一两　　**粳米**一升

上三味，以水七升，煮米令熟，去滓。温服七合，内赤石脂末方寸匕，日三服。若一服愈，余勿服。

【胡老授课笔记】

"下利便脓血"，即已经传里而并发太阴病，便脓血不止。桃花汤属温中收敛而止利之方，见一般的便脓血不可用。因便脓血大都是急性有热，用白头翁汤加大黄较好。此属下利虚脱不止者，临床见下利日久，出现大肠虚滑的情况，有用的机会，但很少。此条少阴病，因虚传里并发太阴而肠黏膜溃烂，见便脓血，但没有热象，虚滑不止。

桃花汤方析：此方收敛性很大，赤石脂用一斤，一半研末，一半煎汤；另加干姜一两，重在收敛，寒甚姜可加量至2~3两；粳米一升，主治腹痛。方后注"煮米令熟，去滓"，且煎好后，将一半研末之脂纳入，固涩力量甚强，故"一服愈，余勿服"，避免收涩太过，阻塞气机。此属久利，真虚。"利在下焦者"，此方为宜。

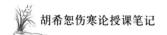

少阴病，二三日至四五日，腹痛，小便不利，下利不止，便脓血者，桃花汤主之。（307）

【胡老授课笔记】

少阴病二三日无里证，此"二三日至四五日"要传里，此时"腹痛，小便不利，下利不止"。此条与上条一样，桃花汤主之，因有大量粳米，故治腹痛。《金匮要略·腹满寒疝宿食病脉证治》有个附子粳米汤，治"腹中寒气，雷鸣切痛"，主要依赖粳米作用。"小便不利"为水走大肠，故下利不止。"下利不止"者，即用其他方法治下利而止不住，唯用"桃花汤主之"。

少阴病，下利便脓血者，可刺。（308）

【胡老授课笔记】

此承前两条，讲亦可针刺治疗。此三条均言少阴病，并发太阴里证，呈便脓血证治。

少阴病，吐利，手足逆冷，烦躁欲死者，吴茱萸汤主之。（309）

【胡老授课笔记】

此条与第296条"少阴病，吐利躁烦，四逆者死"可对照分析。本有"吐利，手足逆冷"，且"烦躁欲死"，两条极相似。但"烦躁欲死"不等于死证，此是形容烦躁之甚，以烦为主。虽曰"吐利"，但吴茱萸汤以吐为主，吐甚剧，又眩晕得厉害。此方苦辣，此"手足逆冷"为气冲之甚，水气冲逆过极，胸中大气受阻碍，故也呈手足逆冷。与前胃气败，躁乱之"四逆"不同。同时，此"利"并不甚，而是吐甚，与前有区别。

吴茱萸汤临床常用，不仅限此。其治西医所言之梅尼埃病，表现为呕吐、头晕、头痛等，非常好使。其专治水气上冲，有温中健胃利水之用，属大温大热药，故柴胡剂之呕不能用。前阳明病篇有言："食谷欲呕者，属阳明也，吴茱萸汤主之；得汤反剧者，属上焦也。"即指柴胡证。所以，属上焦有热之呕，越服吴茱萸汤越甚，不能用。此条"烦躁欲死"是形容其人呕吐厉害，折腾的情状，不是死证。要注意。

少阴病，下利，咽痛，胸满，心烦，猪肤汤主之。（310）

猪肤汤方

猪肤一斤

上一味，以水一斗，煮取五升，去滓，加白蜜一升，白粉五合，熬香，和令相得，温分六服。

【胡老授课笔记】

此属少阴病传半表半里而发为少阳病。"咽痛、胸满、心烦"为热上炎之候，可见"下利"也是热利。

猪肤汤方析：猪肤即猪皮，能润燥解热，加白蜜可缓痛。凡甜药均能缓解疼痛。"白粉"即米粉，治下利，可安中养胃。此病很轻，少阴病以传太阴、厥阴为常，但也兼有传阳明、少阳的。此段是传少阳。

少阴病，二三日，咽痛者，可与甘草汤；不差，与桔梗汤。（311）

甘草汤方

甘草二两

上一味，以水三升，煮取一升半，去滓。温服七合，日二服。

桔梗汤方

桔梗一两　**甘草**二两

上二味，以水三升，煮取一升，去滓。温分再服。

【胡老授课笔记】

咽痛一症临床常见，一般属感冒之伴随症状。咽痛轻者，尚可治表；但咽痛重者禁汗，所谓"发汗封喉"，总宜清凉解热的治法。此条放少阴病篇是有用意的，按理当放少阳病篇，凡孔窍的病均应属于少阳。放太阳病篇容易当成太阳病而发汗，故放在少阴病篇。即有少阴病外观，也是由少阴病内传少阳而发生咽痛，当这样理解。宜甘草汤。若红肿较重者，加桔梗。

甘草汤方析：用生甘草一味，可解热、解毒、止痛，治咽痛红肿轻者。

桔梗汤方析：若红肿较重者，于上方加桔梗一两。桔梗可排痰、排脓，后世说其开提、提气，不对。一般临床上我常用小柴胡汤加石膏、桔梗治扁桃腺发炎，很好使。若已化脓严重者，当用白虎增液汤，或玉女煎，加马勃等。

少阴病，咽中伤，生疮，不能语言，声不出者，苦酒汤主之。（312）

苦酒汤方

半夏洗，破如枣核十四枚　　**鸡子**一枚，去黄，内上苦酒，着鸡子壳中

上二味，内半夏着苦酒中，以鸡子壳置刀环中，安火上，令三沸，去滓，少少含咽之。不差，更作三剂。

【胡老授课笔记】

此为重者。"咽中"指整个嗓子，且"伤、生疮"，有溃破也，似化脓后。"不能言语"有两种：疼甚者为一；黏痰胶着咽部，吞吐不能者为二。苦酒汤主之。

苦酒汤方析：半夏，古人说能下气，治咽痛。此以生半夏为主，十四枚，鸡子黄将黄去掉，留清置壳中，再放置苦酒（即醋）于壳内，即鸡蛋清、醋、半夏，"以鸡子壳置刀环中"，刀环即古时刀柄末端绑绸带之环，将蛋壳放环上，"安火上，令三沸"，不能长时间安火上，以免焦糊。"少少含咽之"，意指令药常渍咽部（类似含片）。鸡蛋清可促音声，唱戏的都知道，喝蛋清可润咽喉。醋有收敛之性，敛疮疡。此方很妙。

少阴病，咽中痛，半夏散及汤主之。（313）

半夏散及汤方

半夏_洗　桂枝_{去皮}　甘草_炙

上三味，等分，各别捣筛已，合治之，白饮和服方寸匕，日三服。若不能散服者，以水一升，煎七沸，内散两方寸匕，更煮三沸，下火，令小冷，少少咽之。半夏有毒，不当散服。

【胡老授课笔记】

此咽痛属外有风邪。"咽中痛"是整个嗓子都痛。古人把此种嗓子疼叫"缠喉风"，来势相当凶，能致死。喉肿甚，有痰涎缠绕。其病也有外证，故用桂枝甘草汤解外，加大量半夏治咽痛，桂枝"主上气咳逆，结气，喉痹"（见《本经》），亦止痛。现一般治疗咽痛用滋阴解热法，但应考虑仲景治法。"下火，令小冷，少少咽之"，即令药存留咽喉间。半夏生者有毒，目前市面购者都是用姜或矾制的，姜制半夏最好，作用与生者同，且无毒。我用过苦酒汤、甘草汤、桔梗汤常用，但半夏散及汤没用过。

少阴病，下利，白通汤主之。（314）

白通汤方

葱白_{四茎}　干姜_{一两}　附子_{一枚，生，去皮，破八片}

上三味，以水三升，煮取一升，去滓。分温再服。

【胡老授课笔记】

此条与前太阳病篇"太阳与阳明合病者，必自下利，葛根汤主之"道理一样。"必自下利，葛根汤主之"，即必须有下利才可主用葛根汤。并不是太阳阳明合病，一定会有下利，当搞清。再如"头痛者，必衄，宜桂枝汤"，即头痛见衄者，才可用桂枝汤。少阴病属阴性表证，"少阴病，下利"，即下利以少阴表证出现，说明病欲从表解，故"白通汤主之"。

白通汤方析：葱白四茎，即四根葱白，为辛温发汗药。加干姜、附子大热品，温中，亢奋机能。此为少阴病发汗方剂，与麻黄附子细辛汤、麻黄附子甘

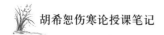

草汤一样，用于少阴表证。由于干姜、附子温中以治疗下利，加葱白发少阴表证之汗，利当自止。此与太阳阳明合病必下利而用葛根汤，与"太阴病，脉浮者，可发汗，宜桂枝汤"，都同属一个治疗手段。

总而言之，临床见下利，若兼表证，呈无汗脉浮紧者，用葛根汤；若呈汗出脉浮弱者，用桂枝汤；若属少阴表证，脉反微细者，用白通汤。但下利而无表证者，此三方均不可用。所以，中医就是讲辨证，不是说发汗能治下利，而是下利以表证出现者就要发汗。

少阴病，下利，脉微者，与白通汤。利不止，厥逆无脉，干呕烦者，白通加猪胆汁汤主之；服汤脉暴出者死，微续者生。（315）

白通加猪胆汁汤方

葱白四茎　　**干姜**一两　　**附子**一枚，生，去皮，破八片　　**人尿**五合　　**猪胆汁**一合

上五味，以水三升，煮取一升，去滓，内胆汁、人尿，和令相得，分温再服。若无胆，亦可用。

【胡老授课笔记】

此段有问题。注家均言此病甚寒，寒极服热药反拒而不受，而呈此情形。故当"热以寒用"，于热药中少加凉药引之（猪胆汁）。此说我以前也信，其实是个大错误。我们看第286条："少阴病，脉微，不可发汗，亡阳故也。"少阴病为表阴证，要发汗。但也有不可发汗的，前讲"少阴之为病，脉微细，但欲寐也"，此脉微细是相对太阳病脉象言，不是"但微而不浮"，是与脉浮比较而言。若真正的脉微属无阳也（外无津液），不能发汗。一发汗则亡阳而虚极，一定转入阴寒重证。白通汤注家不识，认为不是发汗药，此"少阴病下利"且"脉微"者，属无阳，不能发汗。即便再有下利，也只能先救里，然后再攻表。故此"与白通汤"为误治。不但"利不止"，且呈虚脱之形，见"厥逆无脉"，此是服汤后加重，不是"隔拒不受"。此当用通脉四逆加猪胆汁汤，而不是"白

通加猪胆汁汤主之",怎么可能用此？疑为传抄之误。唯有通脉四逆汤才可复脉。"服汤脉暴出者死",暴出之脉犹如残灯复明也,所谓"灯欲灭而焰反张",暴出者,虚极暴脱也,脉猛一出马上终止。"微续者生",乃脉象一点一点回生,属生气欲复之象,故"白通加猪胆汁汤"应为"通脉四逆加猪胆汁汤"。

白通加猪胆汁汤方析:白通汤之干姜、附子用量较轻,病已"厥逆无脉",用此量不能胜病,且怎可再加葱白？猪胆汁属苦味之亢奋药,有亢奋作用。人尿确治人一时之虚脱,如妇人产后昏迷,常用童子尿来灌。此二味均可加入通脉四逆汤中。上条言"少阴病,下利",即指合病。有少阴病,又有下利。此条特意加个"脉微者",不是随便说的,与上条大有不同。二者不是一个病。

少阴病,二三日不已,至四五日,腹痛,小便不利,四肢沉重疼痛,自下利者,此为有水气。其人或咳,或小便利,或下利,或呕者,真武汤主之。(316)

真武汤方

茯苓三两　　芍药三两　　白术二两　　生姜三两,切　　附子一枚,炮,去皮,破八片

上五味,以水八升,煮取三升,去滓。温服七合,日三服。若咳者,加五味子半升、细辛一两、干姜一两;若小便利者,去茯苓;若下利者,去芍药,加干姜二两;若呕者,去附子,加生姜,足前为半斤。

【胡老授课笔记】

"或下利"与前"自下利"重复,不对,应为"或不下利"。此条言内有停水,小便不利者,有太阳或少阴表不解,二三日以前无里证,当微发汗。此"二三日不已,至四五日",加"不已",即虽然与麻黄附子甘草汤而病不已。为何？小便不利也,故表不解。此与桂枝去桂加茯苓白术汤条,是同样道理。因内有停水,至四五日非传里不可,故见"腹痛""四肢沉重疼痛,自下利者",

疼痛即表不解，沉重乃里已有湿，里有停水且湿郁于表而不解。此为少阴太阴并病，以停水为主，皆由停水而小便不利所致，故下个结论："此为有水气。"内有水，表未解，波及肺，故"或咳"；也可能"或小便利，或不下利"，小便不利，水走肠间则下利；若小便利，当然"不下利"。或水上泛噎，故"或呕"。但不管其或然见证的有无，仅据"腹痛，小便不利，四肢沉重疼痛，自下利者，此为有水气"，便可用真武汤。

真武汤方析：此方是祛水气以解表，真武汤归类附子剂，因属少阴病，故用附子、茯苓、白术，加生姜治呕，加芍药治腹痛。但陷于阴证，要加附子。此方后加减要不得，加减药味不对，据小青龙汤方后加减那套，加五味子、细辛、干姜等，其实不对。如"若下利者，去芍药"不对。芍药有收敛作用，大泻下剂都不用此，故下利均用芍药治腹痛，建中汤就用芍药。"去附子"更是胡言，阴证怎么可去附子？

少阴病，下利清谷，里寒外热，手足厥逆，脉微欲绝，身反不恶寒，其人面色赤，或腹痛，或干呕，或咽痛，或利止脉不出者，通脉四逆汤主之。（317）

通脉四逆汤方

甘草二两，炙　附子大者一枚，生用，去皮，破八片　干姜三两，强人可四两

上三味，以水三升，煮取一升二合，去滓。分温再服，其脉即出者愈。面色赤者，加葱九茎；腹中痛者，去葱，加芍药二两；呕者，加生姜二两；咽痛者，去芍药，加桔梗一两；利止脉不出者，去桔梗，加人参二两。病皆与方相应者，乃服之。

【胡老授课笔记】

"少阴病，下利清谷"乃少阴病传里，转属太阴，为里虚寒之极。"里寒外热"是指下面的证候言，"手足厥逆"为里寒，"身反不恶寒，其人面色赤"为外热。病常有此种情形，真正到危候时，其一点浮阳全现于外，在里是一片沉

寒。此"面色赤"是真正的虚候，与前"面色反有热色者，未欲解也，以其不得小汗出"有很大不同。也有一些特征出现，如"或腹痛"乃阴寒刺激肠道，"或干呕"乃水邪上逆，"或咽痛"乃津失于下，不能上济，"或利止"即无可再下，"脉不出"乃虚脱之象，用通脉四逆汤，使脉复通。

通脉四逆汤方析：此方即四逆汤姜、附加量。"附子大者一枚"，附子大、小量差别很大，大者可达一两以上。干姜用三两，且"分温再服"，三两是9钱，一剂是4.5钱；"强人可四两"即12钱，一剂6钱。

真正阴寒只能用姜、附。人参虽有亢奋机能之用，但性微寒。真正沉寒痼冷"阴虚"之候，人参用不得。今临床虚脱者习惯给独参汤，服一个死一个，不能迷信此药。只能用通脉四逆或四逆汤。后面加减无道理，"面色赤者，加葱九茎"纯系胡言，此危重症怎可发汗？

少阴病，四逆，其人或咳，或悸，或小便不利，或腹中痛，或泄利下重者，四逆散主之。（318）

四逆散方

甘草炙　**枳实**破，水渍，炙干　**柴胡**　**芍药**

上四味，各十分，捣筛，白饮和服方寸匕，日三服。咳者，加五味子、干姜各五分，并主下利；悸者，加桂枝五分；小便不利者，加茯苓五分；腹中痛者，加附子一枚，炮令坼；泄利下重者，先以水五升，煮薤白三升，煮取三升，去滓，以散三方寸匕内汤中，煮取一升半，分温再服。

【胡老授课笔记】

此条不是少阴病，本是少阳病。由于气机的闭塞而发生四逆，柴胡治胸胁苦满，此胸胁苦满加心下闭塞，阻碍气血，也可四逆，但比较少。此方以柴胡为主，治少阳郁热，不治寒，所以不当放在三阴篇。放在这里，乃古人就其四逆的外观，也有"或腹中痛"等，此"泄利下重"是热利，而非寒利。

四逆散方析：此方常用，临床见"郁郁微烦，心下急"之大柴胡证，而不呕者（无半夏、生姜），且不可下者（无大黄），用此方。名曰"四逆"，但此方很少有四逆，枳实可疏理气机，由于气不得下行，上逆于肺，则"或咳"，凡柴胡剂大都治咳，以疏理胸膈为主；"或悸"指心下悸；枳实、厚朴主行气消胀，也都祛水祛湿，故治"或小便不利"，可行气利水。此方当把芍药甘草汤、枳实芍药汤，合而观之。《金匮要略·妇人产后病脉证治》："产后腹痛，烦满不得卧，枳实芍药散主之。"可见其能行气缓解腹痛；芍药甘草汤同样治腹满腹痛。妇科一般产后腹痛，非瘀血者，用枳实芍药散。芍药甘草汤亦治下利，若本有热，加柴胡，即四逆散之组成，治热利、心下闭塞者。故文中虽然是或然见证，但在临床上我们都当成主证去施用。假如有以上这些情况并兼柴胡证者，可以用。如治疗肝病，见大便不好的，常用四逆散，或当归芍药散。肝区痛甚者，加郁金、香附等。我在临床上经常用，就根据此条，下利腹痛，据此发挥而来。方后加减不可信。

少阴病，下利六七日，咳而呕渴，心烦不得眠者，猪苓汤主之。（319）

【胡老授课笔记】

此条更不是少阴病。"下利六七日，咳而呕渴，心烦不得眠"，纯属水谷不别，水走肠间而利，起码当有小便不利。水上冲逆则见"咳而呕"。猪苓汤治"渴"，临床上失眠患者，多见里有停水，故治失眠离不开茯苓，如酸枣仁汤。此"下利""心烦不得眠"均由于停水使然，故当有小便不利。若仅是"下利""咳而呕渴、心烦不得眠"，不能用此方。

此方与五苓散不同，五苓散有气上冲，是在桂枝汤基础；猪苓汤是利尿祛热，凡小便不利兼有炎性证候者，用之为宜。如泌尿系感染，用此方加生薏米，热甚加大黄。大黄可诱导膀胱炎症消失。又如肝炎，真正实证有用大黄的时候，力专下行，能消炎。不过对泌尿系疾患，量不过钱。临床最常用者即猪苓汤加

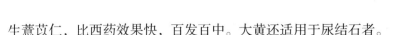

生薏苡仁，比西药效果快，百发百中。大黄还适用于尿结石者。

少阴病，得之二三日，口燥咽干者，急下之，宜大承气汤。
（320）

【胡老授课笔记】

少阴病传里以传太阴为常，但也有传阳明的。少阴津液本虚，欲传阳明则津液枯竭，大便燥结极快。故有少阳病之外观，传阳明者，大概都应急下之。此条讲少阴在表仅二三日，之后突然间口燥咽干，属传阳明，津液虚极，病为正虚邪实。阳明病一般无死证，但处于少阴津虚之体而呈此，便危险。就是说这类的阳明病来得非常猛暴，且伴有虚衰脉证者，可不得了。只能急下，稍一延误，则不可措手。

此条仲景前加"少阴病"，是讲两个方面：一是原本少阴病，二三日后急剧传里发生阳明病；二是临床见有的感冒，并不见始生少阴病的情形（脉微细，但欲寐），旁症不显。突然间口燥咽干者，足见里热之甚，津液马上就要虚竭，且人马上就现虚衰的外象，以少阴病的形式出现。也必须用大承气汤，急下存津液。否则，转瞬间恶候蜂起。

少阴病，自利清水，色纯青，心下必痛，口干燥者，可下之，宜大承气汤。（321）

【胡老授课笔记】

此条本不是少阴病，乃热结旁流，瘟疫病一类。"自利清水"即自下利为水状，"清"是动词，当排便讲，即"圊侧"，同"下利清谷"（即便出来的是未消化之物）。此自利清水的特点是"色纯青"，即青褐色，属浑浊之水，气味难闻。"心下必痛"，此书"必"字出现很多，意思是一定会出现的症状。太阳阳明合病者必自下利，就是说必须有这个症状。此条若不是心下痛，则不能说明内里（胃肠）有结实。心下即胃部，所以吴又可称此为"热结旁流"，结者自结，流者自流。一方面是结，热甚也；一方面又逼迫水液下流。故热结在中而流于旁侧。说得好！一般情况，阳明之热酝酿到一个相当程度，可耗蒸水分，使水分消失。所谓"阳明病，法多汗，小便数，大便硬"是也。此"热结旁流"来势迅猛，一是"结"，一是不等汗出、小便数，就通通向下排斥，故此伤津热结均相当迅速，用大承气急下排毒素秽物，存津液。此病因毒素甚，可影响脑系，不得不知。此种病本属瘟疫，不是少阴病，但情形的反应是少阴病：脉不很急躁，人呈困倦，属病从里而来，不是传经。详见吴又可《瘟疫论》。

少阴病，六七日，腹胀不大便者，急下之，宜大承气汤。(322)
【胡老授课笔记】

"六七日腹胀不大便"，为里实证。此是由少阴病转属，仍要用大承气汤。若本阳明病，只是腹胀不大便，则不能用大承气汤。此是以少阴病的证候反应，且转属阳明，故急下之。不可轻视。

以上三急下证，本少阴病，里属特殊情形，为"应急治变"之设。

少阴病，脉沉者，急温之，宜四逆汤。(323)
【胡老授课笔记】

"脉沉"病在里，前有"少阴病，始得之，反发热，脉沉者"。此脉沉，既不是始得，也没有表证发热之外观，只是脉沉，故病在里。也主里有水。《金匮要略·水气病脉证治》："脉得诸沉，当责有水，身体肿重。"前麻黄附子细辛汤证之所以不能用麻黄附子甘草汤，就在于用细辛以治水饮，因脉沉，故解表与除饮同用。此条是无表证，属少阴病里有寒水者，最易转入太阴病，故当"急温之"，用四逆汤。

少阴病，饮食入口则吐，心中温温欲吐，复不能吐，始得之，手足寒，脉弦迟者，此胸中实，不可下也，当吐之。若膈上有寒饮，干呕者，不可吐也，当温之，宜四逆汤。(324)

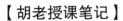

【胡老授课笔记】

此条头一段不是少阴病，有像少阴病的外观。由于胃有停水，水上逆，故"饮食入口则吐"，拒食不纳也。原因是"心中温温欲吐"，"温温"即"愠愠"也，烦恼之意，《论语》有"人不知而不愠"即是。此是在"心中温温欲吐，复不能吐"的情形下，而"饮食入口则吐"。病一开始就"手足寒"，为什么呢？曰"脉弦迟者"。弦主水饮，迟为有寒，此是里有寒饮也。寒饮往上冲逆，故见"胸中实"，以法不可下，当吐之。反应了中医之辨证，从病机言就是要吐，然机体自然良能又无力，吐不出来。但病理反应出从吐而解除疾病的机制，故治疗应顺其势而导之。此本不是少阴病，但由于胸中实，阻碍气机，故脉弦迟，人精神不振，愠愠欲吐，且阻碍气血旁流，故也"手足寒"。此外观似少阴病，病机本质却不是。瓜蒂散于虚寒证万万不能用，虚寒证不能用吐法。"膈上有寒饮"，此指胃有寒饮；"干呕"说明不同于"温温欲吐，复不能吐"，没什么水，也无"饮食入口则吐"，只是有冲逆的感觉，干呕而已。此与上条"脉沉者，急温之"是一个病机，故"不可吐也，当温之，宜四逆汤"。

此条用意是要人们辨别两种证：一是胸中实之瓜蒂散的病机，兼见四肢厥冷，脉弦迟者，万不可当虚寒治。二是虚寒证与此不同的是"干呕"，没有上段欲吐不得吐的情况，属胃有寒饮。此二者当辨，不能当成"胸中实"而用吐法，"不可吐也"，否则关乎生死。此条是为四逆汤立论，重点不在少阴病上，主讲少阴病与瓜蒂散证之主要鉴别点（吐的情形），瓜蒂散证是"胸中痞硬，气上冲咽喉不得息"，治当顺其病势，即病机之势；然有似是而非"当温之"的，此属要发生太阴病者，虽见"干呕"，但里有寒饮，若不用四逆汤急温之，则生下利之太阴病。此属"良工治未病"。

少阴病，下利，脉微涩，呕而汗出，必数更衣，反少者，当温其上，灸之。（325）

【胡老授课笔记】

此条相当好。我认为，此段即承第315条"少阴病，下利脉微者，与白通汤"而来。脉微为亡阳，即亡津液。此"脉微涩"，微者津液虚，血虚则涩，此乃津血俱虚。少阴病下利见此则不能发汗。白通汤是发汗剂，通什么？就是通津液以致汗，以葱白为君。但若见脉微者，不可发汗，与白通汤则属误治。此段即从此而来，并强调"脉微涩"（津血虚）。为何津血虚？一是"下利"，一是"呕而汗出"。说明津液丧失于上、下、外，有虚脱之象。故脉应之既微且涩。所以"必数更衣"，即频频如厕；"反少者"，乃津液枯竭之象。何谓"当温其上"？我认为，凡下利有两种，一种在中焦，如理中汤证；一种在下焦，如赤石脂禹余粮汤证。故此温其上，"上"指中焦，胃虚。胃津液虚衰也有两种不同情况：若属热实者，当急下以存津液。热而不实者，用白虎加人参汤清热存津；若胃本已虚，不能生津化液，且有津液外脱之征，非治胃不行。胃气存在，津液自可恢复。此条即是。一定要亢进胃气，此时万不可用滋阴药，否则一坏其胃，病必难治。此温其上，当用四逆汤一类，以治"不能消谷"。"灸之"当是灸足三里。

此段很好，谈到了临床的一个关键问题，同时也进一步说明白通汤，即少阴病下利，如果脉微者，只能温上，不能再发汗。加猪胆汁也一定要加到通脉四逆汤上，绝不会安在白通汤上，此要弄清。

少阴病篇小结

少阴病据八纲而言就是表阴证，并不是一个特别的病。古人认为少阴之经受邪，其实不然，这只是个名称。古人掌握了治疗规律这一客观存在，但并不等于对其规律的认识就科学。所以，经络受邪发病之说，对后世辨证很有影响，对此很值得讨论。

少阴病其实明明白白的就是表证，历来注家不敢承认，"以二三日无里证"。那么，为何注家不敢承认？有一个问题，即把本书六经看作是经络之经。少阴肾经怎可出来表证？问题就在此。六经之病是存在的，临床所遇感冒就有，太阳病几天，虽然脉浮，但细了，"脉浮细而嗜卧者，外已解也"，即少阳病。若见呕者，为柴胡剂，用小柴胡汤病就会好。然问题在于：太阳病是否就等于太阳经受病？这是成问题的。

所以，我们研究《伤寒论》，一定要掌握其辨证的方法、规律，此六个类型是客观存在的事实，古人也是经过千难万困才发现。故我们研究古人东西，规律是一个，怎么样认识规律是又一个。要提高中医诊疗水平，首先要从认识方面提高。如温病从里而来，属内里热，其实就是阳明病（除胃家实以外）。但不敢说是受外之风寒，于是乎说"是从口鼻而入"，根本就跑到内里去了。这种认识全是从《伤寒论》错读而来的，要知道，这种认识把中医越弄越支离，于是乎又出来温病这套卫气营血、三焦辨证之说。其实"发热而渴，不恶寒者，为温病"，温病怎么治？阳明病篇（除胃家实外）都是温病这一卷书，宗旨就是清热，不能汗、吐、下、温针，说得很明白。谁让你把温病当伤寒治了？！但古人限于科技水平，又解释不出什么道理，便拿现象当本质，这就是问题的原因所在，故把太阳病就认为是太阳经，原始就是这样，故《汤液经》上也搞这个。其实这是错的。

今天，中医能解决许多西医不能解决的治疗，但为什么世界对于中医的评价与中医的实际成绩相差很大？仍认为其不科学？问题在于真正科学的方法、规律，没有给人家看，却自觉不自觉地给人家看了全是些不科学的说教，如现在搞的脏腑辨证，这是成大问题的。拿治病来说，都在辨证，但大夫和大夫辨证好多都不一样，方子也不一样。那么，真理能不一样吗？不一样能叫真理吗？然《伤寒论》是非常肯定的，这是真理！"发热、汗出、恶风、脉缓"，就用桂枝汤主之，没有第二个方子。这是为什么？研究中医要研究这些问题，这是客观真理。

我们说少阴病就是这样，本来是个表证，但表证为何这样复杂？有嗓子疼，有急下证，又有四逆汤证等。表证不是总停留在表，要内传的。少阴传半表半里、传里，与太阳病传一样，但两者基础（前提）是不一样的。少阴虚（津血虚），传里以传太阴为常，二三日即可内传；太阳病不是，五六日传少阳，七八日才传阳明，甚至"十余日不解"，为什么？太阳病实，人不虚。故抵抗力持久。仲景此书就是讲表里相传，病实则在表的时间长，病虚则在表的时间短。人之生死，胃气为本，全在于胃。死者大概以在太阴病的阶段多，胃气败必然要死。故少阴病本虚，传里发生太阴病很危险。把太阴之死证放在少阴病篇，这种精神很好，所以少阴病的几条死证要体会，全是传里并发太阴病。故治疗要把握机会，"二三日无里证"时赶紧发汗，才可挽救其发生太阴病危险证候的出现，所以后面"急温之"等全由此而来，治疗要当机治变。此为少阴病篇之主要精神。

少阴病传半表半里也是一样，以传厥阴为常。厥阴者，气血全束于此。但也有特殊情形，有少阴津血虚，兼胃肠素热者，传里可发生阳明病，更危险。津液虚竭，燥结迅速，若见口燥咽干之端，就要急下。传少阳也有咽痛，这是主要之点。

总之，三阴篇比较不好懂，原因有三：一是与书有关；二是习惯思维，如不认为少阴为表证等；三是从外感角度言，大都以太阳、少阳、阳明为多。而阴寒病的基础比较少见，但少见不等于没有，确实有。

辨厥阴病脉证并治

厥阴之为病，消渴，气上撞心，心中疼热，饥而不欲食，食则吐蛔，下之利不止。（326）

【胡老授课笔记】

厥阴病与少阴病一样，也属津血两虚的见证。津液虚则渴，甚则消渴；由于上虚，在下之寒乘其上虚而气往上撞，故"气上撞心"；人之阳气布于胸中，下寒上冲，上热不得下攻，故心中既感觉撞心之"疼"，又感觉"热"（不是发热）；厥阴属半表半里，病不在胃，故"饥"；但下寒上冲，遂饥而"不欲食"；寒迫蛔上入膈，而"食则吐蛔"；半表半里阴寒证不关乎胃肠，本不下利，但若把以上之虚热当成实热而误下，则陷入于里而"下利不止"。

仲景在每一篇均有个提纲证，提纲即概括一篇而言。半表半里之提纲大都不好做。前讲少阳病，其"口苦、咽干、目眩"，尚能够说半表半里体部之热，循腔间上攻，人感觉孔窍有热候。但仍很概括。如白虎汤证，又何不咽干？可见不全面。为什么？原因在半表半里的部位涉及面很广，易诱发多种脏器失常，故半表半里之病复杂多变。观柴胡证，且又说了许多或然见证，就是在于这种体部所影响的面很大，故半表半里证，要概括并言简意赅地把握住特征性见证，很难。不像表证、里证那样单纯。所以，半表半里，不论在阳或阴，都很不好立纲以循。这个提纲，厥阴病可能有此见证，但不是说凡是厥阴病就一定见此情形。

故六经辨证有六个类型，我们只能掌握四种基本类型。这个辨证，表里易知，如表证有阴阳之分，太阳与少阴，一是发热恶寒，一是无热畏寒；再就是

217

脉，脉微细但欲寐就是虚证，与太阳病很好鉴别；里证也是分阴阳两类，太阴与阳明很好辨别；除去表里，其余全是半表半里。而半表半里之型，只能作为意识，不能有什么具体的代表症状，临床怎么办呢？也好办。还是讲辨证。在表（体表）有阴阳之分，发热恶寒为太阳，无热恶寒为少阴，其他皆同。虽然治法上有攻发性的，如麻黄汤、葛根汤、大小青龙汤；有亢奋性的，如麻黄附子甘草汤、桂枝加附子汤，比较容易鉴别。里证也是，不外阴阳两类：或阳实于里，热盛于里。或阴寒所致，时腹痛、自利益甚，治疗用四逆辈。除去表里，一切疾患均属半表半里。半表半里呈阳性见证，为少阳病；反之，呈阴性，呈虚、寒者，为厥阴病。

观仲景此书，六经的顺序虽然与《内经》的顺序是一样的，但这里有辨证的意味。先讲太阳，后讲阳明，其余均是少阳。按理，四五日、五六日传少阳，六七日、七八日传阳明，当为太阳、少阳、阳明顺序，此不是这样安排。三阴也如此，表为阳，里为阴，这里讲阴证，先讲里（太阴），再讲表（少阴），除此均为厥阴。故研究此书，对少阳病、厥阴病之提纲证要活看，在辨证上并无妨碍。

"蛔"值得澄清。古人之身体，无蛔虫者很少，一般多生冷食物，食野菜为生活习惯，卫生较差，故蛔虫者甚多。仲景本意是以吐蛔来表明下寒上冲之病理，不要认为吐蛔就是厥阴病。但如果有蛔，处于厥阴病的病理，就可能要吐。注家对此附会作解，云"肝属木，木从风化而生蛔"，诸如此类，是靠不住的。

厥阴中风，脉微浮为欲愈，不浮为未愈。（327）

【胡老授课笔记】

阴性病一经转阳，为病欲愈。"脉微"为亡津液，虽脉微而见"浮"，乃病由阴出阳，病会好。反之为凶，胃气衰败，人要死亡。"厥阴中风"属概言。当然伤寒亦如此，古人认为是风寒两种病，从太阳病篇开始便设此两种病型，其他均了了言之。

厥阴病，欲解时，从丑至卯上。（328）

【胡老授课笔记】

此靠不住，据运气五行而来。属古人的一种看法，不必强信。

厥阴病，渴欲饮水者，少少与之愈。（329）

【胡老授课笔记】

厥阴病，虚则渴欲饮水自救，"少少与之"即能好。由此再看前之"消渴"更成问题，少少与饮便能解渴，可见不是消渴。即便有，也不是厥阴证的必见证，此条可证明。

厥阴病非常简单，以"厥阴病"冠首的，就以上四条为论厥阴病。

以"厥阴病"冠首的，就第 326～329 四条为论厥阴病。以下则是又一个名目，即"辨厥、利、呕、哕病形脉证并治第十"（太阳病上中下三篇，少阳至厥阴五篇，痉湿暍一篇，加此为十篇）。观其（第十）内容也是如此：始论厥，次论治利，再后论呕，最后是哕。可见此四种是杂病，附于厥阴病之后。为什么掺和一起？是王叔和搞的。此人不凡，对医道很有修养。他搜集仲景遗论，观察六经之病，唯厥阴病篇没有证治，且认为（第十）其后有些内容似论厥阴，尤其是乌梅丸，便判断此一定属厥阴病之续，但也不完全如此。不过又没有更合适的办法，故留于世上的就是这种编制。一为这个本子（统作为厥阴病篇），另一种就是《玉函经》，仍旧隔开，有此一章，态度公允，让后人研究讨论。但经宋代成无己注解《伤寒论》，便统作厥阴病，掺和在一起了，大家遂敷衍其说。故至今厥阴病没有一个标准的解释，被看成是时而为表、时而为里、时而为寒、时而为热之怪病，成了千古之谜。其实，真正的厥阴病就是第 326～329条四条，还是《玉函经》的对。

那么，值得研究的是，为什么仲景作书时，在厥阴病篇之末，附上一个杂

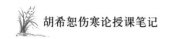

病呢？我们看，厥、利、呕、哕，全是与胃有关之证候。胃乃生之本也，胃气存则生，胃气绝则死，故治病必须照顾胃气。陈修园先生认为，仲景喜用甘药，甘以调之，旨在护胃气也。故仲景不惜千言万语为伤寒六经作总结，一定要重视胃，治病不能把胃气治没了。

所以，一是把与胃气有关的厥、利、呕、哕的见证提出来，要人们知道，用以说明胃气之缓急生死；二是还有一个用意，即六经不是专为伤寒而设，表里阴阳概括万病，凡病不超此六经范围，病的反应不是阳就是阴，没有不阳不阴之病，故治病就用治伤寒的法子治杂病于此。这就是正道医家。虽然讲的是伤寒，但在治疗上与杂病同属，所用之治方，无一不是从《伤寒论》中来（如柴胡、白虎一类）；三是皇甫谧讲："仲景论广汤液为数十卷，用之多验。"凡六经提纲，全是《汤液经》之旧，名目属照例文章，厥阴亦如此。仲景于此补原来之厥阴病的不足（治法），故继六经之后，有此杂病一篇。

用意我认为有这样三种。这是个人看法，之前的注家未有此说。

诸四逆厥者，不可下之，虚家亦然。（330）

【胡老授课笔记】

不论哪一种，凡属四肢厥冷者，均是虚多而实少，治不可下。此以"虚家"作陪，即我说厥者不可下，就如同虚家不可下一样，原则上不可以用泻药。

伤寒，先厥后发热而利者，必自止，见厥复利。（331）

【胡老授课笔记】

"伤寒"指太阳伤寒，"厥"乃谷气不达于四末。脾主四肢，脾为胃行津液，谓之谷气，也称精气。若胃气虚，不能布谷气，津液不达于四末，则厥；厥在这里为胃虚，故下利；"后发热"为胃气恢复，故"利者必自止"。

此条言厥利与热往复，故我认为，此厥利与热往复的说法，颇似半表半里证。前少阳病有"正邪交争，往来寒热"。此条也是，邪与正争，胃气强发热，故利必自止；邪胜胃气衰，故厥而下利；即时而厥利，时而发热，此为厥阴。虽专论厥，但是讲厥阴病理。因此属阴性，故不像"往来寒热"之变化迅速，正邪交争（即症状交替）的时间可能长些。

伤寒，始发热六日，厥反九日而利。凡厥利者，当不能食，今反能食者，恐为除中。食以索饼，不发热者，知胃气尚在，必愈，恐暴热来出而复去也。后日脉之，其热续在者，期之旦日夜半愈。所以然者，本发热六日，厥反九日，复发热三日，并前六日，亦为九日，与厥相应，故期之旦日夜半愈。后三日脉之，而脉数，其热不罢者，此为热气有余，必发痈脓也。（332）

【胡老授课笔记】

伤寒开始发热六日，厥反而六日过又加上三天（九日），一般出现厥就要下利，发热时下利消失。此却热与厥不相应，发热六天，厥却持续到九天，此乃阳退阴进，正不胜邪也。"凡厥利者"，乃阴寒虚衰的一种证候，属胃虚之甚，故"当不能食"。厥利的进退，反应出阴阳进退的生死之机，终归到胃气，此已经点出。"除中"即胃气已败，"中"指胃气。试验的方法是"食以索饼"，"索"者，一云索同"素"，即平常吃的家常饼。又云索，即索然无味义，指没有馅儿的饼。食此，若不发热者，知胃气尚在。若骤然间暴热，必"除中"。此专为厥利期间能食者，提供一种预后之法。"后三日脉之"，指九日以后的三天（即十、十一、十二日）脉之，又发热三天者，乃阳复征兆。"旦日"即平旦。假如"后三日脉之而脉数"，也未见厥，又未见好，而是热太过也。属热久不愈，正如《金匮要略·水气病脉证治》所言"发热不止者，必生恶疮"。此条主要意思是，厥与热为邪正交争的一种情况，若厥热日数相应，为病愈之时；若热过不止，则有痈脓之变；若厥利不止，反能食者，则关乎生死之机。"除中"不一定全是病本身进展造成，也有人为的，宗旨还是胃气。

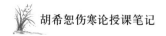

伤寒脉迟六七日，而反与黄芩汤彻其热。脉迟为寒，今与黄芩汤，复除其热，腹中应冷，当不能食，今反能食，此名除中，必死。（333）

【胡老授课笔记】

此"伤寒脉迟六七日"句，可参考前第225条："脉浮而迟，表热里寒，下利清谷者，四逆汤主之。"虽然太阳伤寒是表证，脉浮，但也见脉迟（里有寒）。"六七日"为传里之期，不能到病进入太阴之腹痛、下利后再补救，虽然有表证，亦急当舍表救里，用四逆汤。今"反与黄芩汤彻其热"，为医之过也。里本有寒，腹中应冷，今又彻其热，必不能食。"今反能食"，一定是胃败之象。此段正是讲与胃有关的一种杂病，而为六经总则的一个最大眼目。即治病不能把胃气治没了，否则必死。

此病本不算什么难治，全属医之过也。病不过是"脉浮而迟"、表热里寒而已，急当救里（胃气），此却彻其热，纯属倒行逆施。在厥利条里，仲景就特别告诉人们要重视胃气，此段又针对此问题而讲治疗。故我认为，这些文字是仲景为六经做总结。

伤寒先厥后发热，下利必自止，而反汗出，咽中痛者，其喉为痹。发热无汗，而利必自止，若不止，必便脓血，便脓血者，其喉不痹。（334）

【胡老授课笔记】

此条承第331条而言。"先厥后发热"乃阳进阴退，故"下利必自止"。下面分两段说：一是下利必自止，若无他症，属欲愈。今"反汗出，咽中痛者"，乃热有余，热亢于上。人本虚，又有热，津虚内热，则"其喉为痹"（咽中痛，古人叫喉痹）；再一若不是反汗出，而是发热无汗，其前之下利也一定止。若热有余而不止，"必便脓血"，热迫于下（此已变成阳证），热下迫而不上炎，故咽不痛，"其喉不痹"。

此均是就病的现状而预后，即病是先厥而下利，后发热而利止。若热有余者，也是病不愈之象。热有余也分两种：亢于上者，"其喉为痹"；迫于下者，"必便脓血"。当然，下利也不会止（热有余，属热性下利）。这是热有余的两种预后。这些条文皆论半表半里之厥热往复的厥阴病。若由阴出阳，为好现象。虽然热有余也不要紧，那就不属于厥阴了。

伤寒一二日至四五日，厥者必发热，前热者后必厥，厥深者热亦深，厥微者热亦微。厥应下之，而反发汗者，必口伤烂赤。（335）

【胡老授课笔记】

仲景所论述的是诸厥，不只是厥阴之厥。此条讲厥之热者，即热厥。开始一二日即太阳伤寒的情况，到了四五日，"厥者必发热"，在厥以前一定发热，一个"必"字，说明一二日之时即有发热，且热厥特征是"前热者后必厥"，因前有发热，故后才有厥逆。据现在厥的程度可知此前热的程度，"厥深者热亦深，厥微者热亦微"，如白虎汤证有四肢厥冷的，我们讲过，津液不达于四末则厥冷，此热厥者又属何理？热耗伤津气不达于四末，且热壅于里，阻碍气血反伏于内也。此种厥表明一种内伏的实热，属实证，当下之。若"反发汗"丧失津液，一定要"口伤烂赤"。

此段不是论厥阴病，而是讲诸厥，有一种热厥也不可不知。太阳伤寒一开始高热，亦致厥，烧得厉害厥就深，反之厥就微。总之是里热，即或解表也当辛凉解表（治温病之法），丧失体液更助热，起码一定是口伤烂赤。此是"反发汗"误攻其表，若是用四逆汤温里，则后果更严重。

伤寒病，厥五日，热亦五日，设六日当复厥，不厥者自愈。厥终不过五日，以热五日，故知自愈。（336）

【胡老授课笔记】

此条是总结前面，仍是讲厥热往复，来推断预后。但语义含蓄。若热有余，又当别论。

凡厥者，阴阳气不相顺接，便为厥。厥者，手足逆冷者是也。
（337）

【胡老授课笔记】

"阴阳气"指何？据我们现在看来，是指静脉动脉之血。古人也是持此看法，认为血管即六经都集中于手足，手六经、足六经，有阴有阳，所言阳经脉，大概就是指动脉，阴经脉是指静脉。动脉末梢往往被静脉末梢吸收在指和趾尖端处，若血液供给不到，则二者衔接不上，故厥。这就叫"阴阳气不相顺接"。"逆冷"者，由外往里而冷，即自指趾端向上逆冷，甚者过腕踝至肘膝。

至此，厥的问题仲景大致涉及五种情况：有厥利与热往复；热厥；只厥热往复，无下利；厥热往复，阳进阴退者生，反之死；热太过，亦生他变。故我认为，厥利往复，指的是厥阴病。

伤寒脉微而厥，至七八日肤冷，其人躁无暂安时者，此为脏厥，非蛔厥也。蛔厥者，其人当吐蛔。令病者静，而复时烦者，此为脏寒。蛔上入其膈，故烦，须臾复止，得食而呕，又烦者，蛔闻食臭出，其人常自吐蛔。蛔厥者，乌梅丸主之。又主久利。（338）

乌梅丸方

乌梅三百枚　细辛六两　干姜十两　黄连十六两　当归四两　附子六两，
炮，去皮　蜀椒四两，出汗　桂枝六两，去皮　人参六两　黄柏六两

上十味，异捣筛，合治之，以苦酒渍乌梅一宿，去核，蒸之五斗米下，饭熟，捣成泥，和药令相得，内臼中，与蜜杵二千下，丸如梧桐子大，先食饮服十丸，日三服，稍加至二十丸。禁生冷、滑物、臭食等。

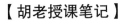

【胡老授课笔记】

以下讲厥的证治。"伤寒脉微而厥"，脉微属虚，"微而厥"乃虚极也，不但四肢厥，且营卫皆虚，故"肤冷"。躁者乱也，且"无暂安时"，此正气已不能胜邪，预后为凶。"脏厥"即脏器虚败之厥，言外这是死证。具体指脾胃气败，这与蛔厥不同，蛔厥是厥阴病，我们讲的是蛔厥，蛔厥不但吐蛔，且"令病者静"，没有"躁无暂安时"那种情况，仅为"复时烦者"，这只是"脏寒"（胃有寒）而已，寒往上攻罢了，即前所说"气上撞心"。寒上攻，迫使蛔"上入其膈"，故此烦乃蛔动所致。蛔避寒就温而"须臾复止"，"得食而呕，又烦者"，证明蛔厥的情况。因蛔上入膈，闻食而出，上窜，故人"得食而呕"，"常自吐蛔"。乌梅丸不仅治疗蛔厥，且主治虚寒之久利。

此段很好，颇似讲厥阴病。但厥阴病"提纲"消渴一类全没有，与提纲合不上。故仲景在"厥"这一阶段，与这个厥阴病很有必要把它提出来，且立出具体证治，专治蛔厥。

乌梅丸方析：此方很好。既用附子、蜀椒、干姜、细辛诸大温大热之药，温中散寒；又用黄连、黄柏除烦治利，此二药苦寒而燥，可治下利。此病主要是津虚血虚，不健胃不行，故加人参，补血加当归，补益气血以健胃为中心。妙在用大量乌梅，酸主收敛，酸能清润止渴。所以这个厥阴病，虚是要渴的，但不是治消渴。同时，酸敛可制约诸温热药之辛散，尤其阴虚，不宜过散，发汗更不可。且与芩、连同用，更能治下利。故以乌梅为君药，有几方面作用。炼蜜为丸，自寓安中补虚之义。此方治久利，可用于临床，还是用丸剂。当然，四肢厥冷、吐蛔者亦可用。

此篇越讲后边越清楚，其与厥阴病无关。前面是有些关系的，但也不尽是厥阴病。是阴病无热证，热者不会为阴。此书也讲到这点，故热厥绝不是讲的厥阴，唯独此证治（乌梅丸）合乎厥阴。举这样的一种"厥"反应此治方，故用意很深远。

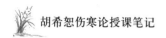

伤寒热少厥微，指头寒，嘿嘿不欲食，烦躁，数日小便利，色白者，此热除也。欲得食，其病为愈。若厥而呕，胸胁烦满者，其后必便血。（339）

【胡老授课笔记】

关于厥证之论，段落共计28节。此条言热厥。厥者，手足逆冷是也。有寒热之属，热深者厥亦深，"热少"当然是"厥微"，厥微，故仅为"指头寒"。前太阳病篇讲"阳微结"条，有"手足冷"，即微厥义，属柴胡证，里有热，热上亢，亦常见厥的发生。"嘿嘿不欲食"正属少阳柴胡证，此"烦躁"，阳郁也，属少阳证。此微厥仅为手指头寒，同时见少阳证，经过数日，见"小便利，色白者"，知道"此热除也"。热除，厥自然也无。前讲柴胡证，"邪高痛下，故使呕也"，乃热郁于半表半里时，不想吃东西。此是热除，"欲得食"，当然"其病为愈"，微厥一定好。

此均属论厥，就厥之寒热虚实而反复申论。假设由指头寒真正变成四肢厥冷，见"厥而呕"，不仅是嘿嘿不欲饮食，且胸胁烦满者，为病进。柴胡证很明显，为柴胡剂主治。若不治，热进一步加深，必热入胃肠而"便血"，属热伤阴分，热有余也。临床上，柴胡证常见手足冷，正是热微厥微之象。

病者手足厥冷，言我不结胸，小腹满，按之痛者，此冷结在膀胱关元也。（340）

【胡老授课笔记】

上条言热厥，热轻厥亦微。此条言沉寒客冷，及于下焦者，也可致厥（寒厥），故病一开始便"手足厥冷"；在上无病，故"言我不结胸"；病在下，"小腹"脐以下也，意为脐以上并不满痛。此"小腹满，按之痛者"，乃积冷结于膀胱关元穴部位，注意不是结于膀胱之里。盖寒就下，热炎上，物性使然，人亦如此。结胸者，性热，故部位在上；此性寒，沉寒也，故小腹满。此不言治法，其实治在其中，属寒疝一类之治。即《金匮要略》附子粳米汤、大建中汤、大乌头煎等，均治在下之沉寒客冷。此概言之，指厥有下寒积冷者。

伤寒发热四日，厥反三日，复热四日，厥少热多者，其病当愈。四日至七日，热不除者，必便脓血。（341）

【胡老授课笔记】

前第 331 条："伤寒，先厥后发热而利者，必自止，见厥复利。"讲厥利和热交替往复。此是言厥热往复，与彼大同小异。由厥热往复可看病的进退之机（下二节均属此意）。此是发热日多，厥日少，乃阳进阴退，故"病当愈"。但如若热不断，太过则伤阴，热伤营血，故"必便脓血"。

伤寒厥四日，热反三日，复厥五日，其病为进。寒多热少，阳气退，故为进也。（342）

【胡老授课笔记】

此与上条相反。厥多热少，阴进阳退。若性属虚寒，为病进。即寒逐渐多，热逐渐少，乃阳退阴进，病在深入。此指寒厥，临床要细细观察，不可一见其厥便治，要分析比较其性属寒属热。

伤寒六七日，脉微，手足厥冷，烦躁，灸厥阴，厥不还者，死。（343）

【胡老授课笔记】

此讲厥有生死之机。前第 338 条提到"脏厥"，未给出如何治疗，此条即是。脏厥者，脏器衰败而发生厥冷。彼言"至七八日肤冷"，此是"伤寒六七日"，此六七日只是"脉微，手足厥冷"，尚未再进。彼是"至七八日"见肤冷，乃营卫已绝于外。这说明，脏厥初起发作时，有可治的机会。就是说，尚未到"肤冷，其人躁无暂安时"的不可救程度。此还见"烦"，可见有救。言"灸厥阴"可知，脏厥属厥阴病，此指肝脏。

我们讲半表半里之病，为诸脏腑所在之地，上有心肺，胁下两侧有肝脾，心口以下有胃肠，再往下是膀胱肾等，大概均在胸腹腔间。故凡胸腹腔间所反应出的脏器病症，大都不是少阳病就是厥阴病。我们所讲的"里"，是指胃肠之里。有一种病邪的反应是里证。若胃本身有问题，如果属于机能方面，也有时为少阳病，有时为厥阴病。这一点要注意。故此脏厥不一定就是指肝脏。但此种半表半里之证候而陷入阴证这种厥冷，则肯定是厥阴病。此"灸厥阴"，注家均认为是太冲穴。灸的作用是通其经脉，故当厥还。若"厥不还者，死"，足见脏厥很危险。当然，单纯的厥冷不尽是死证。若在脉微欲绝而手足厥冷，且烦躁甚者，切不可延误。灸厥阴的同时，亦可服通脉四逆一类。

伤寒发热，下利厥逆，躁不得卧者，死。（344）

【胡老授课笔记】

对虚寒证而言，只躁而不烦，最不是好现象。"伤寒发热"，邪盛也；"下利厥逆"，正虚，胃气甚虚也；倘若"躁不得卧"，胃气败也。

可见，外有表证，同时又里有阴寒证，应"急当救里"，用四逆汤，切不可延误。

伤寒发热，下利至甚，厥不止者，死。（345）

【胡老授课笔记】

"下利至甚"应急当救里，不管其外有无表证。且"厥不止者"，表明此下利有下脱之象，故死。可见当医生的要学会判断预后。此二条中心就是讲这个问题。胃气败，人必死。主要还是看胃气。

伤寒六七日，不利，便发热而利，其人汗出不止者，死。有阴无阳故也。（346）

【胡老授课笔记】

太阳伤寒，六七日以前，本来"不利"，至六七日之候，"便发热而利"乃正不胜邪，"发热"者邪也，"利"者正不守而下脱也。说明六七日前没有发生下利，是正邪在交争。此也是胃气败。下利伤人津液，出汗更伤津液，此即下利又汗出不止，乃虚脱之象。什么虚脱？精气也。此条可参《素问·评热病论篇》讲"病名阴阳交"那段，此即同理。

若汗出邪退，本不当发热（精气胜也）；反之，自汗出热不见退，乃邪胜也。其汗出是精气往外流溢，此"有阴无阳故也"。何谓"有阴无阳"？此"阴"指邪气，"阳"指正气（津液），即有邪气无正气，故死。这个"阳"，注家一般解释为"热"，错了！其他如"无阳""阳气重"等，均指津液。再者，人大汗出不止，哪能没有热？一定高热。故此"阳"不是指热，是指津气。津液怎么会亡失？胃气败也。

伤寒五六日，不结胸，腹濡，脉虚复厥者，不可下，此亡血，下之死。（347）

【胡老授课笔记】

"伤寒五六日"，为去表传半表半里（或里）的时间；"不结胸，腹濡，脉虚"，可见一点实象没有。故此"复厥者"肯定是虚。什么虚？津血虚，故曰"此亡血"。所以此"厥"乃胃虚谷气不布之厥，属虚寒之厥，万不可用下法。若"下之"利不止必死。同时也告诉医生，虚者诊治，不但要切脉，也要旁及部位有无满痛，胸满不满，心下按之疼不疼，按按腹部。均独虚无实，此厥肯定是血少不达四末也。既不可下，也不可发汗。尤其是下，最易败胃，非死不可。故厥、利、呕、哕之论述，处处着眼于胃，即如我们在本篇开始所讲，此为总结三阳三阴篇，拿出与胃有关系的这四种证，反复讨论，十分精彩！

发热而厥，七日下利者，为难治。（348）

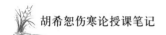

【胡老授课笔记】

"七日下利",言外七日以前并不下利。病由浅入深也。本"发热而厥",至七日下利乃虚脱之象,虽未言死,但就病的进展而言,乃凶多吉少之兆,要注意了。故曰"为难治"。此条前当有"伤寒"二字。"七日"约传里(阳明)之期。此因里太虚,故见下利,虚者胃虚也,胃气愈来愈败,伤寒发热始终不去,说明正气败而邪独留,若其人再不能食,必死。此曰"难治"属伏笔,让人们考虑,揣摩其中的分量。

伤寒脉促,手足厥逆,可灸之。(349)

【胡老授课笔记】

此条"脉促",即寸脉浮关以下沉之脉。仲景脉法,有以浮沉候表里,有以寸尺候表里。浮见于寸,说明表未解。促者为里虚,前讲结胸证,寸浮关以下沉,就是热在上。寸以下为何不见浮脉?说明下虚。因中间有所格,故关以下沉。此是在表,在表且里虚,故关以下沉。若再现"手足厥逆",知胃虚甚重,故当舍表救里,"可灸之",或四逆汤之类。

促脉不是数中一止,数中一止属热极之象。此手足厥,用"灸之",可见是寒厥,不是热厥。故"促"脉,促者迫也,急迫谓之"促",脉迫于上而见"寸",迫于外而见"浮",浮在寸口,故曰"促"。王叔和认为"数中一止",一止就叫结,不能叫促。前葛根汤条有"脉促者,表未解也"可证。此条大意是:虽然脉促(表未解),但手足厥逆,乃里有虚寒,故治当舍表救里。此"灸之"就是治里。凡是表热证,没有用灸的。

伤寒脉滑而厥者,里有热,白虎汤主之。(350)

【胡老授课笔记】

此条与第335条"厥深者热亦深,厥微者热亦微"义同。若太阳伤寒"脉滑而厥",肯定是"里有热",厥深热深也。因阳明热结于里尚未成实,故用白虎汤，热去则厥回。

手足厥寒，脉细欲绝者，当归四逆汤主之。（351）

当归四逆汤方

当归三两　桂枝三两，去皮　芍药三两　细辛三两　甘草二两，炙　通草二两　大枣二十五枚，擘，一法十二枚

上七味，以水八升，煮取三升，去滓。温服一升，日三服。

【胡老授课笔记】

此节肯定是厥阴病。"脉细欲绝者"，血少也；血少而"手足厥寒"，故用当归四逆汤。此不言"厥冷"而言"厥寒"，有考虑之必要。

当归四逆汤方析：此方以桂枝汤为基本方，加当归、通草，细辛代替生姜。桂枝汤治外寒。此条病机，有的解释是由于血虚血少，寒邪客于内。此说虽较牵强，但能吻合此方作用。此方治疗冻疮一类很好使。此"厥"主要因血少，故此方主要作用是补血液，调营卫。古之通草即今之木通，可通血脉。方有当归补血，木通通脉，细辛大温，通利关节而祛寒，故替代生姜。此方内补血气，外和营卫。后世据此套出许多治寒疝一类疾病的方剂。

若其人内有久寒者，宜当归四逆加吴茱萸生姜汤。（352）

当归四逆加吴茱萸生姜汤方

当归三两　芍药三两　甘草二两，炙　通草二两　桂枝三两，去皮　细辛三两　生姜半斤，切　吴茱萸二升　大枣二十五枚，擘

上九味，以水六升，清酒六升和，煮取五升，去滓。温分五服。一方，水酒各四升。

【胡老授课笔记】

此条承上而来，若有以上之情形（指当归四逆汤证），内寒更有久寒，此"久寒"指的是平素胃寒，有呕吐或腹痛，故加吴茱萸、生姜。此方加小茴香治

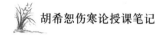

疗寒疝甚好。

大汗出，热不去，内拘急，四肢疼，又下利厥逆而恶寒者，四逆汤主之。（353）

【胡老授课笔记】

此条"大汗出"是使用发汗法所致，不是本身汗出不止。若本身大汗出当为死证。前第346条有："伤寒六七日，不利，便发热而利，其人汗出不止者，死。有阴无阳故也。"此发汗见"大汗出"虽然大汗出而"热不去"，乃精却邪胜也；汗出津伤，筋脉失养，故"内拘急"，此"内"指腹内，腹内组织枯燥，呈抽的现象；此"四肢疼"属阴寒，不是表证，乃虚寒太甚，不通则痛也；同时又有"下利厥逆而恶寒"，既汗出又下利，津液大失也；故只能"四逆汤主之"。

此节各家注释甚乱，津液如此虚竭，而用大温大热之四逆汤，此就是治胃，恢复一分胃气就能维持一分生机。津液生于胃，胃气不复，津液不会恢复。故此时若用甘寒或咸寒之品，哪怕是一点，一用即死。真属临到胃败的边缘，此时之津血虚，非救胃不可，寒凉药一点动不得。此腹内拘急，四肢厥，乃津液虚竭至极，此决不可因为津液虚而滋阴补液，一滋阴就死。临床尤当小心。若属机能衰竭之津虚，万不可用麦冬、生地黄一类，一定要用附子。观通脉四逆汤，是四逆汤加重附子、干姜用量。注意不用人参，人参微寒，故独参汤不宜。但若真正有热者兼津液虚，即虚热者，用六味地黄尤好。无热且一片虚寒之津液虚者，万不可用。

大汗，若大下利，而厥冷者，四逆汤主之。（354）

【胡老授课笔记】

"大汗""大下利"，乃津液欲脱也，故一定"厥冷"。唯用四逆汤，别无良法。后世滋阴一说，赵养葵首开其端，张景岳促其大成，固然有道理，但需真

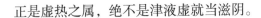

正是虚热之属，绝不是津液虚就当滋阴。

病人手足厥冷，脉乍紧者，邪结在胸中，心下满而烦，饥不能食者，病在胸中，当须吐之，宜瓜蒂散。（355）

【胡老授课笔记】

"手足厥冷"有寒热虚实之分。此属胸中实所致。"脉乍紧者"，紧为实脉。如有宿食，脉沉紧；表实，脉浮紧。此实在何处？曰"邪结在胸中"。此气上冲，故见"心下满而烦"，此烦属烦逆，前讲瓜蒂散证，有"气上冲咽喉不得息者"；此病本不虚寒，故"饥"；但由于气上冲，一吃就吐，故"不能食"。可见，疾病的反应是顺应机体的机制。

里证亦然，就是利用消化道，或吐，或泻下而出。此是欲吐而不能吐，邪气满于胸中（脉紧），故顺其势而吐之，宜瓜蒂散。前有病欲呕者，不可下，下之则死。此条不像第166条瓜蒂散证所言之详，仅云"心下满而烦"句，此句包括很多问题，"心下满"是从下往上来，腹并不满；邪贯于胸中，故烦。属烦逆之烦，即欲吐不能之烦，不是烦热之烦。故瓜蒂散证也可治四肢厥冷。可见此条是泛论厥，不只是论厥阴病。厥阴病怎么可以有瓜蒂散、白虎汤、通脉四逆汤证？果如此，厥阴病便不能掌握。可见此条不是。

伤寒厥而心下悸者，宜先治水，当服茯苓甘草汤，却治其厥。不尔，水渍入胃，必作利也。（356）

【胡老授课笔记】

此条厥见于"心下悸"，水之候也。《金匮要略·痰饮咳嗽病脉证并治》："夫病人饮水多，必暴喘满。凡食少饮多，水停心下，甚者则悸，微者短气。"故此"厥而心下悸"，肯定胃有停水，所以"宜先治水"，用茯苓甘草汤。此方以桂枝甘草汤为基础，桂枝治气上冲，有水加茯苓，水在胃加生姜以健胃。当然，此条亦有呕逆证，但未明说，只说主要症状。据方剂分析当有呕（气上冲、

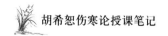

欲呕、心下悸）。"心下悸者"，一个"者"即指心下悸一类的厥。"却"即然后，其实治水就所以治厥。否则，"水渍入胃"即水老是泡在胃中，"必作利也"，既厥又利，则病严重了。

伤寒六七日，大下后，寸脉沉而迟，手足厥逆，下部脉不至，喉咽不利，唾脓血，泄利不止者，为难治，麻黄升麻汤主之。（357）

麻黄升麻汤方

麻黄二两半，去节　升麻一两一分　当归一两一分　知母十八铢　黄芩十八铢　葳蕤（一作菖蒲）十八铢　芍药六铢　天门冬六铢，去心　桂枝六铢，去皮　茯苓六铢　甘草六铢，炙　石膏六铢，碎，绵裹　白术六铢　干姜六铢

上十四味，以水一斗，先煮麻黄一两沸，去上沫，内诸药，煮取三升，去滓。分温三服，相去如炊三斗米顷，令尽，汗出愈。

【胡老授课笔记】

此段成问题。"伤寒六七日"为传里之期，"寸"指寸部，"沉"为在里，"迟"为有寒。"手足厥逆"，乃大下后胃虚、津液虚；"下部"指尺脉，"脉不至"即无脉，说明下虚尤甚。"喉咽"应为"咽喉"，"咽喉不立"属咳逆上气；"唾脓血"与咽喉不立并见，肯定为肺痈。《金匮要略·肺痿肺痈咳嗽上气病脉证治》："肺痿之病，从何得之？师曰：或从汗出，或从呕吐，或从消渴，小便利数，或从便难，又被快药下利，重亡津液，故得之。"又曰："若口中辟辟燥，咳即胸中隐隐痛，脉反滑数，此为肺痈，咳唾脓血。"说明亡津液，热陷于肺，非仿其人而吐脓血不可。此条言"大下后"，就脉上来看是津虚，甚至"下部脉不至"，下又虚。然热已陷入肺，而为唾脓血之肺痈证，同时又"泄利不止者"（"下部脉不至"应之），乃肠胃虚甚也。此病寒热错杂，用"麻黄升麻汤主之"。

个人认为，此不像仲景之言。既云"为难治"，可以"与"麻黄升麻汤，不能又说"主之"。就方剂言，此又以麻黄为主（二两半），发汗。然而此病绝不可发汗，《金匮要略》有明言：渴而下利，不可发汗。下利若有表证，用葛根

汤。无表证，哪有发汗之理？此条"脉沉而迟"，无表证，同时"手足厥冷"，虚甚也。尤其"泄利不止"，虚甚如此状态，怎可再发汗？故我认为可能有误。且方中石膏用六铢，二十四铢为一两（合今之三钱），且"分温三服"，即每服一钱。此石膏六铢不到一钱，怎可为用？但麻黄却用二两半！配伍很特殊。如此这般厥逆，即便属寒热并见、阴阳错杂证，也无再发汗之理。

故我对这段，本着负责任的慎重态度，持阙疑待考。此病无论脉证均无发汗必要，且方以发汗为主，不可思议。至此，厥阴的问题讲完。

伤寒四五日，腹中痛，若转气下趋少腹者，此欲自利也。（358）

【胡老授课笔记】

以下均论下利。"腹中痛"乃里有寒也，寒加上水刺激肠黏膜则痛；不但痛，"若转气下趋少腹者"，乃下利征兆。故曰"此欲自利也"。为何曰"伤寒四五日"？是指少阴病。太阳病篇没有"伤寒四五日"传里而为下利。此指少阴病（二三日无里证），属少阴伤寒，在二三日时发汗（因无里证），至四五日传里，并发为太阴，呈此情形。此是言虚寒下利。从病传言，少阴与太阳一样，或先传半表半里再传里，或越过半表半里直接传里。太阳传里多传阳明，少阴二三日纯在表，四五日欲传里，见阴寒下利。

伤寒本自寒下，医复吐下之，寒格，更逆吐下，若食入口即吐，干姜黄芩黄连人参汤主之。（359）

干姜黄芩黄连人参汤方

干姜　黄芩　黄连　人参各三两

上四味，以水六升，煮取二升，去滓。分温再服。

【胡老授课笔记】

此条注家们均认为有错简，的确不好解释。"伤寒本自寒下"，由这句话就可以解释，"医复吐下之"以后，有个"寒格，更逆吐下"，何谓"寒格"？即

235

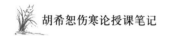

寒格于心下，或云寒格于中而热在上。胃虚有寒而胸中烦热，因胃虚有水寒之邪，故"更逆吐下"，吐后人要"内烦"。下法更不行，下后胃虚，寒更往上攻，故程度不仅是"寒格"，更见"食入口即吐"。从方剂看，此方肯定治下利。

干姜黄芩黄连人参汤方析：用干姜之温，人参之补，温补中气而治呕；芩、连去上焦烦热而治下利（起收敛作用治滑肠），临床对此也有个认识，叫"苦以坚肠胃"。"苦"即指芩、连、柏三味，属苦味消炎收敛品，尤其对大肠更是如此，可止利。不是苦药都能坚肠胃，栀子就不是。据此方，我们可以这样理解：它是胸中烦热，心下痞硬（据加人参可知），此痞硬是虚非实，胃虚，客邪乘虚入胃，故见心下痞硬。人参可健胃，治胃虚。然仅限于胃虚到心下痞硬见证者可用，如桂枝人参汤即是，是虚就用。此方主治上热下寒，呕吐下利，尤以心下痞硬为主者。黄连三两（半夏泻心汤黄连一两），可见在上热烦之甚。此条未明言"下利"，但从方义中悟出。

下利，有微热而渴，脉弱者，今自愈。（360）

【胡老授课笔记】

下利不渴者，有寒，属太阴。此"下利，有微热而渴"，有热。于下利中之渴与不渴，辨有寒热之分。"有微热"说明热而不甚，且"脉弱"乃热邪已衰，热去则利止，故"自愈"。此条指热利言，热利见脉实为凶。若不是热利，脉越弱越坏。当搞清。

下利，脉数，有微热汗出，今自愈。设复紧，为未解。（361）

【胡老授课笔记】

"下利脉数"为热利，汗出解热，"有微热汗出"乃热从表解，故"今自愈"。散热解表，脉数不当见"微热"，所以见"微"，就在于一汗出有从表解之势。若下利脉数而"复紧"，紧为实，邪实，此"为未解"。没见过"有微热汗出"而脉紧的。"设"字当是承"下利脉数"接来。厥利呕哕全是与胃肠有关系的病，不是厥阴病。

下利，手足厥冷，无脉者，灸之不温，若脉不还，反微喘者，死。少阴负趺阳者，为顺也。（362）

【胡老授课笔记】

"下利，手足厥冷"，乃胃虚谷气不布。胃虚、津液虚，达到一个相当程度，则"无脉"。津虚血必亦虚，血虚不足以奉心，则心衰。"手足厥冷"在这里反应出胃虚，心气也虚。治当"灸之"（灸厥阴），若"灸之不温"且"脉不还"，此乃胃气已败，津不能复也。"反微喘者"，气脱于上也，故死。此段是说阴寒下利的死证。

再下另属一句（或为注文）："少阴负趺阳者为顺。"少阴脉即太溪脉，候肾；趺阳脉即冲阳脉，候脾胃。若少阴胜趺阳，即水来侮土（五行语），土本克水，今土不能制水反被水侮，为逆。反之，少阴负趺阳者，即水被土制约（土克水），则为顺。此属阴阳五行家言，大概不足增信。

下利，寸脉反浮数，尺中自涩者，必清脓血。（363）

【胡老授课笔记】

"下利"在里，脉应之为沉。今"寸脉反浮数"，知此属热利，不是虚寒。"尺中自涩者"，尺以候里，在里血虚故涩也。可见此下利属热伤血脉（伤阴分），一定"必清脓血"，"清"即"圊"，厕也，作动词讲，即"下"义。由于伤血，故脉应之见"涩"；由于热，故脉应之"浮数"，浮也主热。脉浮在这里不是主表，阳明病篇即是主热。

下利清谷，不可攻表，汗出必胀满。（364）

【胡老授课笔记】

"下利清谷"属虚寒，胃虚，无腐熟水谷之力，故完谷不化。里虚寒如此，

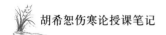

虽有表证"不可攻表",攻之汗出,更虚其胸膈之气(胃气)。盖津液源于水谷化生于胃,夺津甚必损胃气。此"胀满"属于虚胀虚满,必胀满不能食可知。此与太阴病"腹满而吐,食不下,自利益甚……"同义。临床对此较容易诊断,虚胀喜按,且无抵抗。《金匮要略》云:"按之痛者为实,不痛者为虚。"且虚胀者不能食。里虚有寒兼表证者,治当舍表救里,是为定法。若表里俱热(指阳明之里),当先解表,而后攻里。

下利,脉沉弦者,下重也;脉大者,为未止;脉微弱数者,为欲自止,虽发热,不死。(365)

【胡老授课笔记】

"脉沉弦者",弦类似紧脉,邪实之象。弦脉也主急痛,如小建中汤之"阳脉涩阴脉弦,法当腹中急痛",就是拘急痛;"下重"即里急后重;"脉大"为邪盛,与前第360条相反:"下利,有微热而渴,脉弱者,今自愈。"此条脉大,热邪正盛。故下利"为未止";"脉微弱数"为热邪衰,虽还"数",但属暂时之热,因已见微弱,知热邪很快就会离开,故曰"虽发热,不死"。要注意:痢疾怕发热,奇恒痢就有呕吐不止者死,发热不已者死,腹痛不止者死。与一般热利不同。热利脉大,再发热不退者,十分危险。此又言热利,意在言外含脉大实者必死。

下利,脉沉而迟,其人面少赤,身有微热,下利清谷者,必郁冒汗出而解,病人必微厥。所以然者,其面戴阳,下虚故也。(366)

【胡老授课笔记】

此条甚好。"下利,脉沉而迟"属虚寒。然"其人面少赤,身有微热",面少赤即其面戴阳,不得小汗出之象。虽然下利清谷,里虚寒较甚,但由"面少赤"可知,病有欲从表解之机,属阴病见阳,故其病一定会自愈。怎样自愈?曰:"必郁冒汗出而解。"郁冒即昏冒,类似今之休克。"病人必微厥",患者一时手足均凉，然病马上就好。

为何要瞑眩？答曰："其面戴阳，下虚故也。"其面戴阳是言病欲从汗解。凡属虚证，无论自愈或治愈，若药物中病，或自解前，均要发生瞑眩，大概久病体虚者，欲愈前都要发生此情状，当大夫的要知道。而瞑眩的前提条件就是"下虚故也"。其他如柴胡汤、生姜泻心汤，均可发生瞑眩，要先告诉病家，以免惊慌。

此段并非治疗的原因，而是自愈的反应。属阴寒下利，脉是"沉而迟"。若是兼见四肢厥逆、脉微欲绝者，不好。因此属里真寒，外假热（虚阳外浮），必用通脉四逆汤不可，不会自愈的。此条仅是沉而迟，无四肢厥冷等，说明胃气尚好。故"面少赤，身微热"属阳回的反应。为何自汗出而愈？其面戴阳可知也。又为何自愈前要郁冒？手足"必微厥"？乃"下虚故也"。

下利，脉数而渴者，今自愈。设不差，必清脓血，以有热故也。（367）

【胡老授课笔记】

此条最常见。人饮食无节制，胃肠积滞，里有热。其热往往通过下利而解。此"下利，脉数而渴"，为热性腹泻。由下利可将热邪随利而出，故曰"今自愈"。假如不自愈，热甚则"必清脓血"，热积于肠，内里诱发炎症，故见脓血。在"腐秽当去"的意义上说，热性腹泻往往是好事，机体有个祛邪外出的可能，医者当识。

此书没有临床体验的人讲不好，如此条就是。何谓"下利，脉数而渴者，今自愈"？故陈修园老先生讲："仲景书越读越有味，方剂越用越有验。"真是如此！韵味深厚，表面上却看不出什么。

下利后，脉绝，手足厥冷，晬时脉还，手足温者生，脉不还者死。（368）

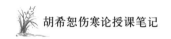

【胡老授课笔记】

此条亦属虚寒下利的死证。"下利后"即下利已止之后，此时胃沉衰，而津液枯竭，故"脉绝，手足厥冷"。"脉绝"即心脏衰也。若经过一昼夜周时，胃气、血液渐渐恢复，则心衰可逐渐恢复。进而谷气可布而"脉还，手足温"，故"生"。反之，也是下利止，但属无可下之利止，精气殆尽也，且"脉不还者"，属于胃气已败，心气衰竭，故"死"。可见"下利后"（止）有两种情况，一吉一凶，当细心观察。

伤寒下利，日十余行，脉反实者，死。（369）

【胡老授课笔记】

此为热利。"伤寒"，发热也。兼"下利日十余行"，次数频繁，脉当应之虚弱。今"脉反实"，不当见脉实而实，故曰"反"。此实指病实、邪实，热利见此为坏现象。此指痢疾，不是一般水泻，故"死"。

下利清谷，里寒外热，汗出而厥者，通脉四逆汤主之。（370）

【胡老授课笔记】

此条"汗出而厥"，用四逆汤即可。加个通脉四逆汤，当有"脉微欲绝"四字。之所以未明言，乃因前通脉四逆汤证有此脉象，故不重复。"下利清谷"者，里寒也；"外热"者，无根之火也。此见身有微热、面色赤，均不是好现象。此条与前第366条有不同，彼为"下利，脉沉而迟"，此为"下利"且"厥"，亦必有"脉微欲绝"，属胃虚，谷气不达于四末。彼之里寒较轻，此乃胃有虚竭的反应。"外热"且已有"汗出"，他症仍在，可见此"汗出"非汗出而表解，而是脱汗。

通脉四逆汤属四逆汤之大剂，附子干姜加量，"附子大者一枚，干姜三两（强人可四两）"前讲白通汤肯定不能治无脉，只起发汗作用。故通脉四逆证，白通汤万不可用。此节是寒盛已极，人身之残阳已经脱于外，命有立倾之危。

故用"通脉四逆汤主之。"

我们研究此书应结合方证学条文，综合观之。370条以前均属为下利总结的论说（生死进退）。以下讲治疗：附子、干姜主治人体机能之极度沉衰，人参都不能用（因微寒）。只有四逆汤才可亢进机能，故均有强心作用。往往在人将虚脱时发生。

热利下重者，白头翁汤主之。（371）

白头翁汤方

白头翁二两　　**黄柏**三两　　**黄连**三两　　**秦皮**三两

上四味，以水七升，煮取二升，去滓。温服一升，不愈，更服一升。

【胡老授课笔记】

通脉四逆汤治阴寒下利重者。此"热利下重者"，下重即里急后重，白头翁汤很好，四味药均苦寒。白头翁，《本经》曰其"逐血，止腹痛"，且有些祛瘀作用，故脓血便者宜。此方有消炎止痢止血之用。但我临床经验，病属热利下重者，此方要加大黄（6克即可）。白头翁当三两（书中写二两，不对）。若赤痢当于此方加阿胶。《金匮要略·妇人产后病脉证治》："产后下利虚极，白头翁加甘草阿胶汤主之。"阿胶对赤痢尤宜，见里急后重加大黄。赤痢色如糙米汤，无粪便，纯是血汤子。若热利兼见柴胡证，用大柴胡汤。

仲景此书注重到最后是方证，即方与证的适应。有人说经方不好使，这是误解。精神在于辨证，不是什么方治什么病，要有其一定的适应证。如太阳中风证："发热、汗出、恶风、脉缓，桂枝汤主之。"用别的方就不行，规律非常严谨。这是因为辨证已辨到了尖端。我们现在的辨证，这个虚，或那个实……都是在空中楼阁上找，尖端的东西就不辨。为什么？是不会辨。原因是造诣不深，技能不精，经验不丰。顶点就是方证。如太阳病治疗发汗的方剂大概有二十六个，随便拿一个去发汗就不行，表面看那些方子都是散风散寒，认为是

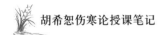

风寒所客，方用辛温发汗法，便出来桂枝汤了么？怎么可能！

故仲景书好就好在：原则上能够立法，如太阳病，法当发汗。怎么发汗？这要具体分析，要辨到方证上，该用什么用什么。我们研究此书，要有这样一个认识。

下利，腹胀满，身体疼痛者，先温其里，乃攻其表。温里宜四逆汤，攻表宜桂枝汤。（372）

【胡老授课笔记】

"下利腹胀满"，属阴寒下利，虚胀虚满；"身体疼痛者"，有表证；痢疾开始常常有表证。而此属阴寒，故当"先温其里"，后攻其表。

下利，欲饮水者，以有热故也，白头翁汤主之。（373）

【胡老授课笔记】

此条"下利欲饮水者"即下利而渴。此渴与白虎汤"欲引水数升"不同，没到那个程度。但毕竟有热，热上炎，故口干而渴。阴证下利为口中和。若下利欲饮水属有热，用白头翁汤。热利下走，肛门有灼热感。

下利，谵语者，有燥屎也，宜小承气汤。（374）

【胡老授课笔记】

热到里实程度，又非白头翁汤所能及。此条"下利谵语者"，是谵语，均说明胃不但有热，且热已成实，而见大便硬。故先宜小承气汤；若热得明显，用调胃承气汤；大承气用的机会较少。

小承气汤的使用，尤以大便硬有燥屎、腹痛拒按为主，也可治热结旁流，热结于中而流于旁侧。就是痢疾的外观，但燥屎结在上，下不来。

注意：谵语为有燥屎的一个很关键的证候，同时见舌苔干黄。

下利后，更烦，按之心下濡者，为虚烦也，宜栀子豉汤。（375）

【胡老授课笔记】

"下利后"即下利止后；本不该烦，却"更烦"，烦就是有热，且"按之心下濡者"，心下濡软说明无实热，没有燥屎，故曰"虚烦"。宜栀子豉汤即可。

呕家有痈脓者，不可治呕，脓尽自愈。（376）

【胡老授课笔记】

因"痈脓"所致之呕，只能排脓。"不可治呕"，脓排尽则呕自止。此大概均指内痈，如肺痈、胃痈等。《金匮要略》有排脓散、排脓汤、桔梗白散，可参考。

呕而脉弱，小便复利，身有微热见厥者，难治，四逆汤主之。（377）

【胡老授课笔记】

"呕而脉弱"，一看便知是指太阴病，脉弱易动故也。呕而不能食，属胃虚，故脉见弱。一般呕病势向上，当小便不利者多，此"小便复利"，乃上虚（胃）不能制下，所说的土不能制水，故频数。临床用甘草干姜汤治遗尿即本于此理，苓姜术甘汤也是。此条呕而脉弱，胃虚可知，虚到极点则不能制下，见小便频数。由于里虚寒（太阴病），虚寒至极，虚热反现于外，故"身有微热见厥者"，乃无根之火外露，其象最坏。胃气沉衰，谷气不布也，故曰"难治"。唯有四逆汤一法。所以说难治，是指此呕非用一般治呕套方所能治，如半夏、生姜之类。

干呕，吐涎沫，头痛者，吴茱萸汤主之。（378）

【胡老授课笔记】

无物之呕谓之"干呕"；"吐涎沫"即水沫也，乃水气上逆使然；水气上逆，

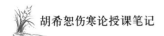

易攻冲于头，故"头痛"。临床据此头晕、头痛一证，兼有口水多（不一定要吐涎沫），属胃虚停饮者，可常用吴茱萸汤。吴茱萸性热一些，但祛水之冲逆最有效，加生姜治呕祛水气，人参、大枣健胃补虚，胃不虚不会停饮。

此证也可有心下痞硬，因此不是一个主证，故并不提及，但从方剂中可悟出。所谓痞硬者，先有胃虚（误施汗下等），客气动膈，客邪（热）水气等留于胃，才有此情形。前讲阳明病篇有："心下硬满者，不可攻之。攻之利遂不止者死。"心下硬满而无痛，当属虚满虚证，故此用人参健胃补虚。

此条原是由胃虚，才有停水，一方面下其寒水，一方面补益胃气。属标本兼治。

呕而发热者，小柴胡汤主之。（379）

【胡老授课笔记】

柴胡汤解热力量相当好。前讲过柴胡四主症，"但见一证便是，不必悉具"。呕是其一，若"呕而发热"，肯定是少阳病，故用小柴胡汤。此书是通过六经→辨八纲→最后到方证。

以上四条论呕，仍围绕着胃。

伤寒，大吐大下之，极虚，复极汗者，其人外气怫郁，复与之水，以发其汗，因得哕。所以然者，胃中寒冷故也。（380）

【胡老授课笔记】

太阳伤寒以法当汗，"大吐大下之"属误治，"极虚"指胃言，"复极汗者"，以"其人外气怫郁"，指患者身有微热，颜面潮红等。此极汗是医者"复与之水，以发其汗"，以水怎可发汗？可能是给患者喝热水，温覆取汗。此条是由于大吐（可使人内烦）、大泻之后，即使有表证（外气怫郁），因"极虚"，法当舍表救里。不可发汗，连小发汗法也不能用（因极虚）。故与水发汗，尽管力并不强，乃至"复极汗者"，属脱汗。由下文"胃中寒冷"可知，此"极虚"就是太阴之虚，且水停胃中，水性寒，胃一定虚冷，故一定会哕逆不止。

伤寒，哕而腹满，视其前后，知何部不利，利之即愈。（381）
【胡老授课笔记】

"哕"者，连连有声，即干呕一类。此属实证，气不得下行而逆于上，故治法从大小便着眼，"知何部不利，利之即愈"。一般哕证虚多实少，此属实证。

厥阴病篇小结

以"厥阴病"冠首的，就第326～329四条为论厥阴病。以下则是又一个名目，即"辨厥、利、呕、哕病形脉证并治第十"（太阳病上中下三篇，少阳至厥阴五篇，痉湿暍一篇，加此为十篇）。观其（第十）内容也是如此：始论厥，次论治利，再后论呕，最后是哕。可见此四种是杂病，附于厥阴病之后。为什么掺和一起？是王叔和搞的。此人不凡，对医道很有修养。他搜集仲景遗论，观察六经之病，唯厥阴病篇没有证治，且认为（第十）其后有些内容似论厥阴，尤其是乌梅丸，便判断此一定属厥阴病之续，但也不完全如此。不过又没有更合适的办法，故留于世上的就是这种编制。一为这个本子（统作为厥阴病篇），另一种就是《玉函经》，仍旧隔开，有此一章，态度公允，让后人研究讨论。但经宋代成无己注解《伤寒论》，便统作厥阴病，掺和在一起了，大家遂敷衍其说。故至今厥阴病没有一个标准的解释，被看成是时而为表、时而为里、时而为寒、时而为热之怪病，成了千古之谜。其实，真正的厥阴病就是第326～329条四条，还是《玉函经》的对。

那么，值得研究的是，为什么仲景作书时，在厥阴病篇之末，附上一个杂病呢？我们看，厥、利、呕、哕，全是与胃有关之证候。胃乃生之本也，胃气存则生，胃气绝则死，故治病必须照顾胃气。陈修园先生认为，仲景喜用甘药，甘以调之，旨在护胃气也。故仲景不惜千言万语为伤寒六经作总结，一定要重视胃，治病不能把胃气治没了。

所以，一是把与胃气有关的厥、利、呕、哕的见证提出来，要人们知道，用以说明胃气之缓急生死。二是还有一个用意，即六经不是专为伤寒而设，表里阴阳概括万病，凡病不超此六经范围，病的反应不是阳就是阴，没有不阳不阴之病，故治病就用治伤寒的法子治杂病于此。这就是正道医家，虽然讲的是伤寒，但在治疗上与杂病同属，所用之治方，无一不是从《伤寒论》中来（如柴胡、白虎一类）。三是皇甫谧讲："仲景论广汤液为数十卷，用之多验。"凡六经提纲，全是《汤液经》之旧，名目属照例文章，厥阴亦如此。仲景于此补原来之厥阴病的不足（治法），故继六经之后，有此杂病一篇。

用意我认为有这样三种。这是个人看法，之前的注家未有此说。

整理者注：此段文字原出于胡老对《伤寒论》第329条下的注解，确切讲应该是胡希恕先生对厥阴病篇的概括性评价。查原始笔记未见有"厥阴病篇小结"，但除厥阴病篇外，太阳、阳明、少阳、太阴、少阴五篇的篇末，均附有"某某病篇小结"文字。为保持本书编排的规范统一，谨将胡老这段文字作为"厥阴病篇小结"置于厥阴病篇末。特此说明。

三阳三阴篇总结

　　《伤寒论》的辨证，以六经划分，所论方法不外阴、阳、表、里、寒、热、虚、实八纲。中医六经、八纲辨证是如何搞出来的？至少要追溯到两千年以上。古代医学发展主要从疾病的反应上来认识，势必如此，不可能借助仪器等。什么反应？就是症状。发现症状的反应有一种规律，对疾病观察的同时，也促进人们对症状的分析力，故搞出"四诊"。不但总结出疾病之一般变化规律，且在此规律上搞出一套治疗方法（治法、方剂）。这是实践而来，是客观存在。但对此如何认识？这是个问题。应当承认，疾病的反应不会超出病理、生理范畴，古人对此无法认识，但硬要去解释，因而出现了一些主观设想，拿现象当本质了。

　　《伤寒论》非出自一人之手，乃张仲景集古人之大成，所以不可说张仲景创立了《伤寒论》，说他是位杰出的传承者则可。中医典籍不可能是一个人发明的，张仲景据《汤液经》而作《伤寒论》。

　　王叔和是魏末晋初人，皇甫谧是晋初人，二者时期极相近。皇甫谧一定见到过《伤寒论》，若真有此序，序上有"撰用《素问》《九卷》《八十一难》……"，皇甫谧不会视而不见，而言"论广汤液为十数卷"。可见，在皇甫谧时代，没有此序。此序，我推测大约在南北朝，或者五代时期才出现，以前没有。但此序对后世带来很大的影响，对《伤寒论》的注释从宋朝成无己始，便据《内经》释《伤寒论》，牵强附会。我们研究此书，当有这点认识。又如厥阴病，篇中厥阴病只有四条，为何治疗厥阴病的方剂一个也没有？可见此四条是出自《汤液经》，而仲景对"厥阴之为病……"提纲也不满意。若满意的话，

247

当把乌梅丸、当归四逆汤等真正治厥阴病的方剂，放在此四条中，原因是与提纲的意思不一致，故又单独写"厥、利、呕、哕"一章。而王叔和把这一章与厥阴病篇合在一起，与原义不符。

六经指六个病型，表、里、半表半里，属疾病反应的病位，阴阳两大类属疾病反应的病情，病情一定落实到病位上，病位也一定有病情的反应才有意义。故六个病型就包括病位、病情。病位有三，分阴阳两类，故成六经。六个病型古人大概是先发现的，这是客观存在。是否与经络有关？这是古人的认识问题。一搞到经络上就成问题了。

《内经》所言的经络与此书并不一致。此书首先讲表里相传，由表传半表半里，再传里；或者由表直接传里。讲太阳病，有太阳阳明并病，太阳少阳并病，没有"阳明太阳并病"，即先见阳明后见太阳。而《内经》的六经讲外经络、内脏腑，既叫六经，都有经络（经络都是表）。这怎么解释？故用经络解释伤寒六经就是不对。注家在此搞出阳明也有表证，太阴也有表证，没有没表证的。这种错误源于古人的认识，把六个病型硬往经络上拉，云中风、伤寒，成了大问题。不但把对病的认识搞错了，连对药性的认识都搞错，云有风邪在此，是治中风者，统统云祛风药；是治伤寒者，统统云散寒药。试问桂枝汤祛风邪吗？心脏病也用它嘛！可见不是祛风邪。然此风邪、寒邪之说，便把伤寒固定下来，云此邪是由表而来，由此又套出对温病的错误认识。

温病学说完全是古人读《伤寒论》而发挥出来的。温病显然不能用风寒之邪作解，于是便云"从口鼻而入"。理由是风寒之邪只能中于表，而温病属里，故从口鼻入。此均属主观设想，中风、伤寒之名本身就带有错误的认识。后世吴鞠通又把"温"字发挥，搞出风温、春温、秋温等，中医这样子搞下来了，整个理论便歪曲了事实。温病与太阳病是对立的等同概念，不是太阳病的一种，故不叫证，叫病。温病本质上就是里热，"发热而渴不恶寒"，属阳明外证，用白虎汤。其他如栀子豉汤、三黄泻心汤、大黄泻心汤、白虎加人参汤等，无一不是治热，掌握好了可一样治温病。综上我认为，"伤寒""中风"之名万万要不得，只能当作证型认识。

当然，此书"伤寒"是广义的，不止是狭义的。六经究其实是何？这要从八纲说起：首先要讲病位，表即体表，就是躯壳，包括皮肤、肌肉、筋骨，疾病集中反应到这个病位上，就叫表证；里即消化管道，由胃、大肠、小肠组成，病反应在此部位，就叫里证；半表半里即表之内、里之外，包括胸腹腔间，即包括除脑髓以外的一切脏腑。再就是阴阳，阴证阳证不同于辨证中的阴阳含义，如阴虚、阳虚。此是指阴性阳性，即太过与不及。人有病，生理机能要改变，则代谢机能首先要改变，改变不外两个途径：或太过，或不及，即机体健康平衡的破坏（脉证均包括在内）。疾病千变万化，不为阴便为阳，不阴不阳就是无病（即无太过与不及），阴阳中又有些特殊的情形，寒热虚实。寒、虚属阴，为不及；热、实属阳，为太过。此四种统摄于阴阳。阳证有阳实、阳热、阳实热，也有阳虚热（即虚热证，阳证里的虚证，也有热）；阴证亦然。从病情言，有阴阳两类。六经就是概括出表、里、半表半里的或阴或阳证六类。在此基础上再分寒、热、虚、实之具体情形。故此书既辨六经，又辨八纲，由此提出治则。故辨证要先辨六经，然后再分析寒热虚实，再提出大法，用什么方药还须细辨，即辨方证。

中医治病，治的什么病？用这套方法辨证，意义何在？这个问题应当研究。六经辨证的适应对象是一切疾病。病位的范围不出表、里、半表半里，病情不出阴阳两大类（三阴三阳）。为什么？乃六经八纲属万有疾病的一般规律，比如，太阳病是什么病？什么病也不是！然什么病都可以有，确切讲就是一般的证。凡病，若有这个证，中医就用这个方法来治疗，肯定没有错误。所以，中医治病是在疾病一般规律的基础上，来研究疾病的通治方法。这个很妙！如一方可治疗很多的病，一病又不被一个治方所固定，即所谓"同病异治，异病同治"，是因是证用是方。这正是比西医高出一截的优势。西医发展很快，对疾病的认识细如毫发，但不懂辨证，不懂治疗上的辩证法，较之古人还是逊色了，古人这套东西搞得非常成功。

这里我想起了中西医结合，我们搞结合，科研方法上很成问题，拿一个病名固定一个方剂，根本就不成立！那么，在一般规律上怎么能治一般疾病？有句名言叫"正邪交争"。中医认为疾病是正邪交争的反应，不是守株待兔，事实如此。如太阳病，就是正邪交争于表，将病由表排出。里证、半表半里证亦然。但这是有限的，限于自然的结构，机体万人相同，故病位固定。换言之，只要疾病存在，机体就斗争，而斗争就不会超出此范围。所以，在疾病全过程中，六经、八纲的反应一贯首尾，不会离去。

据此六经、八纲生成的来由，我们还可理解一个问题，即中医这套论治，正是适应人体抗病的机制而达到治疗目的。如表证欲汗而不能，则脉浮、头项强痛、恶寒诸症立呈，治疗用汗法，顺应机体抗病要求，故愈。然而中风汗出为何不解？在于机体的能量达不到，造成"汗出而邪留"（伤寒是机能达到了，而汗出不来），中风不是不得汗出，而是机能达不到，遂见汗出而表不解，精气虚故也。精气即谷气，虽然出汗，由于精真养人之气的质和量不足以祛邪，汗液外渗，邪却乘虚往里入，古人叫"中风"，"中"字用得甚好，说明邪较伤寒为深。故桂枝汤与麻黄汤组成不同，是起一种调理作用（有甘味健胃品），目的是加强精气。所以说中医辨证的结果正与人体抗病机制吻合，是原因疗法。

《伤寒论》的主要精神体现在太阳病篇，观此篇所治，基本上是形成两大系列的不同方剂：一是以桂枝汤为主的加减诸方，一是以麻黄汤为主的加减诸方。除此以外均不是太阳病。但为何放在太阳病篇内？就是为了"应急治变"。病本身不固定，由于病传、误治、潜伏病等，随时在变化。

再就是辨六经，我们学习后知道，半表半里病不像表里那样单纯，太阳与少阴、阳明与太阴均好辨。最复杂的就是半表半里，故少阳病提纲证与厥阴病提纲证，不能也不可能概括少阳病、厥阴病的本质，说得不够，不是古人对半表半里病没有认识，而是无法认识。如半表半里部位涉及一切脏腑，讲柴胡汤就能看出来，存在许多或然见证，统属诸脏器组织的反应。故不如用简单的几句话列个提纲包括万象。那么，如何辨证？有办法。除去表证、里证外，其他均为半表半里证。既不用汗法疗病，也不用吐下或温补疗病，其余均属半表半里证。呈阳性反应者为少阳病，呈阴性反应者为厥阴病。这是临床实践总结得来。

总结如上，供参考。

辨霍乱病脉证并治

问曰：病有霍乱者何？答曰：呕吐而利，此名霍乱。（382）

【**胡老授课笔记**】

古人所谓"霍乱"，指病之暴来，挥霍撩乱，上吐下泻之义。属于今之急性传染病范畴。我此生亲临其境见过三次。"呕吐而利"指上吐下泻，此也类似伤寒，始病即表里证同时见，尤以吐泻为凶、为剧。死亡率较高，一脱水性命立殂。

问曰：病发热，头痛，身疼，恶寒，吐利者，此属何病？答曰：此名霍乱。霍乱自吐下，又利止，复更发热也。（383）

【**胡老授课笔记**】

此承上节，详述其症。病之初作，尤似外感，也见"发热、头痛、身疼、恶寒"，但有时还有吐利，表里证一齐来。霍乱病是"自吐下"，无可吐下之物则"又利止"。若病不见好，则"复更发热也"（还是"复"）。常言道："昔是霍乱，今是伤寒。"霍乱吐利一止，便表现出类似伤寒之证，此即是。若真正病好，便不会呈此。此是暴吐暴泻，虽有表证，也要舍表救里。不要误当成太阳阳明合病来治，服葛根汤便坏。"渴而下利，小便复利者"，因体内丧失水分，故均不可发汗。太阳阳明合病，仅是有表证下利而已，并没丧失津液，渴并不甚。此与津脱之霍乱不同，当区别。

伤寒，其脉微涩者，本是霍乱，今是伤寒，却四五日，至阴经

上，转入阴必利。本呕下利者，不可治也。欲似大便而反矢气，仍不利者，此属阳明也，便必硬，十三日愈。所以然者，经尽故也。下利后，当便硬，硬则能食者愈。今反不能食，到后经中，颇能食，复过一经能食，过之一日当愈。不愈者，不属阳明也。（384）

【胡老授课笔记】

"脉微涩"，津血俱不足也。为何？曰："本是霍乱。"即呕吐下利。吐利止后，"今是伤寒"，故脉呈此。此病又发展，"却四五日，至阴经上（指伤寒传里时），转入阴必利"。此是一段（治疗在后）。再一段讲始终不利，即病向愈者。"本呕下利者，不可治也"，即以前呕吐下利之霍乱，现在不吐利，吐利后大虚而脉微涩。此本属正常见证，若不见他证便不要治，待其自然恢复即愈。不能一见其虚就妄用补法。接下段：要大便而转矢气，尽管欲便，但"仍不利者，此属阳明也"，此"阳明"是指胃，不是阳明病。"便必硬"反应出胃气复，但津液不充也。为何十三日愈？答曰："经尽故也。"六日一循环，十二日再周，故十三日愈（又转属阳明）。为何便硬？津液水分丧失太多故也。"下利后，当便硬"，乃指霍乱病。"硬"是胃气恢复，故曰"硬则能食者愈"。若大吐大泻后便硬"反不能食"，属胃气尚未见复。此时医者要观察：若头六天不能食，再六天（即再过一周，亦即"后经中"）见"颇能食"，此经一过"能食"，"过之一日当愈"（即指第十三日）。若十三日虽能食，但病不愈，还是大便硬，此不属胃气恢复，即"不属阳明也"。霍乱之大便硬不愈者，当用蜜煎导之法，承气汤很少用。

恶寒，脉微而复利，利止，亡血也，四逆加人参汤主之。（385）
四逆加人参汤方
甘草二两，炙　附子一枚，生，去皮，破八片　干姜一两半　人参一两
上四味，以水三升，煮取一升二合，去滓。分温再服。

【胡老授课笔记】

此节承上"转入阴，必利"来，提出治法。此"利止"指霍乱病之吐利止。为何止？答曰"亡血也"。此即转入阴证，而见"恶寒，脉微而复利"，属阴寒下利，故用四逆汤。因亡血，故加人参健胃益气。胃气恢复，方可布散谷气而生津液。这里绝不能用甘寒滋阴品，《医宗金鉴》的解释错误。

四逆加人参汤方析：此方即四逆汤证兼见津虚血少者，加人参健胃益气，以生津液。

霍乱，头痛，发热，身疼痛，热多欲饮水者，五苓散主之。寒多不用水者，理中丸主之。（386）

理中丸方

人参　干姜　甘草炙　白术各三两

上四味，捣筛，蜜和为丸，如鸡子黄许大。以沸汤数合，和一丸，研碎，温服之，日三四，夜二服。腹中未热，益至三四丸，然不及汤。汤法：以四物依两数切，用水八升，煮取三升，去滓。温服一升，日三服。若脐上筑者，肾气动也，去术加桂四两；吐多者，去术加生姜三两；下多者，还用术；悸者，加茯苓二两；渴欲得水者，加术，足前成四两半；腹中痛者，加人参，足前成四两半；寒者，加干姜，足前成四两半；腹满者，去术，加附子一枚。服汤后，如食顷，饮热粥一升许，微自温，勿发揭衣被。

【胡老授课笔记】

此节承第383条，言霍乱之初来，见"头痛、发热、身疼痛"。是渴者大多胃里有热，故"热多欲饮水者"；此可用五苓散，解表分解其水，水分则吐利止。若体内胃虚寒多，则"不用水"。虚则生寒，虽见头痛发热身疼痛之表证，但治宜舍表救里，故"理中丸主之"，我认为用汤剂更好。霍乱有用五苓散者，可试。但应该因是证用是方。白虎加人参汤亦可用。再就是用白矾收敛，此我

253

用过，非常好使。真正的霍乱泻下的不是粪便，而是红水汤状，没完没了，用白矾之苦酸寒便好。当然，真正属虚寒者，用理中汤。不过霍乱性热者多，当考虑上方。五苓散与白虎加人参合用，五苓散用散剂，另外服白虎加人参汤，一方面利水祛热，一方面解表，属表里双解。

理中丸方析：此方就是人参、甘草、干姜、白术。人参、甘草健胃安中，干姜、白术是温中祛水，所以这个方治疗胃虚有寒，真正的虚寒呕吐下利者，故谓之"理中"。

吐利止，而身痛不休者，当消息和解其外，宜桂枝汤小和之。（387）

【胡老授课笔记】

此指用理中汤后"吐利止"，但表证未解，见"身痛不休者"，故用"桂枝汤小和之"。"小和之"即小剂量，语气较含蓄。因体液丧失太多，故有表证也是小汗解表。

吐利，汗出，发热恶寒，四肢拘急，手足厥冷者，四逆汤主之。（388）

【胡老授课笔记】

既吐且利又汗出，津液随时可绝竭，仍见"发热恶寒"之表。"拘急"俗谓之"抽"，组织失和也。同时胃气虚极，谷气达不到四末，而见"手足厥冷者"，治用四逆汤（注意不用理中汤）。此属虚脱，汗出在这里属阳脱，故必用四逆汤大力回阳。

既吐且利，小便复利，而大汗出，下利清谷，内寒外热，脉微欲绝者，四逆汤主之。（389）

【胡老授课笔记】

此条更甚。好在无手足厥逆，故其"脉微欲绝者"，用四逆汤还行。此是"既吐且利，小便复利，而大汗出"，在里有完谷不化。属热浮于外，而寒盛于内，故脉微欲绝。此条就证候说，见有热象，实质上就是虚脱证，较理中汤证要重得多。

吐已下断，汗出而厥，四肢拘急不解，脉微欲绝者，通脉四逆加猪胆汁汤主之。（390）

通脉四逆加猪胆汁汤方

甘草二两，炙　　**干姜**三两，强人可三两　　**附子**大者一枚，生，去皮，破八片

猪胆汁半合

上四味，以水三升，煮取一升二合，去滓，内猪胆汁，分温再服，其脉即来，无猪胆，以羊胆代之。

【胡老授课笔记】

此条承第388条言，服四逆汤后"吐已下断"，即吐利已经控制住。但其他证候不见好，"汗出而厥，四肢拘急不解"，说明亡津液、亡血的现象依然存在；甚至"脉微欲绝者"，乃累及心脏，有心衰之象，故用通脉四逆加猪胆汁汤，加猪胆汁更起亢奋作用。前有白通加猪胆汁汤，应该是通脉四逆加猪胆汁汤，我就是由此条看出的。此"四肢拘急不解"之"不解"二字很有分量，说明服药后抽并没有消除。服什么药？即第388条之四逆汤。因"吐已下断"以前有"吐利，汗出""四肢拘急，手足厥冷"，服四逆汤后"吐已下断"。所以这部书不好读就在这里，就某一条顺口滑过是读不出东西的。

吐利发汗，脉平小烦者，以新虚，不胜谷气故也。（391）

【胡老授课笔记】

"吐利发汗"不是人为用药发汗，而是本身小自汗出。尤其"脉平"，说明

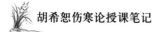

表里没什么病；"小烦"即有点烦，一般指胃而言，"胃不和则烦"，此"小烦"即胃里不大舒服。此乃病后胃弱，尚未恢复如常，胡乱进食而"不胜谷气"，故小烦。减食即好。

霍乱篇不错，行文紧凑，内容概括全面。

辨阴阳易差后劳复病脉证并治

伤寒阴阳易之为病，其人身体重，少气，少腹里急，或引阴中拘挛，热上冲胸，头重不欲举，眼中生花，膝胫拘急者，烧裈散主之。（392）

烧裈散方

妇人中裈近隐处，取烧作灰。

上一味，水服方寸匕，日三服，小便即利，阴头微肿，此为愈矣。妇人病，取男子裈烧服。

【胡老授课笔记】

此条证治有问题。伤寒病初愈，尚未完全恢复，身体带病菌是可能的，但其传发途径不一定就是"阴阳易"。我们要分析具体证候，"其人身体重，少气"，为身上停湿，且伤及肾气。"少腹里急"原因有二：一是停水，小腹满；二是有瘀血，小腹满。此可能指停水。同时"或引阴中拘挛"。可见这几句是讲伤了肾气致虚，停水停湿。此是在下。在上有"热上冲胸，头重不欲举，眼中生花"等，属虚热冲于上，"膝胫拘急者"即抽。古人说这病是易毒造成，治用"烧裈散"，更近乎怪诞。个人认为应该扬弃。

大病差后，劳复者，枳实栀子豉汤主之。（393）

枳实栀子豉汤方

枳实三枚，炙　**栀子**十四个，擘　**豉**一升，绵裹

上三味，以清浆水七升，空煮取四升，内枳实、栀子，煮取二

257

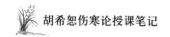

升，下豉，更煮五六沸，去滓。温分再服。覆令微似汗。若有宿食者，内大黄如博棋子五六枚，服之愈。

【胡老授课笔记】

古人有病之"复"，复者，重发也。"大病差后"是指伤寒，过劳又犯而发烦热，故用栀子豉汤。有些胀满，故加枳实。若有宿食者，可于枳实栀子豉汤中加大黄。此是劳复（不是食复），大便干者加大黄。"劳复"者，不是又得伤寒病，是指又发热、烦热了。故用此方加大黄6克即可，不一定放五六枚之多。腹胀者加枳实，大便不通者加大黄。

枳实栀子豉汤方析：即栀子豉汤又加枳实。此方的煎服法跟前面讲的栀子豉汤有矛盾，栀子豉汤都是"得吐者，止后服"。这个不是，而是让你服药"覆令微似汗"，出点汗就好了。所以这个药根本不吐。"太阳病篇"讲的那个吐是错的。这个方我常用，不吐。栀子豉汤治心中懊憹，烦热，腹胀满者加枳实，胀满再加大便不通者加大黄。

伤寒差以后，更发热，小柴胡汤主之。脉浮者，以汗解之。脉沉实者，以下解之。（394）

【胡老授课笔记】

病伤寒好了以后，由于不善摄生，或过食，或过劳，导致"更发热"，因无明显的表里证，故用小柴胡汤尤宜。若有表证或里证，治当或汗或下。"以下解之"用大柴胡汤的机会较多。

大病差后，从腰以下有水气者，牡蛎泽泻散主之。（395）
牡蛎泽泻散方

牡蛎熬　泽泻　蜀漆暖水洗，去腥　葶苈子熬　商陆根熬　海藻洗，去咸　栝蒌根各等分

上七味，异捣，下筛为散，更于臼中治之，白饮和服方寸匕，日

三服。小便利，止后服。

【胡老授课笔记】

《金匮要略·水气病脉证治》："诸有水者，腰以下肿，当利小便；腰以上肿，当发汗乃愈。"牡蛎泽泻散属普通之利尿剂。"大病差后"之水肿，亦当有烦热。栝蒌根、牡蛎滋阴解热。《金匮要略》中有栝蒌牡蛎散，治百合病兼口渴。其他五味均祛水，此量很重，且蜀漆、商陆根有毒。我认为不如配合五苓散用，烦渴甚者加栝蒌根、牡蛎。此不过是举个方例，利小便为主。我们可以据此而触类旁通。

大病差后，喜唾，久不了了，胸上有寒，当以丸药温之，宜理中丸。（396）

【胡老授课笔记】

大病瘥后，胃气未复，虚而有水，水往上逆，故"喜唾"。口水多大都是里有寒。故用理中丸。吴茱萸汤也治此证，但程度较此为重。恶心，甚则头晕等。

伤寒解后，虚羸少气，气逆欲吐，竹叶石膏汤主之。（397）
竹叶石膏汤方

竹叶二把　　**石膏**一斤　　**半夏**半升，洗　　**麦门冬**一升，去心　　**人参**三两　**甘草**二两，炙　**粳米**半斤

上七味，以水一斗，煮取六升，去滓，内粳米，煮米熟，汤成，去米，温服一升，日三服。

【胡老授课笔记】

此条主要讲"伤寒解后"，人不易恢复，主要在胃气。人呈虚羸之形，"少气"与热有关系，《内经》所谓"壮火食气，气食少火"。胃喜温不喜寒，但过温（热）反能食气。此"少气"观之，病有热象。"气逆欲吐"，亦指在胃，胃阴虚有热。

竹叶石膏汤方析：此方即麦门冬汤加竹叶、石膏。竹叶、半夏均能下气，竹叶治咳逆，半夏治呕逆；人参、甘草、粳米均健胃气；麦门冬甘寒，亦可健胃，但用于胃虚有热者，胃虚寒者不可用。人参性微寒，药平稳，寒热都可以用。此条主要是病后胃虚有热者，"气逆"含义较广，咳逆、呕逆均包括。此方很好，一般临床治疗胃虚有热，咳逆、呕逆等均好使。大病瘥后，虚热不断，发生"虚羸少气，气逆欲吐"，使用此方。《金匮要略·肺痿肺痈咳嗽上气病脉证治》麦门冬汤主治"火逆上气，咽喉不利"，能养阴清肺。加竹叶、石膏，增强祛热下气之力。

病人脉已解，而日暮微烦，以病新差，人强与谷，脾胃气尚弱，不能消谷，故令微烦，损谷则愈。（398）

【胡老授课笔记】

此条讲护理。大病将愈，脉如平，但"日暮微烦"，日暮即日晡所，此时见微烦属阳明，是胃。微微有点烦，不是大的烦热。原因是"人强与谷"，因大病初愈，脾胃气暂时还没有恢复，故"脾胃气尚弱，不能消谷"，这时强食之，人则"微烦"。这个不用药物治疗，"损谷则愈"，即减食则好。

附：谈谈痹证

胡希恕　口述

一、《伤寒杂病论》有关条文综述

痹证范围相当广泛，一般所言风湿性关节炎、类风湿性关节炎、骨质增生等均包括在内，乃至于神经炎者之痛，统属于此。《金匮要略·痉湿暍病脉证治》专门提出湿痹，云："太阳病，关节疼痛而烦，脉沉细者，此名湿痹。湿痹之候，小便不利，大便反快，但当利其小便。"此即指风湿病，冠之以"太阳病"，是有关节痛、发热而烦等，按此病属太阳伤寒之表实证，但真正伤寒脉应浮紧，此为"沉细"，沉主寒、主里、主水，故《金匮要略·水气病脉证治》讲："脉得诸沉，当责有水，身体肿重。"此病主要是里虚（脉沉细）而饮不行，故名"湿痹"，不是伤寒。若属小便不利、大便反快之身体疼痛而烦的湿痹之候（类似表证），此主要由小便不利。我们讲《伤寒论》可知，兼里有停饮、小便不利之表不解，故利其小便，里气一通畅，内外自然也和而汗出作解。此段即明乎此。

湿痹之所以有其表热之证候，就由于水不行于里，表气也闭塞，故发生这种表证。此时不要误以表的证候就一味地发汗，《伤寒论》对此论述不少，其中就有："服桂枝汤，或下之，仍头项强痛，翕翕发热，无汗，心下满，微痛，小便不利者，桂枝去桂加茯苓白术汤主之。"可见不利水，病不会愈。此属治疗风湿的一种。

《金匮要略·水气病脉证治》云："湿家身烦疼，可与麻黄加术汤发其汗为宜，慎不可以火攻之。"此指风湿（湿家）"烦疼"，即疼而致烦。"可与"不等于"主之"。此尤其风湿关节类，始终在表者，要注意。此在表可以发汗（解表祛风），加术祛湿。"慎不可以火攻之"，此句很重要。病在表者应由内向外从表解，此反从外向里攻（火攻），属错误。火攻迫使大汗，其邪与火不但不向外走，反而内入（有很多"湿家"经此治而导致肾炎）。引申而言，西医用电疗、蜡疗统属此类治法，且实践证明，没有一个风湿病用电疗治愈的。冯世纶整理了我临证痹证五十例，可以看看。

"病者一身尽疼，发热，日晡所剧者，名风湿。"（《金匮要略》同上）风湿病与天时气候密切，阴天下雨必疼。"日晡所"在此泛指受天时影响比较明显。同时发热，日暮时其痛加剧，此亦属风湿。此病因在于"伤于汗出当风，或久伤取冷所致也"。此湿与《内经》六淫之"湿"不同，此就是由于汗出当风。汗在人体属代谢产物，排毒素废物，若汗出当风，必将汗闭于皮肤腠理之间，久而久之便影响关节。为何？因关节有空隙，此种毒素至于关节筋骨交接处，进而关节发生炎症。此言甚有道理，"久伤取冷"与此同理。如汗出时食冷饮而汗不再出，与此汗出当风一样。这是古人对风湿成因的一种认识。

此外，平素多停湿者，偶感外邪，即成风湿。治可用麻黄杏仁薏苡甘草汤。因偏有热，故不用白术，用生薏苡仁之寒性祛湿品。

还有一种，"风湿脉浮，身重、汗出、恶风者，防己黄芪汤主之"。脉浮为在表，有湿故身重（组织里有水湿，人则感觉重坠），汗出为表虚，恶风属黄芪剂。黄芪主治皮表之虚，皮表虚，则在身之湿全至于此（"邪之所凑，其气必虚"），皮肤之虚不恢复，则湿邪不会自去。故治疗只发汗不行，非用黄芪不可（3～4钱），此药治恶风尤好。如其人恶风，甚至看见扇子都害怕，此种情形必用黄芪。《本经》讲黄芪能治"败疮""大风"，即全身皮肤虚，正气不足于表，可见黄芪之妙用。一般说黄芪补气，其实不然，属滥用。见此用黄芪加祛风湿之品，自然可好。防己黄芪汤，即防己、黄芪、苍术、生姜、大枣、甘草，属桂枝去桂加茯苓白术汤之变方。以黄芪代替桂枝，术用苍术（治风湿），我用此方有变化，以后再谈。

　　再者，《伤寒论》有"风湿相搏"两条。第 174 条："伤寒八九日，风湿相搏，身体疼烦，不能自转侧，不呕、不渴、脉浮虚而涩者，桂枝附子汤主之。"此属痛之甚者，同时陷入阴寒。《内经》有"风寒湿三气杂至，合而为痹也。"此寒指机能沉衰，发生阴寒证，不是外来之寒，故疼之甚剧。"不呕"无少阳证，"不渴"无阳明证，说明病还在表。中心意思是风湿，尽管由阳入阴，也在表（少阴病），故脉浮但虚涩，血不流畅，为湿所阻。治以桂枝加附子汤主之（即桂枝去芍药加附子汤）。观《本经》可知，附子不但能祛阴回阳，且能祛湿痹、缓拘挛（主治"寒湿痿痹，拘挛膝痛，不能行步"），故为治慢性关节炎必用之品，每有现少阴病者多。"若其人大便硬，小便自利者，去桂加白术汤主之。"即又言风湿病治疗有不能用发汗药者，"小便自利"即小便频数，小便利与小便不利属一个问题，不过表现形式不一。如失眠与多眠同样，一个表现为兴奋，一个表现为抑制。同属膀胱问题，摄力肌肉驰纵则自利失溲，若摄而不开则不利。以此而论，苓术等利尿品，既治小便不利，也治小便利。尤其白术配附子，可恢复机能，使之不松弛。故小便正常而不频数，大便自然就不会硬（由小便数所致）。故附子、白术，一可治小便自利，一可祛湿解痹。《金匮要略·水气病脉证治》讲："渴而下利，小便数者，皆不可发汗。"此应作为发汗禁忌的一个补充，即小便频数（亡失津液）者，不能发汗，要想办法治疗小便利。如真武汤一类即是，治利又治不利。老年人肾精虚衰，常发生此种情形，频数而量少，有尿收摄不住，又尿不净，排出不畅，故用附子配合利尿药均好使。明乎此，对我们探讨风湿病很有帮助。

　　第 175 条："风湿相搏，骨节疼烦，掣痛不得屈伸，近之则痛剧，汗出短气，小便不利，恶风不欲去衣，或身微肿者，甘草附子汤主之。"此条较上条为重，属停水、小便不利，湿不能运，寒湿更甚，以致不能屈伸。"恶风不欲去衣"乃阴寒甚也，此种情形，若恶风显著者，当考虑用黄芪；不显著者，一般用桂枝汤（汗出恶风）；甘草附子汤即桂枝甘草汤加白术、附子，属桂枝剂中最简单的治方。因湿盛，故还用附子配合白术。

　　再有《金匮要略·中风历节病脉证并治》："诸肢节疼痛，身体尪羸，脚肿如脱，头眩短气，温温欲吐，桂枝芍药知母汤主之。""诸肢节疼痛"即多发性关节痛，"尪羸"即关节变形，尪者，块状也；羸者，消瘦也。此病似于类风湿性关节炎。"脚肿"指脚气病；"如脱"者，行动困难；"头眩"，水向上冲逆；"短气"，胃有停水；"温温欲吐"，停水逆动也。此方即桂枝汤去大枣，加防风、麻黄、附子、苍术、知母，生姜量加大（4钱）。我用此方加石膏（即越婢汤与桂枝芍药知母汤合方）治风湿热痹，很好使。

再有，少阴病篇第305条："少阴病，身体痛、手足寒、骨节痛、脉沉者，附子汤主之。"少阴病亦在表，后身痛、手足寒、骨节痛、脉沉等，统属寒湿一类。脉沉者，里有水也。附子汤较真武汤仅一味之差，有人参无生姜，即苓、术、附加参、芍、草，此即里有水，表不解，利水祛寒湿即可。若下肢痛发拘挛（属芍药证）而脉沉，此类痹痛用此方好使。第316条真武汤证："少阴病，二三日不已，至四五日，腹痛、小便不利、四肢沉重疼痛、自下利者，此为有水气。"此即小便不利，大便反快，属真武汤证。湿盛则重沉，"自下利"即大便反快，言外有小便不利。因真武汤治水，利小便（有生姜无人参），治宜但利小便（如附子汤、真武汤一类）。

以上是我们对仲景认识和诊治痹证相关情况的介绍。由此可悟出，治疗痹证，当以利小便、发汗为原则。尤其风湿病始终在表，总是以解表的方剂加祛湿利水药为正治。病因由来，以汗出当风、贪凉喜冷而成者为多。以火攻为最忌（内攻而不从外治）。再有，小便频数、大便反硬者，不可发汗，只宜用术、附为基础（附子、苍术、甘草、生姜、大枣）。若陷入阴证属慢性病者，全呈脉浮虚或沉之风湿病，均属少阴，法宜发汗药中加附子。注意：麻黄加术、麻杏薏甘汤等属于急性发作，不是阴证。这是就仲景之论而总结出的几点。

二、个人临床体会

我临床不直接用桂枝附子汤，而用桂枝汤。此汤治太阳病脉浮缓或浮弱者。若属阴之表证，要用桂枝汤加苍术、附子，此方应用机会最多，无论是风湿病关节疼痛还是骨质增生等，用之均有显效。用附子要注意，用者常头眩冒，《伤寒论》讲"一服之，其人冒，如虫行皮中状，勿怪"，即附子行走皮中以助水气，水气未去前，故其人冒。此均附子毒性使然。临床初用量要小，10克左右，逐渐加量。治关节痛要用炮附子，不要用生的。故一般关节痛、汗出、脉浮虚（或沉），用桂枝加术附就很好。若恶风甚者，可用此方加黄芪（不一定用防己黄芪汤）。若无附子证，脉不虚、不沉，可去附子，一样好使，用桂枝汤加黄芪即可。若小便不利（尿比较少）、心悸者，用桂枝汤增量桂枝，加苓、术、附，茯苓治心悸。再者，无论颈椎还是腰椎骨质增生，其压迫神经总是一边的比较多，属半身压迫，这种情况要加大黄。道理是《金匮要略·腹满寒疝宿食病脉证治》中所讲："胁下偏痛，发热，其脉紧弦，此寒也，以温药下之，宜大黄附子汤。"说明凡属偏痛、脉紧弦，寒也，当以温药下之，用大黄附子细辛。我据此而用之临床。古人认为，凡属沉寒客冷，能固着一侧，这是辨证的说法。西医对骨质增生的认识不这样。用附子配合大黄才能下寒，否则寒不能去。从治疗言，用附子细辛大黄治疗半身疼痛的确有效。个人用于临床，桂枝汤加术附配和大黄，治疗一侧痛疗效甚好。大黄用6克即可。此属个人经验，书里没有。我用此方治好很多患者。

再就是葛根汤，《伤寒论》讲："太阳病，项背强几几，无汗恶风，葛根汤主之。""项背强"，触类旁通，临床见肩膀痛，运转不自如，用葛根汤加术附，非常好使。尤其是西医称的脊髓炎，葛根汤用的机会很多（加术、附）。再就是一种常见病——腰肌劳损，只用葛根汤原方也好使。一句话，项背肌肉失和，程度加重的疼痛（不仅是拘急），凡见与脊髓有关的腰痛，大概都用葛根汤为好。

再就是越婢加术汤，《金匮要略·水气病脉证治》云："风水恶风，一身悉肿，脉浮不渴，续自汗出，无大热，越婢汤主之。""里水，越婢加术汤主之。""里水者，一身面目黄肿……故令渴也，越婢加术汤主之。"一般言此方治"皮水"，否则为何用麻黄？其实，麻黄治"里水"真不算少。身肿是个现象，中于内者形于外，原因还是"里水"。临床常见肾炎处于并发腹水之期，用越婢汤加附子非常好使，但麻黄量要加重，至少12克。注意：肝硬变并发腹水不能用，当区别。据此，凡是关节疼痛有水肿者（关节肿），用越婢加术（祛水）附（治痹痛）。

由此可见，桂枝汤加术附、葛根汤加术附、越婢汤加术附此三方，是我们临床上治疗痹证之最常用者。加减法要依前所讲之发汗、利尿、恶风甚者等。此三方尤以桂枝汤加术附最常遇到（但以脚肿甚者用越婢汤加术附为宜）。前面讲也兼有关节变形、脚肿者，用桂枝芍药知母汤。也有类风湿病发作时，发热、周身关节剧痛，用越婢汤加术附，有显效。桂枝芍药知母汤亦治诸关节疼痛且长于脚肿者，关节有些变形的用此方。若风湿热证，此方加石膏有捷效。此外，桂枝芍药知母汤尚有一用：能治疗脉管炎（以下肢为显），但要加血分药，常配合桂枝茯苓丸。

还有一种情况，也身痛，但不关风湿，或痛不剧，其痛持久，甚至麻痹不仁（四肢为显），我常用柴胡桂枝干姜汤合当归芍药散。例如一患者本有脑血栓后遗症，发病当时眩冒，人事不知。后来下肢瘫痪，疼痛。我用此二方，柴胡桂枝干姜汤疏肝和血（肝主筋）。另有一女患者，西医诊为周围神经损伤，下肢疼痛厉害，且全身无力。我亦用此二方（柴胡桂枝干姜汤合当归芍药散）。有肌肉萎缩者，且麻痹不仁，我也用此二方而使其恢复。诸如此类，其痛不剧，甚至不大疼，与一般风湿、类风湿不一样。

再有，腰痛、腹重、冷甚、沉重者，服苓姜术甘汤即可。再有，脉微细，属"老寒腿"一类患者，用当归四逆汤（有时加吴茱萸、生姜）治之。细辛偏于治水，亦治关节拘挛痛，作用似附子。不过我体会，用当归四逆就治"老寒腿"好使。

总之，痹痛治疗，要注意辨证。

单志华　笔录

1982 年 4 月 21 日